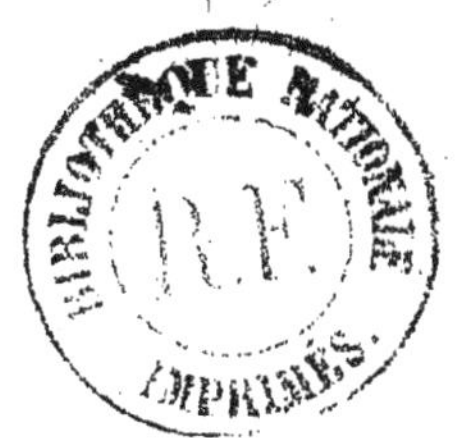

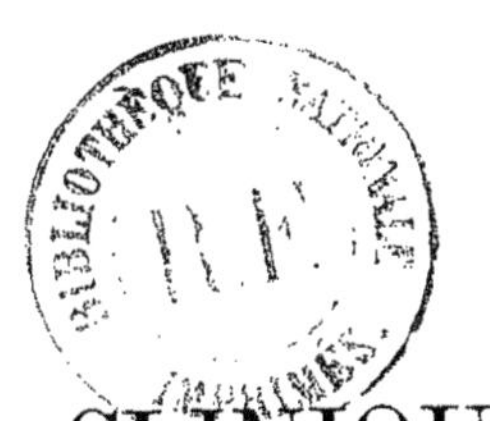

CLINIQUES DE NECKER

DU MÊME AUTEUR

Traité chirurgical d'Urologie. 2 vol. grand in-8, avec 860 gravures dont 61 en couleurs hors texte. (Couronné par l'*Académie de Médecine*, prix d'Argenteuil, 1911.)

Paris, 1921. Prix.................................. 160 fr. »

Exploration radiographique de l'appareil urinaire, en collaboration avec E. Papin et G. Maingot, 1 grand ouvrage illustré de 72 planches hors texte dont 67 en noir et 5 en couleurs.

Paris, 1913. Prix.................................. 45 fr. »

Précis d'Urologie, en collaboration avec E. Papin, 1 vol., avec 479 figures.

Paris, 1921. Prix.................................. 50 fr. »

Archives urologiques de la Clinique de Necker. Tome I, grand vol. in-8 de 532 pages, avec 54 figures dans le texte et 15 planches en couleurs hors texte. Paris, 1914................ 45 fr. »

Tome II, avec 104 figures dans le texte. Paris, 1920. 40 fr. »

Tome III, fascicule 1.............................. 10 fr. »

— — 2.............................. 7 fr. 50

Cliniques de Necker. 1re série. 1 vol., avec 68 figures dont 3 en couleurs hors texte.

Paris, 1917. (Épuisé.)

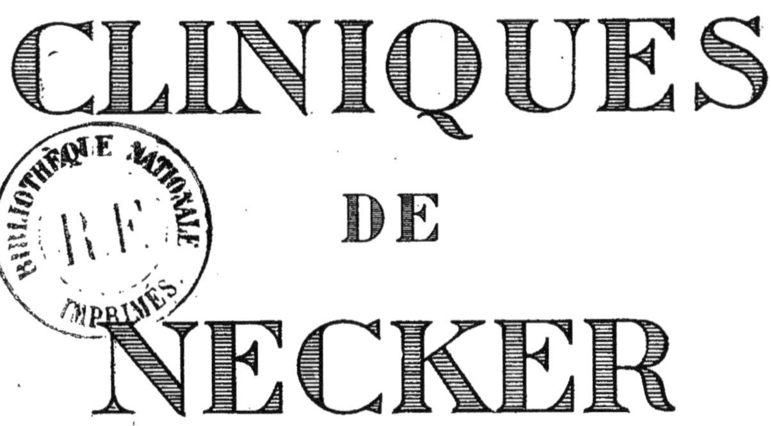

CLINIQUES DE NECKER

PAR

FÉLIX LEGUEU

PROFESSEUR DE CLINIQUE UROLOGIQUE A LA FACULTÉ DE PARIS

CHIRURGIEN DE L'HOPITAL NECKER

1918-1921

Deuxième série

---

44 figures
2 planches en couleurs hors texte

A. MALOINE ET FILS, ÉDITEURS

27, RUE DE L'ÉCOLE-DE-MÉDECINE, 27

PARIS, 1922

INTRODUCTION

Je publie dans ce volume quelques-unes des cliniques que j'ai faites de 1918 à 1921 : elles sont la suite et la continuation d'une première série publiée en 1917 et qui fut vite épuisée.

Toutes ces cliniques ont été rédigées par moi : quelques-unes ont été déjà publiées, le plus grand nombre sont inédites. Les unes comme les autres sont conçues dans le même esprit que les premières : à côté de quelques cliniques de vulgarisations, la plupart sont consacrées à l'exposé ou à la défense d'idées ou de méthodes nouvelles : telles sont les leçons sur *les infections de l'adénome prostatique*, sur *la conception nouvelle de la maladie prostatique*, sur *les réparations de l'urètre*, sur *la voie transpéritonéo-vésicale pour la cure des fistules vésico-vaginales opératoires*, sur *le rôle des infarctus dans la pathogénie des hémorragies rénales post-opératoires*, sur *les grandes hématuries de la tuberculose*, sur *la pyélographie des kystes hydatiques du rein*, etc.

Je les livre avec confiance au public médical : mes élèves y retrouveront un souvenir et les autres peut-être un enseignement.

Paris, ce 31 décembre 1921.

Professeur F. LEGUEU.

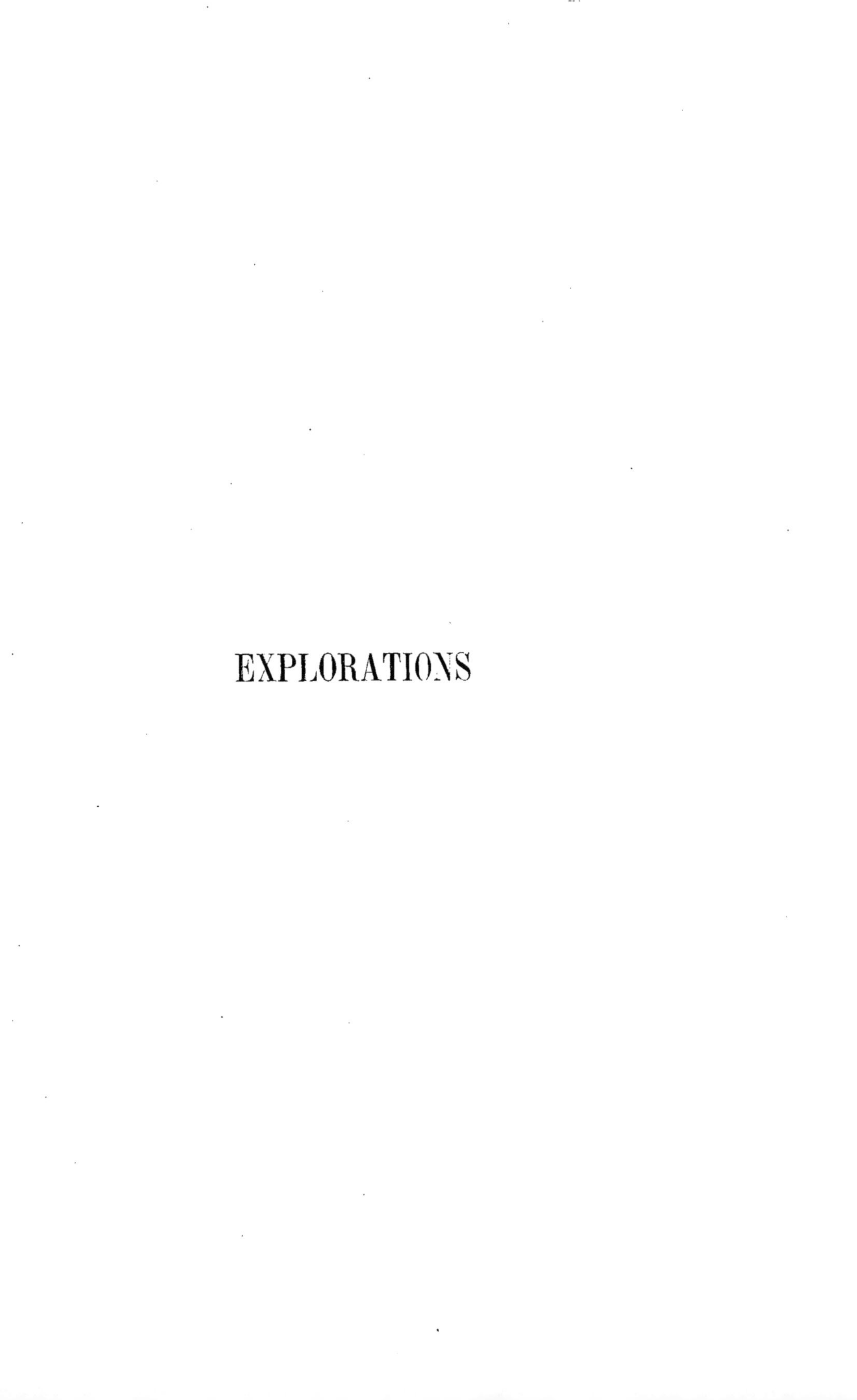

EXPLORATIONS

I

LA CYSTORADIOGRAPHIE

Messieurs,

Sous le nom de cystoradiographie, je comprends la radiographie de la vessie, après injection dans sa cavité de substances opaques ou transparentes aux rayons X. C'est, appliqué à la vessie, un procédé identique à la pyélographie. Il est même curieux de constater que cette dernière, beaucoup plus compliquée, puisqu'elle exige le cathétérisme de l'uretère, a pris un développement beaucoup plus considérable que la cystoradiographie. Cependant, j'ai, depuis 1912, appliqué, avec mon chef de clinique, M. Papin (1), la cystoradiographie, de même que la pyélographie, d'une façon habituelle, dans un très grand nombre de cas et, notamment, dans les diverticules et dans les tumeurs de la vessie, et nous pouvons même revendiquer la priorité de cette application pour la radiographie des tumeurs vésicales.

Notre article, en collaboration avec le docteur Maingot, parut, en effet, dans le numéro de juin 1912, du *Journal d'Urologie :* nous y indiquions que nous n'avions pas trouvé jusqu'alors de cystoradiographie de tumeurs vésicales, et que l'idée nous était venue de pratiquer cet

(1) F. Legueu et Papin. La cystoradiographie, *Presse Médicale*, 3 décembre 1919, n° 733.

examen en tenant compte des résultats obtenus dans les tumeurs de l'estomac.

En mars 1913, nous avons lu dans *Surgery, Gynecology and Obstétric* un article de Kelly montrant des résultats analogues aux nôtres, sans aucune citation. Depuis, un certain nombre d'auteurs allemands, notamment Zuckerkandl (de Vienne) ont employé la méthode et donné leurs résultats, naturellement, comme des faits nouveaux.

Je voudrais, aujourd'hui, attirer votre attention sur l'importance de la cystoradiographie et vous montrer, Messieurs, les grands services qu'elle peut rendre et qu'elle est parfois seule à pouvoir donner.

I

Le sujet doit être préparé comme pour toutes les radiographies de l'appareil urinaire, c'est-à-dire qu'il sera purgé la veille au soir pour vider complètement le côlon pelvien et le rectum. Deux heures avant l'examen, on donnera 5 centigr. d'extrait thébaïque pour immobiliser l'intestin.

La compression et la limitation de l'épreuve radiographique sont faites au moyen du cône et du ballon de caoutchouc. Pour tous ces détails, je vous renvoie, Messieurs, à notre livre d'*Exploration Radiographique de l'appareil Urinaire* (1), où vous les trouverez longuement décrits.

La position du sujet varie. En général, on le placera dans le décubitus dorsal. Dans quelques cas exceptionnels il y aura intérêt à le placer dans le décubitus ventral.

Il serait aussi bien désirable de pratiquer la radiographie en position latérale. Mais, jusqu'ici, nous n'avons pu y parvenir. L'épaisseur du squelette pelvien et des masses musculaires, la concentration forcément limitée des substances employées, ne nous a pas permis d'obtenir de résul-

(1) F. Legueu, Papin et Maingot. L'exploration radiographique de l'appareil urinaire, Paris, Gittler, 1913.

tats satisfaisants. Nous poursuivons, cependant, nos recherches sur ce point.

L'image de la vessie s'obtient *en clair* ou *en sombre.*

Pour avoir une image *en clair*, on injecte dans la vessie de l'air ou de l'oxygène. Cette méthode n'offre pas les dangers que certains auteurs lui ont reprochés. Pour obtenir une embolie gazeuse, il faut injecter sans mesure l'air ou l'oxygène dans la vessie. Si on prend la précaution de mesurer exactement l'air ou l'oxygène injectés de la même façon que s'il s'agissait de liquide, si l'on se sert d'oxygène sans pression forte, puisé dans un ballon, on n'aura pas d'accident. Burckardt et Polano ont conseillé, avec raison, d'employer l'oxygène en se servant d'une sonde à double courant : on remplit la vessie de liquide en fermant l'un des orifices, puis on ajuste à cet orifice le tube du réservoir d'oxygène : on laisse alors s'écouler le liquide jusqu'à ce qu'il soit entièrement remplacé par l'oxygène.

Pour obtenir une image sombre, vous emploierez des substances opaques aux rayons X. Plusieurs sont à notre disposition.

1° Voici d'abord *le bismuth*, sous forme de sous-nitrate ou de carbonate.

Nous avons souvent employé un lait bismuthé à la dose de 10 gr. de sel de bismuth pour 100 d'eau. C'est à tort qu'on l'a accusé d'être dangereux et de produire des calculs. Examinez, en effet, la vessie au cystoscope le lendemain et les jours suivants, et vous constaterez qu'il ne reste pas trace de bismuth : il est sorti tout entier par la sonde. La chasse urinaire suffit à évacuer complètement la vessie, sauf chez les rétentionnistes ; aussi est-il plus prudent de la laver à l'eau bouillie après l'examen.

Mais le bismuth a un inconvénient, c'est d'abord son peu de fixité ; c'est ensuite la facilité avec laquelle il tombe au fond de la vessie.

2° Voici maintenant *le collargol :* il fut employé d'abord par Vœlcker et Lichtenberg à la dose de 2, puis de 4 pour 100. Ces doses sont trop faibles : nous employons des solutions de 5 à 10 pour 100 ; la dose de 5 pour 100 est suffisante pour une vessie de bonne capacité, celle de 10 l'est pour les vessies petites.

Le collargol nous a paru toujours très maniable, très pratique, et c'est avec cette substance que nous effectuons la plupart de nos examens.

3° *L'iodure d'argent* a été aussi proposé surtout par Kelly. Ce n'est pas un sel soluble, il faut le maintenir en suspension dans un mucilage de graine de coing.

Cette préparation a l'avantage d'être propre, facile à doser, non irritante, antiseptique ; elle est d'un prix bien moins élevé que le collargol et lui serait, dit-on, supérieure en opacité à dose égale.

Je n'en ai pas l'expérience.

4° *Le sulfate de baryum* doit être également employé en suspension. Pour la vessie, il est commode de se servir d'une émulsion à la dose de 10 pour 100 de sulfate de baryum dans l'huile d'olives, ou dans du mucilage de graine de coing.

5° *Les sels de thorium* (sulfate et nitrate) sont peut-être les substances dont l'emploi est le plus facile. Nous employons le nitrate de thorium. La préparation est un peu compliquée.

On obtient une solution et non plus une émulsion ; c'est là un gros avantage. En outre cette solution, transparente à la lumière, ne tache pas, n'est ni irritante, ni toxique. Depuis quelque temps nous l'avons employée tant pour la cystoradiographie que pour la pyélographie. Son prix de revient est très inférieur à celui du collargol qu'elle semble appelée à remplacer.

Mode d'injection. — Pour les diverses solutions ou émulsions, que nous venons d'énumérer, c'est avec une seringue vésicale que doit être faite la réplétion de la vessie : il n'y a pas à redouter les excès de pression comme dans la pyélographie.

Voici pour la technique ; ell est, nécessairement, un peu différente suivant le but qu'on se propose et sera indiquée pour chaque cas.

Voyons maintenant les résultats.

II

L'étude de la vessie normale à la radiographie doit être connue pour bien apprécier les images pathologiques.

La vessie normale, remplie de collargol, montre une tache ovoïde à peu près circulaire, plus souvent ovalaire, à petite extrémité supérieure, se continuant vers la direction de l'ombilic. Certaines vessies conservent, en effet, même dans leur forme, la trace d'une attache ombilicale; la vessie est retenue, attirée, en haut ; sa cavité se termine en ovale à l'insertion de l'ouraque. D'autres, au contraire, sont nettement séparées, je veux dire que leurs contours supérieurs sont nettement arrondis, sans rien qui rappelle dans la forme leur attache allantoïdienne.

En bas, la vessie s'étale chez l'homme et la femme, et c'est au niveau de sa partie inférieure qu'elle affecte les plus larges dimensions transversales. Ainsi est confirmée l'opinion de Guyon, qui attribuait au diamètre transverse de la vessie la plus grande largeur.

Le contour de la vessie est lisse et régulier : on n'y voit pas de dépressions, ni d'enfoncement. La vessie à colonnes qui commence, même à l'état normal, vers la trentième année, n'est pas assez accentuée pour se montrer sous la forme d'irrégularités de contour. Ce n'est que plus tard, dans la vieillesse, que la circonférence de la vessie prend un aspect dentelé dû aux cellules de petites dimensions, aux hernies intermusculaires de la muqueuse.

L'étude radiographique de la vessie n'est pas seulement intéressante à l'état de plénitude ; il est aussi très intéressant de l'étudier pendant son évacuation.

Nous n'avons pas manqué de procéder par la radioscopie à l'étude physiologique de la miction, et voici ce que nous avons constaté.

Au moment où une vessie pleine de collargol entre en contraction, on voit la vessie s'aplatir de haut en bas en conservant en bas ses dimensions transversales. Mais le liquide intérieur est ébranlé ; des zones transparentes s'y interposent à plusieurs étages, surtout sur les confins des parois. Plus tard, il ne reste plus qu'une couche mince de liquide sombre sur la paroi inférieure et laissant au diamètre transversal toute son ampleur. Le diamètre transverse reste donc toujours intact ; la contraction de la vessie s'effectue de haut en bas et d'arrière en avant.

Les rapports de la vessie et des uretères ont été encore étudiés par nous, et nous avons observé ce qui suit :

Lorsque les uretères sont munis de sondes opaques et observés à l'écran pendant que la vessie, pleine de collargol s'évacue, les sondes paraissent extra-vésicales : la contraction de la vessie entraîne le liquide au-dessus des sondes, les uretères semblent isolées et les sondes semblent, sur les figures obtenues, avoir été introduites dans les uretères, en dehors de la vessie.

Déjà tous ces détails ont leur intérêt pour la physiologie de la miction.

Quoiqu'il en soit, c'est dans l'ordre pathologique que les applications de la cystoradiographie sont les plus importantes.

1° Toutes les *malformations* de la vessie (en dehors de l'exstrophie) peuvent bénéficier de l'exploration radiographique. La mégavessie, ou dilatation congénitale, la vessie en sablier, la vessie à cellules, les hernies de la vessie, sont de ce nombre. Nous avons pu recueillir ainsi un grand nombre de déformations vésicales.

Parmi ces déformations les plus intéressantes, celles qui ont le plus à bénéficier de la cystoradiographie sont les diverticules de la vessie. Ici l'exploration que nous étudions est réellement nécessaire et souveraine.

Jusqu'en ces dernières années les *diverticules* de la vessie étaient considérées comme de pures curiosités anatomiques, comme d'ailleurs beaucoup d'autres anomalies de l'appareil urinaire : aujourd'hui nous savons dépister, diagnostiquer et traiter toutes ces lésions.

Chez un sujet dysurique, présentant des urines troubles, et souvent le phénomène de la miction en deux temps, vous faites la cystoscopie pour chercher la cause de sa pyurie ; elle vous montre un orifice arrondi et béant où la muqueuse vésicale s'enfonce en se fronçant en plis radiés :

cet aspect est si caractéristique que si vous venez à évacuer lentement la vessie à l'aide d'une sonde urétérale, vous voyez l'orifice se fermer peu à peu sous vos yeux, comme une bourse dont on serrerait les cordons. Il n'y a donc pas de doute sur le diagnostic et point n'est besoin de radiographie pour l'affirmer. Mais quels sont les rapports du diverticule avec la vessie ? Quelles sont ses dimensions ? Quelle est sa profondeur ? Voilà ce que ne vous indique pas la cystoscopie.

C'est à la radiographie qu'il appartient de le dire.

La vessie remplie de collargol à 10 %, le liquide passe dans le diverticule ; la radiographie est faite et l'épreuve vous montrera, si le diverticule est latéral, une masse sombre accolée à l'ombre vésicale à laquelle l'unit parfois un collet plus ou moins élargi. Si le collet est petit, il est à peine visible.

Lorsque le diverticule est situé en arrière de la vessie, il peut être caché en partie ou entièrement par l'ombre vésicale, et il n'est pas possible de reconnaître sa forme. Dans ce cas, quelques auteurs et, notamment, le chirurgien hollandais Brongersma, avaient proposé d'enfoncer dans le diverticule une sonde opaque aux rayons X et d'en prendre un radiogramme : la sonde s'enfonce et s'enroule dans le diverticule dont elle épouse à peu près la forme, et l'on juge, par la forme qu'elle prend, des dimensions du diverticule.

Mais nous pouvons faire mieux. Nous pouvons mettre en évidence, par la radiographie, la miction en deux temps : c'est ce que vous pourrez réaliser presque dans chaque cas. Pour cela, remplissez d'abord la vessie ; prenez une première radiographie (fig. 1), puis faites uriner le malade et prenez une seconde épreuve pendant la miction ; sur celle-ci, dans la plupart des cas, le diverticule n'est pas évacué : il apparaîtra seul en sombre, et il est facile de reconnaître sa forme, son volume et ses rapports avec la vessie (fig. 2).

Notre collection de radiographie de Necker comporte toute une série de clichés de ce genre, très instructifs et très intéressants. D'autres fois la cystoradiographie nous a fait découvrir des diverticules jusqu'alors insoupçonnés, mais qui entretenaient une suppuration interminable.

Ainsi, comme sur les figures que je fais passer sous vos yeux, chez un vieux prostatique infecté, mais encore solide, on fait une cystostomie comme temps préliminaire de la prostatectomie. Les jours se suivent et le malade suppure toujours ; la pression de l'abdomen de chaque côté de l'orifice de cystostomie ramène un liquide purulent abondant. On pense à la possibilité de fusées purulentes dans la paroi : on injecte par la cystostomie du collargol

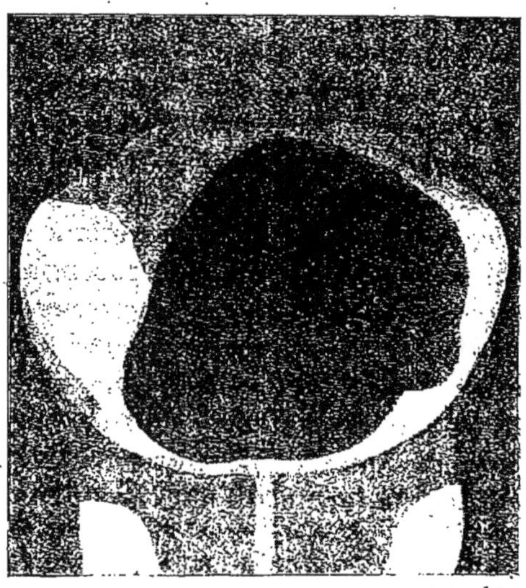

Fig. 1. — Vessie avec diverticule remplie de collargol.

dans la vessie et on prend une radiographie (fig. 3). Il y avait deux gros diverticules qui ne se drainaient pas. En effet, la cystostomie, en laissant la vessie à l'état de vacuité, avait provoqué la fermeture des orifices des diverticules, et, ceux-ci formant cavités closes, suppuraient abondamment. Les deux diverticules furent ouverts et drainés et tout rentra dans l'ordre.

Vous voyez, par ces quelques exemples, combien la cystoradiographie nous est un mode d'exploration indispensable, pour le diagnostic, dans les diverticules de la vessie.

Dans les *tumeurs de la vessie*, la cystoradiographie vous donnera aussi d'intéressants renseignements. Depuis la première radiographie de tumeur de vessie, publiée par Papin et moi en 1912, nous avons eu l'occasion de radiographier un grand nombre de tumeurs de la vessie, avec un résultat favorable dans la grande majorité des cas.

Nous avons essayé les deux méthodes de réplétion vésicale : nous avons cherché l'image : en clair par l'oxygène,

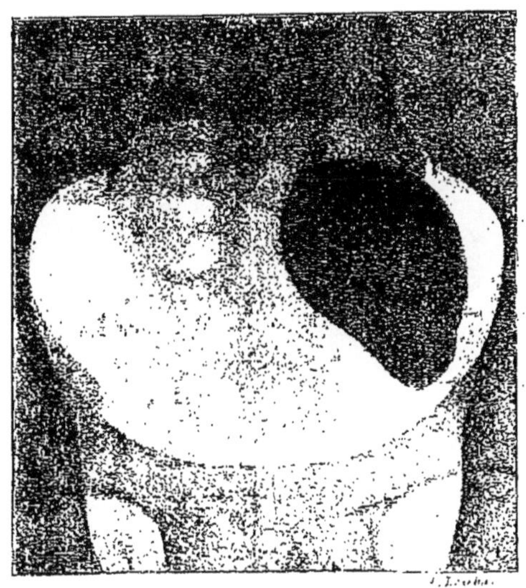

Fig. 2. — La vessie a été évacuée par miction : le diverticule reste rempli de collargol.

ou en sombre par le collargol. C'est à cette dernière que nous avons donné la préférence. Dans les deux cas, les contours de la tumeur, ses irrégularités se dessinent aussi nettement que les contours d'un cancer de l'estomac au contact de l'ingestion bismuthée.

Nous remplissons la vessie à peu près au maximum de sa capacité qui, souvent, n'est pas considérable : nous prenons une première radiographie, puis nous faisons évacuer la vessie par miction ou par sondage, pour n'y laisser qu'une petite quantité de liquide : nous prenons alors une seconde radiographie. Souvent l'image de la tumeur, peu nette dans la première épreuve, l'est davantage dans la seconde.

Quel que soit l'intérêt de ces constatations, il ne faudrait pas, cependant, chercher à les appliquer à toutes les tumeurs de la vessie.

Ainsi les petites tumeurs, celles qu'il est facile d'explorer par la cystoscopie ne relèvent pas de la méthode ; elle est inutile en pareille circonstance, et ne donnerait aucune

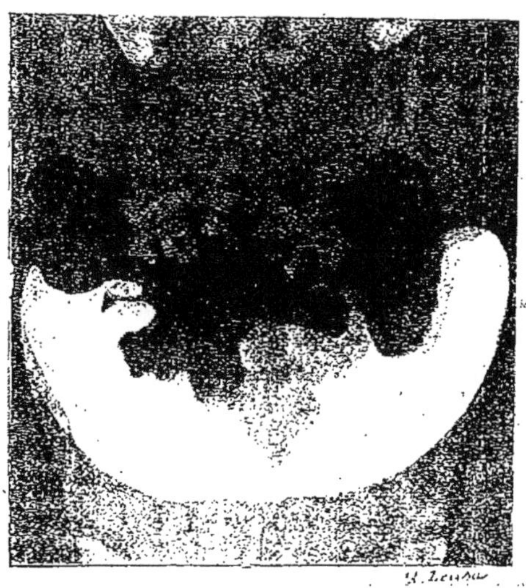

Fig. 3. — Vessie ouverte à la peau. Injection par la fistule de cystostomie démonstration de cellules et de diverticules.

précision. Mais elle est indiquée seulement pour les tumeurs de gros ou de moyen volume, pour celles surtout qui, par leurs hémorrhagies répétées, ou par la cystite intense qu'elles déterminent, empêchent une bonne exploration cystoscopique. Et même dans les cas où la cystoscopie a été possible, nous savons tous combien il est difficile d'apprécier le volume, la forme et le mode d'implantation de ces grosses tumeurs, dont nous ne voyons à la fois qu'une petite partie dans le champ du cystoscope.

C'est, dans ces conditions, que nous utilisons la cystoradiographie.

Les résultats obtenus sont de trois ordres :

1° Tantôt la tumeur est insérée sur le pourtour de la surface de projection de la vessie ; il en résulte que la périphérie de l'ombre vésicale est déformée, tronquée, échancrée ou découpée par la tumeur (fig. 4).

2° D'autres fois la tumeur est insérée sur l'une des

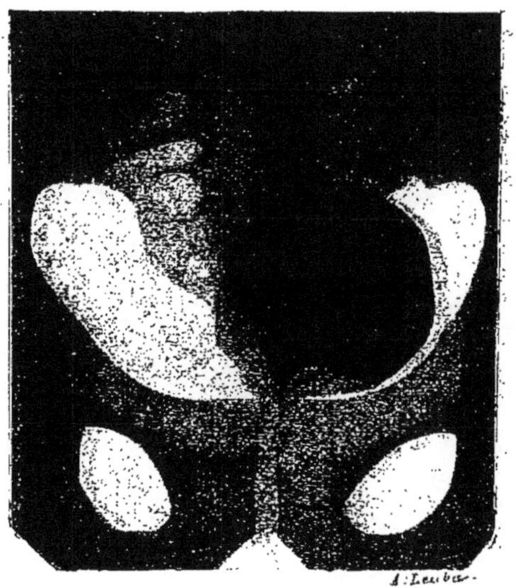

Fig. 4. — Tumeur insérée sur la paroi latérale de la vessie : elle écorne l'ombre vésicale.

faces antérieure ou postérieure de la vessie ; elle apparaît alors en clair sur le fond plus sombre du collargol (fig. 5).

3° Enfin, dans quelques cas, vous observerez un phénomène remarquable et inattendu : c'est l'ascension du collargol dans l'uretère et dans le bassinet, ascension due à l'infiltration de la vessie qui rend béants le méat et la portion intra-murale de l'uretère (fig. 6).

Quand les résultats sont négatifs, c'est qu'il s'agit de tumeurs de petit volume, ou de tumeurs infiltrées, ulcérées, peu saillantes, situées sur les faces antérieure ou postérieure et ne pouvant, par conséquent, déterminer de tache claire.

A part ces quelques exceptions, assez rares, la méthode permet donc de confirmer le diagnostic de tumeur, de préciser son siège et son volume avant toute intervention.

Dans l'*hypertrophie de la prostate*, la cystoradiographie est beaucoup moins intéressante que dans les deux cas précédents. Nous l'avons pratiquée soit avec l'injection de collargol pour avoir la saillie prostatique en clair, soit

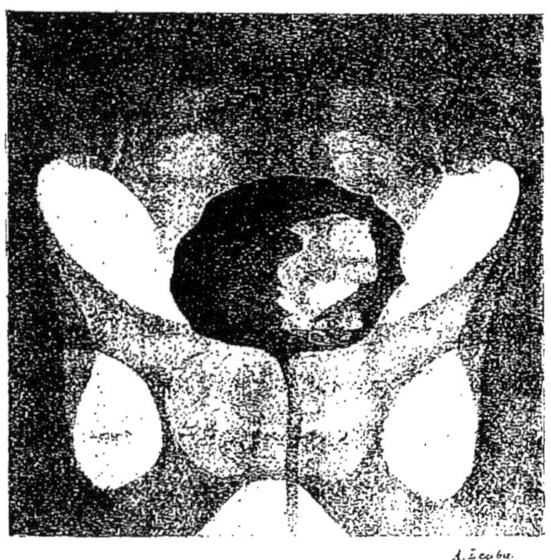

Fig. 5. — Tumeur insérée sur la face postérieure de la vessie elle apparaît en clair sur le fond sombre.

avec l'injection d'air ou d'oxygène pour avoir la saillie prostatique en noir sur fond clair.

Il est probable, avec les grosses hypertrophies, d'obtenir un très bon résultat ; mais comme les autres procédés d'examen sont généralement suffisants et que la détermination précise du volume de la prostate est sans intérêt, il n'y a pas lieu de pratiquer cette recherche ; nous n'en voyons guère l'application en pareillle circonstance.

Au contraire, elle donnera des résultats très précieux dans les cas d'*insuffisance du méat urétéral.* Lorsqu'on remplit la vessie pour faire la cystoradiographie, il arrive, en effet, de temps à autre, que le collargol remonte dans un uretère ou dans les deux uretères. Nous avons, les premiers, avec Papin, décrit en 1913 à l'*Association Française d'Urologie* la dilatation permanente des orifices

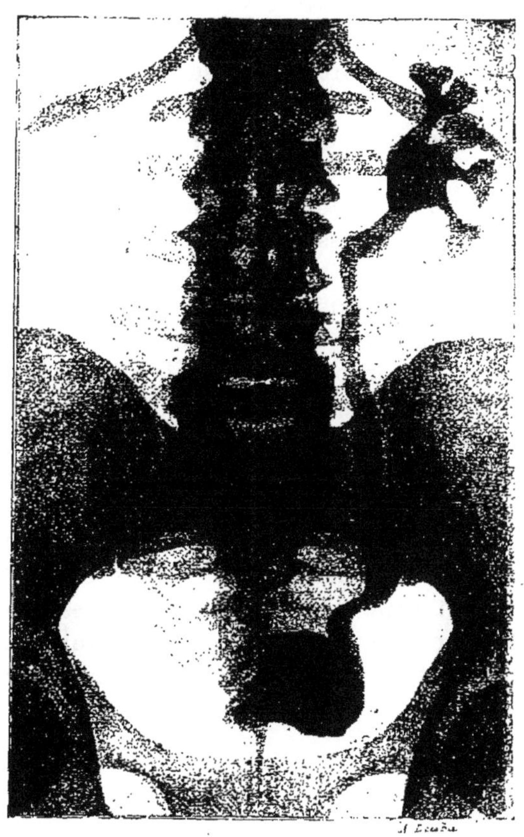

Fig. 6. — Tumeur de la vessie à droite. A gauche, ascension du collargol dans l'uretère devenu béant. L'uretère opposé était complètement oblitéré.

urétéraux et montré la fréquence, relativement grande, du reflux vésico-urétéral. Depuis lors, nos recherches n'ont fait que confirmer notre opinion. Nous avons observé six nouveaux cas de ces dilatations congénitales des uretères.

En outre, nous avons vu, comme nous le disions plus haut, le collargol, dans plusieurs cas de tumeur vésicale, remonter dans les uretères. Enfin, nous avons également rencontré des cas où le collargol refluait légèrement dans les uretères sans remonter jusqu'au bassinet. Toutes ces notions sont aussi intéressantes au point de vue du diagnostic qu'à celui du pronostic.

Il peut être encore intéressant d'injecter dans la vessie de l'air ou de l'oxygène pour mettre en évidence les *calculs vésicaux.* Nous l'avons fait à plusieurs reprises avec un résultat très satisfaisant. Inversement, nous avons essayé d'obtenir une image en clair des calculs en injectant dans la vessie un lait de bismuth ou de collargol ; les résultats n'ont pas été très satisfaisants et nous y avons renoncé. Nous avons, d'ailleurs, avec la radiographie simple, un moyen trop facile de connaître le volume la forme et le nombre des calculs vésicaux.

En résumé, vous le voyez, Messieurs, la cystoradiographie est indispensable au diagnostic des diverticules vésicaux ; elle est très utile dans les grosses tumeurs et dans toutes les malformations vésicales ; elle n'a que peu d'intérêt dans l'hypertrophie prostatique ; elle permet de reconnaître l'insuffisance du sphincter urétéral, elle est un adjuvant utile dans la recherche des calculs vésicaux.

C'est donc une méthode fondamentale en radiographie urologique, et elle mérite de voir généraliser son emploi.

II

DE LA PYÉLOGRAPHIE DES KYSTES HYDATIQUES DU REIN

Messieurs,

Ma dernière clinique sur ce sujet date de 1901 (1). Si j'ai si longtemps gardé le silence sur le kyste hydatique du rein, c'est que, depuis lors, j'ai vu peu de ces tumeurs et que je n'aurais eu à envisager que des points de détail. Mais, tout récemment, un kyste hydatique du rein est entré en nos salles ; j'ai pu appliquer sur lui une idée nouvelle et réaliser un progrès, et je ne veux pas manquer l'occasion de développer devant vous l'enseignement que ce cas intéressant comporte pour tous.

I

Notre malade s'est présenté à nous pour la première fois le 20 décembre 1919 avec une symptomatologie un peu vague et qui ne parvint pas à nous éclairer.

Il se plaignait, en effet, de vives douleurs dans l'hypochondre gauche et avait présenté des urines noires à plusieurs reprises à la suite de grands froids. Il avait de la pollakiurie, urinait 15 fois par jour et la nuit jusqu'à 6 fois. La palpation du rein ne révélait rien d'anormal ;

(1) P. LEGUEU. Kyste hydatique du rein. Leçons de clinique chirurgicale. Hôtel-Dieu, 1901, Paris, Alcan, 1902, page 276.

la prostate et les vésicules séminales étaient également saines, en apparence au moins. La cystoscopie ne donnait rien. Bref, tout était négatif, et nous nous demandions si nous ne devions pas attribuer ces urines noires à une hémoglobinurie paroxystique. En tout cas rien ne nous permettait de penser à un kyste hydatique : des hématuries que nous n'avions pas vues, et par conséquent, douteuses, des douleurs vagues, mais sans localisation, pas d'objectivité ni à droite, ni à gauche : c'était très obscur.

Nous avons gardé ce malade huit jours en observation, au-delà desquels nous lui rendions la liberté. Quinze jours plus tard il nous revenait, l'hématurie avait reparu.

Mais, à ce moment, il présentait un point congestif à la base droite et nous devions l'envoyer en médecine dans le service de mon collègue, M. Brouardel. Et là, ce malade va présenter un symptôme révélateur : il rend un jour par la vessie une membrane hydatique. Le diagnostic de kyste hydatique s'impose. M. Brouardel nous renvoie le malade, avec un diagnostic précis et, sur cette base nouvelle, nous essayons de l'étudier.

Nous faisons une nouvelle cystoscopie et trouvons une rougeur plus marquée du côté gauche. De ce côté le méat urétéral est entr'ouvert, sans doute par le passage des vésicules hydatiques. C'est donc probablement dans le rein gauche que le kyste doit siéger.

J'eus alors l'idée de faire faire une pyélographie pour vérifier les rapports du kyste et du rein : celle-ci donna des indications très précises ; elle nous montra le kyste surmontant le pôle supérieur du rein (fig. 7).

Dès lors nous pouvions opérer ce malade en connaissance de cause.

L'opération eut lieu le 16 février sur le plan suivant : lombotomie du côté gauche et découverte du rein. Le rein est enveloppé dans une périnéphrite assez intense : il faut traverser plusieurs couches avant d'arriver jusqu'à lui. Au premier abord, je ne vois pas la poche, elle se délimite assez mal. Malheureusement, dans les manœuvres destinées à établir les rapports réciproques de l'un et de l'autre,

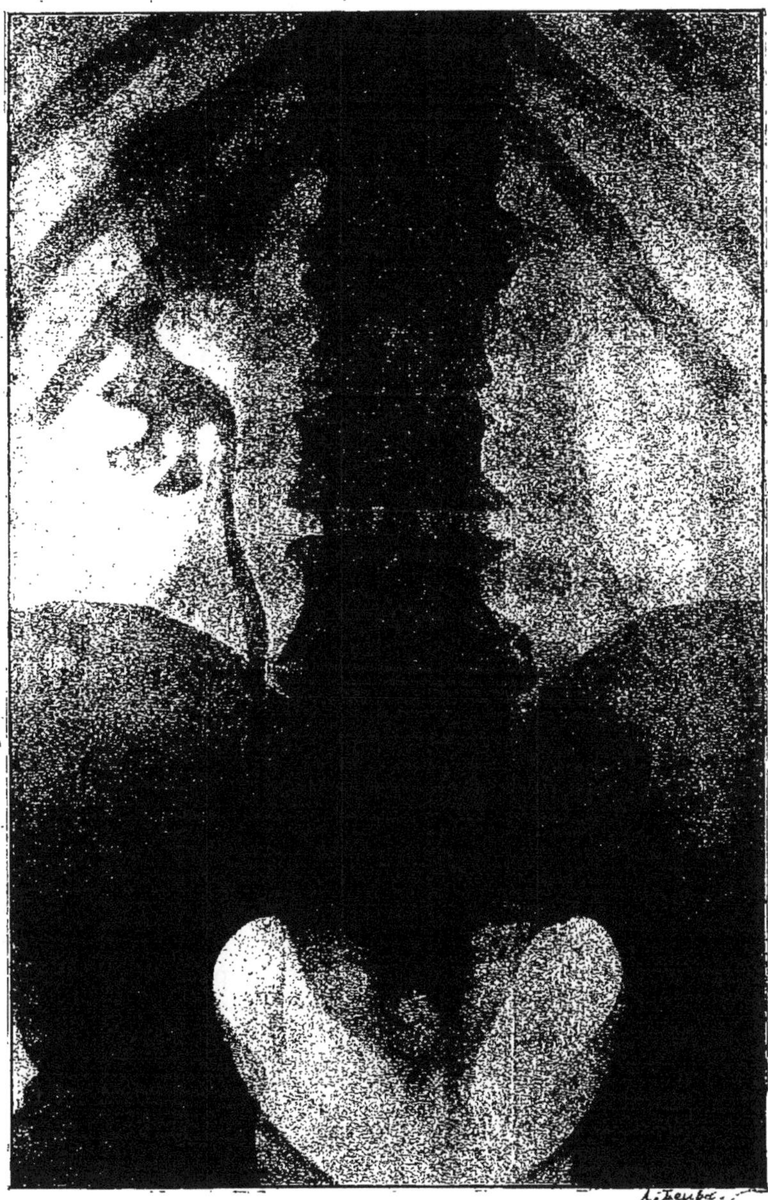

Fig. 7. — Pyélographie d'un kyste hydatique du rein, La tache sus-jacente au rein est celle du kyste envahi par le collargol.

le kyste est ouvert, sans que le formolage ait été fait ; je fais tout de même la désinfection au formol de la poche ouverte et je m'aperçois que cette poche, localisée sous la capsule du rein, sur la partie supérieure duquel elle est largement étalée, communique bien réellement par une fente avec le calice supérieur.

Je fais alors la résection partielle de la poche, de façon à conserver de la paroi juste une partie suffisante pour recouvrir et fermer le pôle supérieur du rein. Je réalise cette fermeture par quelques points de suture au catgut.

Je laissai par précaution un petit drain dans la plaie. Les suites furent très simples : le malade guérit sans incident et quitta le service le 8 mars en très bon état (1).

II

Toute l'histoire clinique des kystes hydatiques se concentre autour d'un fait capital : la communication avec l'appareil urinaire, la communication avec le bassinet. Cette communication est et reste le seul élément sur lequel nous puissions nous baser pour préciser à l'avance l'existence d'un kyste hydatique et affirmer sa localisation dans le rein.

Quand la communication manque, le diagnostic est impossible. Si le malade, en effet, n'a pas de tumeur, les symptômes ne sont jamais suffisants par eux-mêmes pour permettre d'établir le diagnostic : ainsi, des douleurs vagues, quelques hématuries, de la pollakiurie, voilà ce que présentait notre malade. Comment voulez-vous penser avec de tels symptômes, à un kyste hydatique ?

Quand, au contraire, le malade se présente avec une tumeur de l'abdomen, localisée dans le flanc, on peut et on doit penser au kyste hydatique s'il y a cette altération générale de la santé, qui accompagne souvent ces sortes de tumeur. Mais le diagnostic est loin d'être facile.

(1) Forestier et L. Michon. La pyélographie dans le diagnostic des kystes hydatiques du rein, *Paris Médical*, 10 octobre 1920, p. 282.

Il faut alors rechercher l'éosinophilie, la réaction de Weinberg.

Mais on aura toujours beaucoup d'incertitude sur le siège exact de la tumeur, même si l'on reconnaissait qu'elle est constituée par un kyste hydatique, et pour trancher cette question de la localisation, je le répète, seule la communication avec le bassinet nous donnera un élément de certitude.

L'ouverture du kyste dans les voies urinaires permet, en effet, d'être à peu près sûr qu'il y a un kyste hydatique dans le rein, car on compte les observations de kyste tangent à l'appareil urinaire et ouvert dans ses cavités sans faire partie du rein. Et, ainsi, il ne reste qu'à préciser les rapports du kyste avec le rein lui-même.

La tumeur est-elle confondue avec le rein ? Celui-ci est-il détruit complètement et envahi par le kyste ? Le kyste n'est-il au contraire qu'une partie du rein ? Autant de questions qui sont très importantes et de la solution desquelles va résulter la conduite à tenir au cours de l'opération.

Or, toutes ces notions ne peuvent être fournies par la clinique : seule la radiographie combinée à l'injection de collargol dans le bassinet est susceptible de nous les fournir.

J'ai appliqué cette exploration à notre malade, et voici le renseignement très intéressant que j'en ai obtenu.

Le collargol a pénétré dans le kyste à la faveur de sa communication avec le calice supérieur et sur la plaque nous voyons au-dessus du rein une tache arrondie et en communication avec le calice supérieur (fig. 7). Nous voyons, en outre, les contours du rein, et ainsi, je pouvais préciser, avant l'opération, les rapports de la tumeur, et juger si je devais conserver ce rein en faisant une néphrectomie partielle. Mon opération était tracée par la pyélographie elle-même.

Ainsi donc, voilà comment, grâce à la communication avec le bassinet, nous avions un moyen de préciser les rapports du kyste hydatique avec le rein.

III

Mais cette communication avec le bassinet, qui est si intéressante et même si nécessaire pour le diagnostic, ne sera-t-elle pas un obstacle à l'application des méthodes rationnelles employées pour le traitement des kystes hydatiques.

Et d'abord quelles sont ces méthodes rationnelles de traitement d'un kyste hydatique ?

Nous avons d'abord et par ordre de chronologie, l'ouverture et la *marsupialisation*. Avec cette méthode il faut deux ans pour détruire un kyste hydatique ; elle entraînait, en outre, des fistules biliaires et laissait souvent les malades mourir de cachexie.

Plus tard est venue la méthode de la *réduction sans drainage ;* elle consiste à enlever toutes les vésicules hydatides après les avoir stérilisées par du formol que l'on introduit dans la cavité de la poche. Vous tuez ainsi tous les éléments vivants dans l'intérieur du kyste et ceci fait, vous ouvrez largement, vous enlevez toutes les vésicules et toute la membrane fertile : il reste une grande cavité vide à paroi inerte, sans vaisseaux ; c'est cette paroi que vous fermerez par suture, sans drainage et sans même y ajouter ce capitonnage que Delbet avait préconisé il y a vingt ans.

Chacune de ces méthodes a ses indications. Quand vous avez une tumeur énorme et suppurée, vous ne pouvez faire qu'une marsupialisation. Mais quand le kyste n'est pas suppuré, la marsupialisation est une vieille méthode absolument condamnée. On doit alors faire la réduction sans drainage.

Quand le kyste est fermé, la réunion sans drainage ne comporte aucune difficulté mais, quand la poche est ouverte, est-il possible de tenter tout de même la réunion ? N'y a-t-il pas d'inconvénients à laisser ainsi fermer une poche qui, par ailleurs, est ouverte dans le calice ?

Mon observation de 1901 répond d'une façon heureuse à cette question.

Sur le malade qui en fait le sujet, j'ai appliqué, pour la première fois, cette méthode de la réunion sans drainage à un gros kyste ouvert dans le calice, et je me demandais ce qui allait arriver.

J'ai revu ce malade quatre ou cinq ans après. Je n'ai jamais vu sur lui, après lui avoir appliqué cette méthode, de conséquences mauvaises de la communication qui existait entre le bassinet et le rein. Il a guéri sans aucun incident immédiat, ni ultérieur, et il nous démontrait ainsi que la réunion sans drainage était possible, même avec un kyste ouvert dans le bassinet ou les calices.

Chez notre malade, j'aurais donc pu à la rigueur recourir sans inquiétude à cette méthode. Mais il y a aussi la *résection partielle*, qui est au rein la meilleure méthode, quand elle est possible, c'est-à-dire quand on rencontre une poche limitée et relativement indépendante du rein. Or, ici, la radiographie nous permettait de penser que cette méthode serait parfaitement applicable.

Que voyons-nous, en effet ? La tumeur siégeait à la partie supérieure ; le rein était intact au-dessous et il y avait un canal parfaitement ouvert entre la tumeur et le calice supérieur. A l'opération j'ai trouvé le kyste et le rein confondus, et, sans la radiographie, je n'aurais pas su que le kyste était relativement indépendant du rein, et j'aurais peut-être fait la néphrectomie totale. C'eût été à tort.

Guidé par la radiographie, certain de trouver une poche kystique accolée au rein mais indépendante de lui, j'ai fait la kystectomie partielle et j'ai gardé de sa paroi juste de quoi fermer en haut, par une suture, l'extrémité supérieure du rein, et la perforation du calice supérieur. L'opération que j'ai faite ici sera peut-être rarement indiquée par les circonstances, car cette limitation de kyste est peut-être assez exceptionnelle.

Mais, il est au moins intéressant de constater que cette communication qui a été si nécessaire au diagnostic n'est pas un obstacle au point de vue du traitement, et, quelle que soit la méthode que vous emploierez, vous pouvez arriver à guérir ces malades, malgré la communication avec les cavités pyélitiques.

Et, ce qui domine tout cela c'est que la pyélographie, appliquée ici pour la première fois à l'étude d'un kyste hydatique du rein, permet de voir la localisation du kyste et par cela même d'aborder l'opération avec une précision qui ne fut encore jamais atteinte.

Voilà la conclusion principale et l'enseignement qui se dégage de cette clinique.

III

LES ORIENTATIONS NOUVELLES DU PROBLÈME DE LA NÉPHRECTOMIE (1)

Messieurs,

L'avènement du cathétérisme urétéral fut un grand progrès dans l'histoire de l'Urologie ; il permettait la séparation et l'étude comparée des urines, il éclairait d'un jour nouveau une question angoissante, et il apportait ainsi à la chirurgie rénale des précisions jusqu'alors inconnues.

Vingt ans ont passé. Des éléments nouveaux sont intervenus avec le progrès : la valeur du cathétérisme n'est plus la même qu'autrefois ; sa portée pratique à fléchi.

Voyons quelles sont les réserves à formuler sur certains points; voyons si de nouvelles méthodes ne sont pas susceptibles de compléter avec avantage ses indications dans certains cas et, dans d'autres de le suppléer complètement.

I

En ce qui concerne *la définition du côté malade,* le cathétérisme de l'uretère ne donne aucune déception et reste souverain juge ; grâce à la séparation exacte des urines qu'il réalise, il permet, par l'analyse histologique, bactériologique et chimique comparées, de dire quel est le rein malade.

(1) *Journal d'Urologie*, janvier 1920.

Ainsi la présence de pus, de bacilles ou de microbes, indique déjà d'une façon assez exacte l'inflammation spécifique ou non, du rein en cause. Il y a bien sans doute quelques réserves à formuler sur l'absence de pus dans certains cas, comme dans d'autres sur les modifications de l'élimination aqueuse. Il n'est plus vrai de dire que le rein malade, au point de vue de l'eau, s'adapte plus difficilement que le rein sain. Il y a des reins malades, au contraire, qui arrivent, par l'excès de l'eau qu'ils éliminent, à atteindre et même à dépasser, dans les deux heures, le débit en urée et en chlorure du côté sain. Nous ne trouvons donc aucune certitude dans la comparaison des éliminations aqueuses.

En fait, c'est l'analyse chimique comparative de l'urine des deux reins qui donne toujours la notion du côté. C'est le rein dont la concentration en urée et en chlorure est en infériorité qui est le rein malade. Cette règle ne souffre, pour ainsi dire, aucune exception, et cette déficience est jugée dans les premières minutes du cathétérisme et d'une façon suffisamment exacte pour ne jamais laisser place au doute.

II

Le cathétérisme de l'uretère n'a plus la même importance en ce qui concerne la *détermination de la valeur fonctionnelle du côté sain.*

Pour obtenir cette notion, nous maintenons — suivant un usage depuis longtemps établi — la sonde en place pendant deux heures ; nous faisons la polyurie expérimentale et tenons compte à l'analyse de quatre éléments qui sont : la quantité de l'eau, la concentration fortuite de l'urée et des chlorures, le débit de l'urée et des chlorures et le débit maximum.

Les notions tirées du *volume de l'eau* ne nous ont pas donné tout ce que l'on pouvait espérer à l'époque où Albarran disait que le rein qui s'adapte le mieux aux conditions de la polyurie expérimentale est le rein sain.

Cette règle n'est pas exacte, et nous avons montré dans

une série de travaux comment il peut y avoir des sécrétions aqueuses défectueuses avec un bon rein, des polyuries du côté malade meilleures que du côté sain et des polyuries du côté sain alternativement bonnes et mauvaises. D'une polyurie mauvaise on ne peut donc tirer aucune indication ; on ne peut être satisfait que lorsqu'une bonne polyurie se produit du côté supposé sain.

En ce qui concerne la *concentration fortuite de l'urée et des chlorures,* elle ne nous donne également aucune garantie pour la détermination de la valeur fonctionnelle du côté correspondant. Les chiffres moyens considérés comme suffisants de 12 à 20 gr. peuvent être défectueux, alors que des chiffres très inférieurs de 3, 4 et 5 grammes correspondent parfois à un taux parfait de fonctionnement rénal.

Il en est de même *du débit :* bien qu'ordinairement les débits qui oscillent autour de 1 gramme pour l'urée dans les deux heures, soient favorables, il y en a parfois de très inférieurs, surtout dans les cas où la quantité d'eau a été très médiocre et qui correspondent cependant à un fonctionnement parfait.

Nous avons longtemps ajouté à ces épreuves, avec Ambard, l'étude du *débit maximum,* c'est-à-dire de la plus haute concentration obtenue dans les deux heures, multipliée par l'acmé de l'eau dans l'une des demi-heures et, quand on arrive à obtenir des chiffres supérieurs à 30 ou 35 gr. on peut avoir une relative sécurité.

C'est un contrôle, c'est une garantie supplémentaire : sa valeur cependant n'est pas absolue.

Telles étaient jusqu'à ces dernières années, Messieurs, les notions sur lesquelles nous basions la néphrectomie.

Mais, depuis que nous avons pris l'habitude de corriger et de contrôler les résultats du cathétérisme par la constante, nous avons été surpris par d'étranges contradictions.

Des cathétérismes qui, au nom de toutes les données précédentes, devaient faire considérer le rein supposé sain comme favorable, se montraient en désaccord formel avec la constante.

Et, inversement, des cathétérismes dont les chiffres bas

ou faibles devaient amener à conclure à la bilatéralité, au rejet de l'opération, s'accompagnaient d'une constante favorable : l'opération était possible ; elle était faite et le succès était obtenu malgré les indications du cathétérisme.

Voici, par exemple, un cathétérisme dont le rein intéressant, c'est-à-dire supposé sain, donne une concentration de 25 gr. d'urée au litre, débite 5 gr. d'urée dans les deux heures, avec une polyurie de 175 gr. Ces chiffres sont plus que favorables. Au nom du cathétérisme on peut opérer ; la malade, en effet, est opérée par un autre chirurgien, mais elle meurt d'insuffisance rénale. Le résultat était prévu pour nous, car l'azotémie et la constante, recherchées avant l'opération avaient donné quatre jours aprés le cathétérisme :

Az : 0,85
K. : 0 176

et montré ainsi d'une façon irréfutable que les données du cathétérisme de l'uretère ne donnent qu'une garantie très relative.

Voici un autre cathétérisme : le rein supposé sain a donné, avec 151 gr. d'eau en deux heures, une concentration, dans la première demi-heure, de 3 gr. et un débit de 0,41 en deux heures, c'est-à-dire des chiffres qui, même chez une femme, sont très inférieurs à ce qu'on exigeait autrefois du cathétérisme pour un fonctionnement normal. J'ai cependant opéré cette malade en lui enlevant le rein gauche et elle a guéri ; mais j'avais à l'avance recherché l'azotémie et la constante qui avaient donné :

Az. : 0,25
K. : 0,062

L'hypertrophie compensatrice était déjà établie. La néphrectomie pouvait non seulement être faite : elle devait sûrement réussir.

Je ne cite que ces deux exemples au hasard, mais je pourrais les multiplier. Depuis que nous avons pris l'habitude de confirmer par la constante les données du cathétérisme des uretères, nous avons de nombreux faits semblables à ceux que je viens de rapporter et qui montrent que, si les données du cathétérisme de l'uretère sont habituellement, sont pratiquement suffisantes pour conférer une certaine garantie, elles sont très loin de conférer une sécurité absolue puisque l'analyse, quoiqu'étant une analyse séparée des reins, ne nous donne après tout, pas plus de renseignements sur la valeur fonctionnelle du rein examiné que ne le donnerait l'analyse totale des urines chez un individu dont on voudrait connaître le fonctionnement rénal global.

Pour qu'une analyse d'urine permette l'appréciation de la valeur fonctionnelle d'un rein, il lui faut ajouter le rapport entre ce qui vient à lui et ce qui en sort ; il faut ajouter à l'analyse de l'urine la notion de l'azotémie, les comparer et en tirer les conclusions nécessaires, et, ainsi, j'arrive insensiblement à cette orientation nouvelle, dont je veux maintenant parler et dont l'idée domine ce travail.

III

S'il est toujours nécessaire de faire la correction du cathétérisme de l'uretère par la constante, dans les cas où l'on veut obtenir une garantie scientifique, est-il nécessaire de recourir toujours au cathétérisme de l'uretère, lorsque la localisation est déjà établie ? Poser la question, c'est la résoudre.

Voici, par exemple, un calcul du rein gauche : il est énorme ; le rein doit être sacrifié ; et il n'y a rien dans le rein droit. Est-il bien nécessaire de faire ici un cathétérisme de l'uretère pour s'assurer que le rein droit existe et que son fonctionnement est suffisant ? Je ne le pense pas. Ici la néphrectomie peut être pratiquée d'après les seules indications de la constante.

Voici une hydronéphrose assez volumineuse définie par la palpation et caractérisée par la douleur et les crises intermittentes de tuméfaction. La localisation n'est pas douteuse. Est-il toujours nécessaire, si l'on ne tient pas à la pyélographie, de faire le cathétérisme de l'autre côté pour s'assurer qu'il fonctionne bien, et ne peut-on se contenter ici de faire simplement l'épreuve de la constante ?

Voici une tuberculose rénale : la localisation est nettement établie à droite, le rein est sensible, augmenté de volume, la radiographie montre des contours irréguliers, des bosselures.

Ici encore le cathétérisme de l'uretère n'est plus nécessaire. La constante peut, à elle seule, résoudre le problème de la néphrectomie.

Je vais plus loin : au cours d'une tuberculose rénale la vessie est sensible, le cathétérisme de l'uretère ne peut être fait ; on ne voit pas les orifices urétéraux, ou du moins, l'introduction du cystoscope est impossible.

Aucun des reins n'est sensible, il n'y a pas le plus petit indice de localisation.

Doit-on, dans ce cas, revenir à l'ancienne méthode, soigner la vessie, chercher en l'améliorant à rendre possible un cathétérisme, actuellement impraticable, attendre qu'une localisation se montre et faire trop tard une néphrectomie qui pourrait, avec avantage, être faite beaucoup plus tôt.

Ici encore, je demande à la constante seule, et je lui demande immédiatement de résoudre le problème de la néphrectomie. Elle va me dire tout de suite si la néphrectomie doit ou non être pratiquée.

Si elle n'est pas possible, le malade sera soigné médicalement.

Mais si les chiffres sont favorables, s'ils indiquent une valeur fonctionnelle suffisante, l'opération doit être tentée, dût-elle chercher par une double lombotomie exploratrice quel est le côté sain et quel est le côté à enlever.

Et c'est ainsi que, peu à peu, depuis quelques années, j'étends le nombre des néphrectomies, et sans cathétérisme, basées exclusivement sur la constante, non seulement à des cas où le cathétérisme est impossible, mais à toute une série de faits où il est possible, mais où il ne m'apparaît plus comme nécessaire ni indispensable.

IV

Les résultats sont-ils de nature à légitimer cette pratique ?

Sur 1008 néphrectomies, que j'ai pratiquées au 31 décembre 1919, je laisse les treize dernières, dont je n'ai pas encore les résultats.

Je laisse de côté les 558, qui sont antérieures au 31 décembre 1915, et je ne tiens compte que des 437, qui sont consécutives, et qui, avec ou sans cathétérisme, représentent l'application d'une même pratique et d'une même technique.

Or, sur ces 437 néphrectomies, il y en a 250 qui ont été basées sur les indications du cathétérisme et 187 qui n'ont été basées que sur les indications de la constante.

Pris en bloc, quelle que soit l'affection, calcul, cancer, tuberculose, hydronéphrose, qui nécessite l'opération, voici les résultats :

Avec cathétérisme :

250 néphrectomies ont donné huit morts, soit 3, 20 %.

Sans cathétérisme, mais avec constante :

187 néphrectomies ont donné huit morts, soit 4,2 %.

La différence est peu sensible.

Dans un important travail que mon interne, Jean Quénu va publier dans les *Archives Urologiques de la Clinique de Necker* (1922), tous ces faits sont exposés, commentés et discutés.

Quénu établit même cette correction nécessaire : les néphrectomies basées sur la constante sont à diviser en deux catégories, suivant que la constante indique ou non la bilatéralité, ou du moins l'imperfection de l'hypertrophie compensatrice du côté opposé.

La mortalité des néphrectomies, basées sur une constante inférieure à 0,100 est de 3,60 % ; celle des néphrectomies, basées sur une constante supérieure à 0,100 est de 10 %.

Ainsi, avec une constante inférieure à 0,100, la néphrectomie m'a donné une mortalité de 3,60, alors que la même opération donnait, entre mes mains, avec le cathétérisme comme fondement, 3,20 % (1).

Ces différences sont insignifiantes et permettent donc d'acquérir une parfaite sécurité lorsque le cathétérisme est rendu impossible chez un malade justiciable de la néphrectomie.

Ainsi, jusqu'alors, le cathétérisme de l'uretère nous paraissait nécessaire pour la néphrectomie.

Actuellement, il reste encore utile pour la localisation, mais il n'est plus nécessaire pour la détermination de la fonction.

La constante, au contraire, peut à elle seule résoudre le problème de la néphrectomie, la question de la localisation étant ainsi à part.

V

Mais avec la constante comme seule donnée quelles sont les déterminations à prendre ?

Sur ce point je me garderai bien d'établir des précisions trop rigoureuses.

J'ai beaucoup observé. Nous avons évolué et nous évoluons tous les jours, et l'avenir nous permettra, certainement, de modifier encore les conclusions auxquelles nous arrivons aujourd'hui.

Voici actuellement notre ligne de conduite : lorsque la constante nous donne un chiffre inférieur à 0,100, la maladie est, en général, unilatérale ou, en tout cas, le fonctionnement du rein supposé sain est tel que la néphrectomie peut être faite dans des conditions heureuses

(1) Les résultats de mes opérations pour les années 1920 et 1921, publiés dans le fasc. III du t. III des *Archives Urologiques de la Clinique de Necker*, confirment ces conclusions en les accentuant (mars 1922).

et satisfaisantes, lorsque par un moyen quelconque la localisation du côté malade aura été établie.

J'ai dit plus haut quels étaient les moyens sur lesquels je me base pour dire, avec la clinique, de quel côté il faut aller tout d'abord, mais l'opération, cependant, constitue toujours une exploration ; et si, au cours de l'opération, je reconnais un rein non altéré ou douteux, je vais immédiatement voir de l'autre côté, jusqu'à ce que j'aie trouvé d'un côté ou de l'autre le rein suffisamment altéré et dont l'aspect, la déformation, ou les altérations extérieures seules, vont permettre la suppression.

Mais c'est dans les cas où la constante est supérieure à 0,120 que les choses se présentent sous un jour délicat, difficile et, par conséquent, intéressant.

Nous sommes très loin de rejeter la néphrectomie en pareille circonstance ; nous élevons tous les jours le taux des constantes pour lesquelles nous croyons encore possible la néphrectomie, et nous nous gardons bien de dire qu'à tel chiffre on opère, et qu'à tel chiffre il ne faut pas opérer.

Nous ne connaissons pas encore toute la physiologie pathologique de ces constantes dans les reins malades ; nous les voyons se modifier rapidement, parfois dans des limites assez importantes, ce qui nous empêche de tirer d'un chiffre des conclusions définitives. Aussi bien est-il nécessaire souvent de revoir et d'approfondir, de répéter à quelque temps les mêmes explorations et de comparer.

En général, plus la constante est élevée et plus il y a de danger. Quand on s'élève vers les zones de 0,140 ou au-delà, il n'est peut-être pas impossible de guérir, mais il y a incontestablement plus de danger que lorsqu'on fait la néphrectomie pour des lésions et pour des chiffres inférieurs.

Malgré ces dangers la guérison n'est pas impossible, car il est un autre facteur de haute importance et dont il faut tenir compte : *c'est la répartition des lésions :* suivant la façon dont cette répartition est établie et sera appréciée, la néphrectomie sera possible ou impossible avec le même chiffre de constante. Plus la constance est élevée et plus il faut, pour obtenir la sécurité, trouver dans le rein malade des lésions importantes, car, si dans ce rein malade on trouve une destruction complète, la néphrectomie, quel que soit le chiffre de la constante, ne changera rien, ou pas grand'chose, à l'état du malade, en ce qui concerne du moins la fonction rénale ; l'autre rein continuera, après la néphrectomie, à faire ce qu'il faisait avant, c'est-à-dire à entretenir seul l'existence. Par l'opération, chez ce malade, nous ne supprimons rien de la fonction rénale et si l'opération n'a pas trop augmenté l'anémie par l'hémorragie, ni l'intoxication par l'anesthésie, ni l'infection par le réveil ou l'apport microbiens, il n'y a pas de raison pour qu'elle ne guérisse, quel que soit le chiffre de la constante. Mais si, au contraire, le rein que vous enlevez a encore une certaine valeur fonctionnelle, s'il est capable de donner encore quelques grammes d'urée par jour, s'il représente à la veille de l'opération 10 à 15 % de la valeur rénale de l'individu, les conséquences de la néphrectomie peuvent être plus graves, puisque cette néphrectomie, enlevant encore au malade les 10 ou 15 % de la valeur fonctionnelle du rein malade, va imposer à l'autre rein un effort d'hypertrophie dont il n'est peut-être plus capable, et, en somme, réduire la fonction rénale à un taux incompatible avec l'existence.

Dans ces hauts degrés de constante, il y a donc pour la détermination de la néphrectomie et la définition de son pronostic, à faire intervenir un sens clinique très délicat. Il faut sentir dans le rein que l'on enlève, et sentir, en quelque sorte, dans un coup d'œil, que la somme des altérations de ce rein correspond à peu près à l'élévation du chiffre de la constante sur laquelle on s'est basé pour faire l'opération, et c'est ainsi que, avec des constantes de 0,120, de 0,130 et 0,140, j'ai pu pratiquer la néphrectomie et obtenir des résultats heureux pour des faits où, autrefois, j'aurais cru difficile, incertain, ou même dangereux, d'intervenir, alors que le cathétérisme était impossible.

Dans ces zones dangereuses de la bilatéralité, le cathétérisme peut servir utilement dans certains cas à établir cette répartition si délicate des lésions entre le rein droit et le rein gauche, dont je parlais tout à l'heure ; ainsi. quand sur un malade, qui présente une constante de 140, par exemple, le cathétérisme a montré du côté droit une concentration de 12 ou 13 et du côté gauche une concentration de 15 ou 16, il est possible, d'après le cathétérisme de l'uretère, de juger que l'opération du rein droit est dangereuse, puisque ses données établissent que le rein à supprimer vaut à peu près le fonctionnement du rein à conserver.

Au cas contraire d'une grande inégalité, au cas où l'un des deux reins ne donnerait rien comme quantité, ou une concentration très faible, on aurait une grande force pour aller de ce côté et juger même avant l'opération que l'intervention en supprimant un rein perdu ne changera pas grand chose à la fonction rénale du malade.

Mais, avec des chiffres peu supérieurs ou inférieurs à 0,100, aucune de ces préoccupations ne doit intervenir. La notion de l'unilatéralité que comporte la constante au-dessous de 0,100 est si nettement établie par toutes mes opérations que j'éprouve à les pratiquer une sécurité que ne me donne plus au même degré le cathétérisme urétéral.

La constante représente donc un grand progrès sur le cathétérisme de l'uretère pour la solution du problème de la néphrectomie. Elle nous confère une garantie supérieure à ce dernier et nous permet, ainsi, de nous passer du cathétérisme quand nous avons pu obtenir d'une autre manière la localisation. Mais le cathétérisme, au contraire, conserve tous ses droits pour la localisation du côté malade et, là, la constante n'a rien à faire.

Voilà, Messieurs, les notions nouvelles que l'expérience m'a montrées pour la pratique actuelle de la néphrectomie et que j'ai voulu signaler, non pas comme une mesure définitive, mais comme une étape dans une évolution toujours ascendante vers le maximum de simplicité et de sécurité.

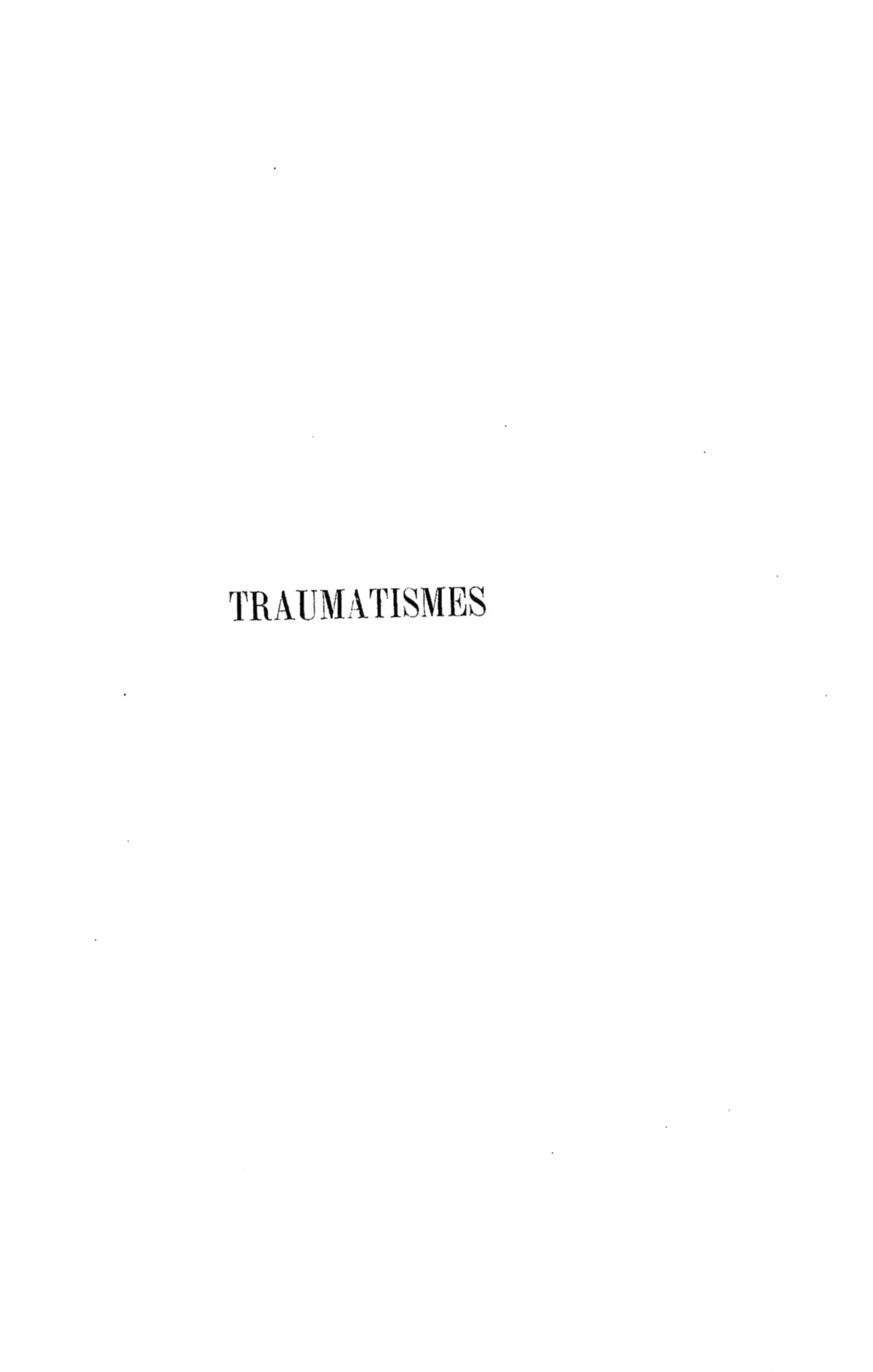

TRAUMATISMES

IV

DES PLAIES DE GUERRE DE L'URÈTRE POSTÉRIEUR

Messieurs,

Parmi les plaies de guerre atteignant l'appareil urinaire, les plaies de l'urètre postérieur comptent certainement parmi les plus troublantes au début, parmi les plus difficiles à traiter, mais aussi parmi les plus consolantes par les résultats, parfois extraordinaires, qu'elles sont susceptibles de nous donner, malgré toutes les prévisions contraires.

Dans cette clinique je voudrais essayer de démontrer cette proposition, et je n'ai pas de meilleur exemple que l'observation très complète et longuement suivie que voici :

I

Un officier est blessé le 5 mai 1917 par une balle de fusil et par deux éclats d'obus ; il résulte de cette blessure une destruction presque complète de l'urètre postérieur, une large fistule urétro-rectale, avec une déchirure du sphincter anal ; et aujourd'hui, 19 mois après cette blessure, cet officier est presque complètement guéri et était à la veille de contracter un nouvel engagement dans l'aviation lorsque l'armistice est survenu.

Voici maintenant le détail de l'observation :

Je laisse de côté une plaie de la région sous-épineuse droite par éclat d'obus, une autre plaie de l'avant-bras gauche et du pli du coude, et je ne retiens que ce qui a trait à l'urètre et qui fut causé par une balle de fusil.

Entrée sur le segment antérieur de l'anus, la balle a traversé le rectum, l'urètre postérieur, le périnée et est venue se loger sous la peau de la face externe de la cuisse droite d'où elle fut extraite.

Le rectum fut déchiré sur une étendue de 10 à 12 centimètres, et la branche ischio-pubienne droite fut fracturée. Le blessé fut soigné jusqu'au 7 mai 1917 à l'hôpital d'évacuation N° 13 : là on procéda à l'extraction des projectiles. Depuis la blessure, toutes les urines et les matières sortent par la plaie périnéale : aucune goutte d'urine n'est sortie par l'urètre.

Le blessé entre dans notre clinique le 15 mai 1917, soit 10 jours après sa blessure ; ce jour-là même on procédait à un drainage de la plaie de la cuisse droite, sous chloroforme, et au débridement d'une large plaie périnéale intéressant la paroi antérieure du rectum, l'urètre postérieur et la fosse ischio-rectale.

Le lendemain, le blessé était évacué sur l'hôpital 48 où on continuait jusqu'au 15 juin 1917 le pansement des plaies. Pendant ce temps les urines sortent par la plaie périnéale.

Le 5 juin, je me décide à pratiquer la cystostomie pour drainer les urines par la région hypogastrique et permettre ultérieurement la réparation de l'urètre postérieur. Le bas-fond vésical est intact, c'est l'urètre postérieur seul qui est détruit, et non le col. La cystostomie fut faite correctement, et depuis ce jour les urines ne sortirent par la plaie périnéale que pendant les fortes contractions vésicales et encore en très petite quantité.

Les plaies se cicatrisèrent très vite, et, dans les derniers jours de septembre les plaies extérieures étaient à peu près guéries. Le périnée se montrait déformé par une cicatrice transversale qui rapproche les deux fesses et remplace le sphincter anal ; immédiatement au-dessus, une fistule urétro-rectale met en communication et rapproche le rectum et l'urètre postérieur. Par l'urètre d'ailleurs on ne peut rien passer : tous les instruments s'arrêtent à l'entrée de la portion membraneuse, et le doigt introduit dans le rectum ne les sent pas arriver au voisinage de la perforation urétro-rectale.

Dans ces conditions il est nécessaire de pratiquer la réparation de l'urètre et d'assurer l'oblitération de la fistule urétro-rectale qui s'est rétrécie, mais est encore loin d'être cicatrisée.

Le 8 octobre 1917, je procédai, sous chloroforme, à l'opération et de la façon suivante :

Incision médiane du périnée, de la racine des bourses jusqu'à 1 cm. 1/2 de l'anus. Sur ce point je trace une autre incision transversale d'une tubérosité ischiatique à l'autre.

Incision de la peau et des tissus sous-jacents qui sont constitués par des tissus cicatriciels au milieu desquels je ne peux rien distinguer. Je sépare le rectum de ces tissus indurés, j'incise le trajet de la fistule urétro-rectale transversalement et je constitue ainsi un orifice urétral et un orifice rectal. Je suture l'orifice rectal par quelques points de suture à la soie ; j'introduis par la cystostomie le cathéter rétrograde de Farabeuf qui sort par l'orifice urétral de la fistule après avoir traversé la petite portion de l'urètre prostatique qui reste. J'introduis un cathéter dans l'urètre antérieur ; celui-ci s'arrête à plusieurs centimètres en avant de la fistule urétrale. Toute la partie intermédiaire de l'urètre postérieur est constituée par des tissus cicatriciels ; j'incise ces tissus sur leur face inférieure de manière à créer un passage à la sonde antérieure et à lui permettre d'aller jusqu'à la vessie en suivant le cathéter rétrograde.

Il me fut impossible de refaire l'urètre autour de la sonde et je terminai par un tamponnement de la plaie et la suture de l'incision transversale du périnée par quelques points au crin.

La sonde à demeure resta en place pendant quinze jours au-delà desquels je l'enlevai et j'eus le regret à ce moment-là de constater que la communication urétro-rectale n'était pas fermée ; il persistait, en outre, une fistule recto-périnéale : les matières passaient par le périnée. Heureusement cette fistule périnéale se fermait au bout de quelques jours, mais quand j'essayai le cathétérisme de l'urètre d'avant en arrière, il me fut impossible de passer quoi que ce soit.

Le bénéfice de l'opération était donc, en apparence du moins, complètement perdu. Malgré cela, sans me décourager, je multipliais les tentatives de cathétérisme et, au au mois de décembre, je fus assez heureux pour passer d'avant en arrière, une petite bougie conductrice par l'urètre, et, quelques jours plus tard, un béniqué. Dès lors, je pus commencer une série de dilatations régulières.

Grâce à ces dilatations continuées par le blessé lui-même et suivies par moi de temps en temps, la fistule recto-urétrale se fermait dans les premiers jours de janvier 1918, et les choses se présentèrent dans un état assez favorable pour que le 23 janvier je pus fermer la fistule hypogastrique.

Je passe quelques mois. Nous sommes en avril 1918, et voici le résultat.

Le blessé se passe lui-même un béniqué n° 48 et sans trop de difficultés.

Le calibre de l'urètre reconstitué aux dépens des parties molles s'est en somme maintenu.

Les mictions s'effectuent favorablement par l'urètre : il ne passe plus d'urine par le rectum ; l'incontinence des matières fécales n'est que partielle ; pour les matières solides le sphincter est suffisant, et le blessé peut partir en convalescence chez lui dans une attitude très favorable.

Aujourd'hui huit mois plus tard, (octobre 1918) le résultat est surprenant.

Toutes les cicatrices sont très souples, le béniqué 42 passe facilement ; il n'y a plus trace de la fistule urétro-rectale ; les mictions s'effectuent normalement, l'incontinence partielle des matières persiste malheureusement, mais pas assez pour gêner très sensiblement le blessé. Au point de vue urétral, c'est une reconstitution parfaite;

il est, bien entendu, nécessaire de maintenir la dilatation.

Je ne vois pas de meilleur exemple que cette observation pour légitimer la thèse que je défendais tout à l'heure, à savoir la réparation dans des conditions étonnantes de blessures qui, au début, se présentent avec des désordres épouvantables. Et le fait que je rapporte n'est pas exceptionnel : un très grand nombre de plaies de l'urètre postérieur m'ont donné un résultat pareil.

Essayons donc de voir quelles sont les lésions si complexes qui accompagnent ces blessures de l'urètre postérieur et nous en déduirons ensuite l'attitude à prendre pour les restaurer.

II

Les lésions qui accompagnent ces blessures de l'urètre postérieur sont toujours extrêmement complexes.

1° La complexité de ces désordres tient d'abord aux lésions de l'urètre lui-même qui est déchiré complètement ou partiellement ; quand il est déchiré complètement, les deux bouts, l'antérieur surtout, s'oblitèrent, le postérieur se mettant plutôt en communication avec le rectum. Ici, aucune sonde ne peut passer, l'imperméabilité est complète.

D'autres fois l'urètre est seulement dévié et ne présente qu'une déchirure partielle, produite par la fracture des branches ischio-pubiennes.

Sur la longueur de l'urètre, la répartition de ces lésions est plus ou moins étendue ; tantôt elles portent sur une partie seulement de l'urètre membraneux, d'autres fois elles s'étendent à sa totalité et quelquefois même à une partie de l'urètre prostatique.

2° La complexité provient ensuite des lésions osseuses ; il y a, en effet, presque toujours une fracture concomitante de l'une ou de l'autre des arcades pubiennes ; l'ostéomyélite s'y développe, des séquestres sont détachés et s'élimineront quelquefois par l'urètre, et, dans tous les cas, des phénomènes infectieux ne tarderont pas à se réaliser.

3° La complexité vient encore de la blessure du rectum ; celui-ci est déchiré en même temps que l'urètre et souvent avant lui : il est déchiré en même temps que l'anus qui, quelquefois, a éclaté complètement et reste béant, et il se produit alors, presque toujours, une communication anormale de l'urètre et du rectum.

C'est une fistule urétro-rectale, large ou moyenne, qui va permettre aux matières de passer par l'urètre et à l'urine de passer par le rectum.

4° Enfin, à tout cela, il faut encore ajouter le rétrécissement en perspective, rétrécissement fatal fait des lésions personnelles de l'urètre et fait aussi quelquefois des lésions périphériques, c'est-à-dire des scléroses de voisinage qui se constituent à la place des destructions étendues que le traumatisme a causées.

Ces rétrécissements sont très rapidement imperméables, car ils ne sont pas faits, comme à l'urètre antérieur, d'une lésion partielle des parois de l'urètre ; ils sont faits ou d'une déchirure complète avec destruction du conduit, ou d'une déviation produite par les os, et les instruments, quelle que soit leur finesse ou leur courbure, viennent se heurter contre un mur infranchissable, ou pénètrent immédiatement dans le rectum à travers la fistule urétro-rectale.

Mais autour de toutes ces lésions urétrales quelles qu'elles soient, il reste toujours des parties molles ; l'urètre même dévié, détruit ou oblitéré, est enveloppé de parties molles qui arriveront un jour à se reconstituer, et c'est peut-être une des raisons pour lesquelles nous allons voir qu'il est plus facile ici de reconstituer un canal urétral au milieu de toutes ces parties molles plus ou moins transformées qu'au niveau de l'urètre antérieur où la perforation et la destruction laisse un trou béant, une perte de substance étendue.

III

En présence de ces lésions anatomiques, nous pouvons déjà, au nom de l'expérience, poser au point de vue thérapeutique, quelques principes fondamentaux.

1° D'abord et avant tout, il ne faut pas se presser de tenter la réparation chirurgicale des désordres constatés. Quelle que soit l'étendue de ces désordres, quel que soit le découragement dont on se sentirait saisi devant leur énormité, il faut en quelque sorte fermer les yeux, attendre et espérer.

Une seule attitude est conseillée : faire la cystostomie de dérivation et assurer le drainage : le drainage périnéal, pour que les urines s'évacuent facilement et qu'il n'y ait pas de clapier et pas de rétention : la cystostomie hypogastrique de dérivation, pour qu'il passe le moins possible d'urine par la région inférieure et que cette cause d'infection et d'irritation soit supprimée pour les plaies profondes.

Quand on aura pris ces deux déterminations, on peut attendre en patience et on verra peu à peu les désordres se réparer, se limiter à une zone qui deviendra un jour relativement facile à absorber.

2° La même attitude est à prendre lorsqu'il y a, comme il arrive presque toujours, une fistule urétro-rectale.

Dans la grande majorité des cas, ces fistules urétro-rectales vont se fermer toutes seules et sans qu'on soit obligé de faire quelque chose, que la fistule siège dans la région prostatique ou qu'elle siège dans la région de l'urètre membraneux.

Voici par exemple un soldat de 24 ans, qui est blessé le 22 juillet 1916 par un éclat d'obus ; le projectile est entré par la racine de la verge un peu à gauche, s'est porté en arrière, en bas et à droite, et s'est arrêté au milieu de la fesse droite, sous la peau, d'où il a été extrait le lendemain à l'hôpital temporaire de Revigny. Dans son parcours, le projectile a blessé l'urètre postérieur et le rectum.

Après sa blessure le blessé a uriné quelques gouttes d'urine sanguinolente. Un peu plus tard, les urines sortaient par l'anus et la plaie de la fesse pendant les mictions.

A son entrée à la Clinique de Necker, trois jours plus tard, le 25 juillet 1916, ce blessé présente : 1° une plaie de la racine de la verge avec un petit hématome scrotal et suspubien ; 2° une plaie de la fesse droite.

Le blessé urine par l'anus ; quelques gouttes d'urine suintent en outre par la plaie fessière. Au toucher rectal, on sent un trou étoilé au milieu de la région prostatique.

Le 26 juillet, je pratique une cystostomie suspubienne de dérivation.

Jusqu'au 16 août 1916, le blessé perd ses urines en partie par la plaie fessière.

Le 14 août, la plaie de la racine de la verge et la fistule fessière sont fermées. Nous arrivons à passer une sonde n° 15 dans le canal en la guidant sur un doigt rectal et nous la laissons à demeure.

La fistule urétro-rectale au bout de quelques jours paraît fermée. Le 7 septembre nous commençons à dilater progressivement l'urètre. Les bougies passent facilement.

La fistule hypogastrique se ferme spontanément.

Le blessé quitte l'hôpital le 10 octobre 1916 : on lui passe facilement le béniqué 55 sur conducteur.

Le résultat est donc très favorable.

Dans ce cas, cependant, la fistule n'était pas très étendue, mais il y avait pourtant une communication très large et reconnaissable au doigt entre l'urètre prostatique et le rectum ; la perforation s'est guérie spontanément.

Voici un autre cas dans lequel la fistule urétro-rectale s'est fermée spontanément, mais le rétrécissement de l'urètre membraneux nécessita une opération.

Il s'agit d'un soldat de 34 ans. Blessé le 25 septembre

1915 par balle, le projectile entré à droite de l'anus a été extrait au périnée. Dans son parcours il a traversé le rectum et l'urètre postérieur. Hématome périnéoscrotal, Le *blessé urine par ses plaies et par l'anus.*

Après une tentative de cathétérisme urétral le 27 septembre, on lui a fait une cystostomie suspubienne de dérivation.

A son entrée à la Clinique de Necker, trois mois après la blessure, le 28 décembre 1915, ce blessé présente : 1° une cystostomie suspubienne ; 2° une petite plaie à côté de l'anus.

La fistule urétrorectale s'est fermée spontanément, mais à l'exploration de l'urètre nous constatons un rétrécissement infranchissable de l'urètre postérieur. Le blessé présente en même temps un rétrécissement de l'anus et de l'incontinence des matières.

Le 19 janvier 1916, je pratique l'urétrotomie externe. Sous chloroforme, découverte de l'urètre postérieur par périnéotomie transversale. Je trouve le bout antérieur de l'urètre à l'aide d'un conducteur passé par le méat et sur lequel je fais l'incision du canal ; le bout postérieur est découvert par cathétérisme rétrograde à travers la cystostomie à l'aide du cathéter courbe de Farabeuf. Je sectionne le rétrécissement fait de tissus cicatriciels sans grande épaisseur. Les béniqués passent d'avant en arrière très facilement.

Une grosse sonde est laissée à demeure.

Le 1er février : ablation de la sonde et dilatation progressive de l'urètre.

Le 7 mars, fermeture de la cystostomie par décollement et suture de la vessie et des parois abdominales.

Maintenant le blessé se dilate seul ; l'urètre a un bon calibre et reçoit facilement le béniqué 55. Malheureusement, l'incontinence des matières persiste ainsi que le rétrécissement de l'anus.

Ici donc la fistule de l'urètre membraneux s'était fermée spontanément, avant qu'on ait eu le temps de faire le traitement spécial du rétrécissement cicatriciel.

Or, cette guérison spontanée des fistules urétro-rectales n'est pas une exception : sur dix cas que j'ai vus et sur lesquels mon élève, M. Velidjanidi, a publié récemment un travail (1), j'ai observé cinq guérisons spontanées sans opération, trois guérisons avec opération et deux persistances malgré opération.

3° Si les fistules se réparent d'elles-mêmes, il n'en est pas de même du canal et de son rétrécissement ; ici il est presque toujours nécessaire de faire au bout d'un certain temps la réparation du canal, et voici comment j'entrevois l'attitude à prendre pendant la période de plusieurs mois où le blessé est en train de cicatriser peu à peu ses lésions, ou de les réparer sous la cystostomie.

Tout d'abord il est bon de voir s'il est possible un jour d'introduire une sonde jusque dans la vessie et si on y parvient on devra la laisser à demeure et essayer de reconstituer plus tard par la dilatation la perméabilité du canal. Ainsi on évitera l'opération, mais je dois dire que cette éventualité, pour les blessures de guerre, est assez rare ; l'urètre, en général, se montre imperméable à toutes les tentatives faites pendant cette longue période de stagnation, et le mieux alors est de renoncer absolument à toute tentative sur l'urètre jusqu'au jour où on sera décidé à faire l'opération définitive, dont je vais maintenant régler les grandes lignes.

Pour ces rétrécissements graves de l'urètre postérieur, l'attitude à prendre, en effet, n'est pas la même que pour l'urètre antérieur.

Pour l'urètre antérieur, après avoir fait une urétrostomie temporaire, on fait une autoplastie par tunnellisation. Ici ces autoplasties sont impossibles et pour plusieurs raisons. D'abord les urétrostomies sont irréalisables : l'urètre reste en communication avec le rectum ; en outre il est impossible de réaliser cette tunnellisation qui est la condition indispensable de l'autoplastie. Aussi bien la thérapeutique de ces rétrécissements postérieurs est-elle tout à fait différente de celle qui convient aux antérieurs.

(1) Velidjanidi. Des fistules urétro-rectales par blessures de guerre. *Archives Urologiques de la Clinique de Necker*, t. II, fascicule 2.

Pour l'urètre postérieur, voici comment j'ai l'habitude de procéder :

Sur le malade endormi, je fais une périnéotomie transversale. Je sépare le rectum de l'urètre, en coupant même la fistule urétro-rectale si elle existe encore. Une fois le rectum et l'urètre séparés, je fais alors, s'il y a lieu, la suture de la partie rectale de la fistule ; la partie urétrale est sans intérêt et sera modifiée seulement par la thérapeutique apportée au rétrécissement lui-même.

Dans ces cas, en effet, on ne trouve pas, en général le bout postérieur ; je ne le découvre qu'avec le cathéter rétrograde de Farabeuf : celui-ci est introduit par la vessie ; je le sens du doigt dans la plaie périnéale, et je sectionne tous les tissus qui le séparent de mon doigt : je vois sortir son extrémité : le bout postérieur est ainsi découvert. Alors je viens au bout antérieur ; j'enfonce, du méat vers le périnée, une sonde. Par une incision faite à l'urètre je la fais parvenir également à la plaie périnéale où les deux instruments viennent au contact : le cathéter en arrière et la sonde en avant ; l'opération est en quelque sorte terminée. La sonde est poussée jusque dans la vessie sortant même à l'hypogastre, au travers de la cystostomie pour être ultérieurement plus facilement abordée et maniée : c'est autour de cette sonde et au dépens des parties molles que l'urètre se reconstituera.

La plaie est tamponnée sans suture ; il y a intérêt, en effet, à maintenir l'indépendance de l'urètre et du rectum le plus longtemps possible.

Et comme dans la première observation que j'ai rapportée, vous verrez peu à peu les désordres se réparer, la fistule urétrale se fermer ; il persiste une fistule recto-périnéale, puis celle-ci se fermera à son tour. La fistule urétro-rectale, même si elle venait à se reconstituer après l'opération, se fermera peu à peu et la dilatation ultérieure, qui sera nécessaire toujours, avec ou sans conducteur, sera à la fois le moyen de maintenir pour le canal un calibre suffisant et d'assurer la fermeture de la petite fistule urétro-rectale.

Pour cette dilatation je cherche toujours à associer le

blessé lui-même à son exécution ; ce point est très important. Comme l'avenir dépendra de la façon dont sera réalisée cette dilatation, je demande donc de très bonne heure au blessé lui-même de connaître son canal, de repérer l'obstacle, de savoir le franchir et d'acquérir en somme et très rapidement une supériorité réelle par rapport à quiconque aborderait son urètre pour la première fois.

Dès lors s'il vient à changer de chirurgien, ce qui peut arriver, il ne sera pas obligé de s'exposer à une dilatation faite par une main étrangère et nécessairement moins compétente. Et lorsqu'il sera lui-même rendu à la vie civile, comme il ne pourra jamais se passer de cette dilatation, il aura ainsi dans ses mains la possibilité d'éviter les récidives et toutes les conséquences fâcheuses qui pouraient résulter d'une nouvelle imperméabilité de son canal.

Grâce à cette technique, j'ai obtenu d'excellents résultats : sur trente blessés de l'urètre postérieur que j'ai observés, il y en a quinze qui ont guéri spontanément, sans autre opération que la cystostomie et sans opération périnéale, quinze autres ont été opérées par l'opération périnéale, et, dans tous les cas, j'ai eu le résultat excellent que je viens de dire.

Seuls, deux soldats qui avaient une déchirure totale de l'urètre membraneux et du col vésical n'ont pu être guéris par les opérations multiples que je leur ai faites et sont restés des infirmes ; mais tous les autres sont guéris et avec des canaux qui sont certainement supérieurs à certains de ceux que m'ont donnés les rétrécissements de l'urètre antérieur.

J'avais donc raison de dire que les résultats du traitement des plaies de l'urètre postérieur sont relativement très consolants.

Il est indispensable, malgré cela, de maintenir à ces blessés une haute indemnité parce que l'avenir chez eux reste incertain ; il suffira d'une dilatation infructueuse, ou de l'abandon de cette dilatation pour revenir à un état sensiblement égal à celui qui précédait l'opération, et les exposer à toute une nouvelle série d'opérations périnéales, longues et difficiles.

Voilà pourquoi, dans le guide-barême établi par la Commission consultative de l'armée, les taux d'invalidité résultant de ces rétrécissements traumatiques confinent à 70, 80 et 90 %, malgré les résultats immédiats, quelquefois excellents, qu'ils sont susceptibles de donner.

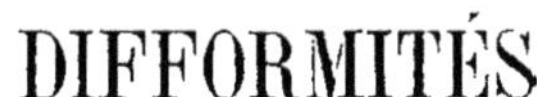

DIFFORMITÉS

V

LE PROLAPSUS ET LA DILATATION KYSTIQUE DE L'EXTRÉMITÉ INFÉRIEURE DE L'URETÈRE

Messieurs,

Parmi les difformités qui peuvent s'observer au niveau de l'abouchement de l'uretère dans la vessie, deux présentent un intérêt particulier ; ce sont le prolapsus de l'uretère et la dilatation kystique.

C'est à tort que ces deux difformités ont été confondues par quelques auteurs : en réalité elles sont tout à fait différentes.

Nous venons justement d'en observer quelques exemples et j'ai pensé rapprocher dans la clinique de ce jour ces observations de lésions voisines pour montrer à la fois les analogies et les différences qu'elles présentent, pour chercher leurs causes et indiquer enfin la thérapeutique qu'il convient d'adopter pour chacune d'elles.

I

Le prolapsus de l'uretère dans la vessie consiste essentiellement dans la propulsion à l'intérieur de la cavité vésicale de la terminaison de l'uretère, c'est-à-dire de la muqueuse et de la paroi urétérales.

C'est une lésion assez rare ; Albarran, Kapsammer et

Rochet en ont publié quelques exemples et nous-mêmes avons pu suivre il y a quelque temps l'observation très nette et très précise que voici :

Le 30 septembre 1917, entrait dans notre salle Laugier un soldat âgé de 37 ans et qui souffrait depuis longtemps de crises douloureuses dans la région lombaire gauche. Dans son passé on ne trouve rien de particulier si ce n'est des antécédents hépatiques du côté de sa mère. Dans ses antécédents personnels, il semble qu'il ait eu, dès l'âge de 10 ans, des coliques néphrétiques du côté gauche. Il serait donc possible que le calcul que nous avons depuis trouvé à l'opération, ait existé déjà dans l'enfance.

Ce sujet avait treize à quatorze ans quand les crises douloureuses de la région lombaire gauche prirent un caractère d'intensité de nature à fixer son attention et à frapper sa mémoire.

La crise s'annonçait par des tiraillements dans le flanc, et cette sensation précédait de trois ou quatre jours la vraie douleur.

L'accès s'accompagnait de vomissements, de refroidissement des extrémités, d'une violente douleur lombaire et d'irradiation dans l'aine correspondante et jusqu'à la racine de la verge.

Les urines étaient rares, réduites à quelques gouttes émises avec douleur ; à la fin de la crise elles devenaient légèrement purulentes.

En même temps il y avait du ténesme vésical et rectal.

Les crises se répétaient plusieurs fois par an avec les mêmes caractères ; et peu à peu s'installa dans la région lombaire gauche une douleur continue, exaspérée par les secousses, le mouvement et la fatigue.

Dans ces derniers temps, les crises sont devenues relativement moins fréquentes et elles ont revêtu un caractère moin aigu.

Cependant, il y a deux mois, le malade, pour la première fois, urina du sang pendant toute une journée à la suite d'une marche forcée. Mais à part cette hématurie, les urines furent toujours claires et ne présentèrent jamais de dépôt appréciable.

Dans l'intervalle des crises, le malade n'a pas de douleurs à la miction ; il urine normalement pendant la journée, une ou deux fois la nuit, et n'a jamais remarqué d'élévation de température.

Actuellement, le malade souffre dans la région lombaire gauche, sans qu'il y ait de crise à proprement parler ; c'est une sensation de poids qui se prolonge un peu dans la région inguinale et qui constitue une gêne à peu près persistante. Et cependant à l'examen local, il n'y a pas de tuméfaction, le rein gauche n'est pas douloureux au palper. Mais au niveau de la fosse iliaque gauche, la pression détermine une réelle douleur.

Pour définir la cause des crises de rétention rénale que présentait ce malade, nous avons fait d'abord l'examen cystoscopique et celui-ci a donné le résultat intéressant que voici (fig. 1, pl. I). On ne voit pas de calcul, mais au niveau de l'orifice urétéral gauche il y a une saillie extrêmement accentuée de tout le pourtour de l'orifice urétéral qui est comme projeté dans la vessie, tout en conservant en apparence son calibre normal. A ce niveau on voit une petite vésicule mince comme une bulle d'œdème, qui, finement pédiculée, semble s'échapper des lèvres de l'orifice urétéral.

L'éjaculation urétérale ne se fait pas comme à l'état normal : il n'y a aucune projection, on voit seulement le liquide s'écouler dans la vessie et se répandre en gouttes sur le dôme de la saillie ainsi constituée.

L'orifice urétéral droit est absolument normal et contraste avec l'importante déformation observée à gauche.

La palpation rectale ne démontre rien ni au niveau de la prostate, ni au niveau de l'urètre.

C'est l'examen radiographique qui devait nous donner les résultats les plus intéressants : les reins ne démontrent aucune tache, mais dans la cavité pelvienne à gauche on voit un calcul gros comme une petite noix et très régulièrement arrondi (fig. 8).

Comme par ailleurs, l'examen de la vessie nous avait montré qu'il n'y avait pas de calcul dans sa cavité, il était donc évident que le calcul siégeait dans l'uretère.

Dès lors, nous pouvions interpréter la lésion comme un prolapsus de son extrémité inférieure, comme une projection des parois urétérales dans l'intérieur de la vessie sous l'impulsion du calcul adjacent.

Dans ces conditions, l'opération était nécessaire et j'avais deux voies à choisir : la voie vésicale avec la taille

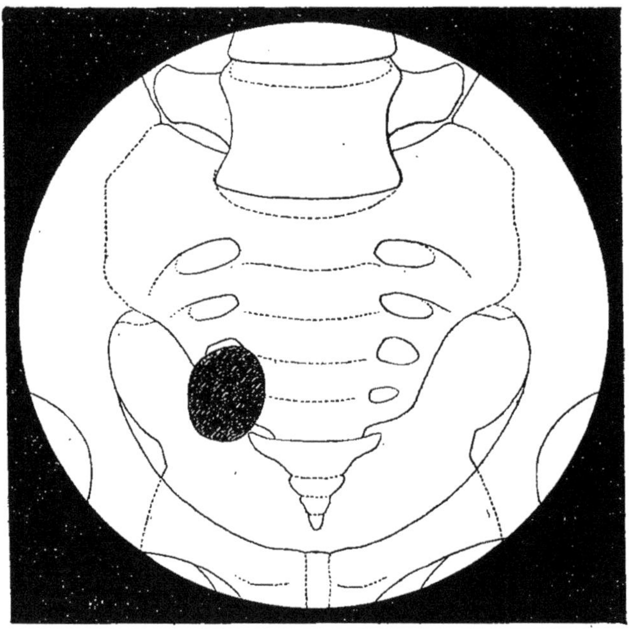

Fig. 8. — Schéma radiographique du calcul urétéral localisé dans la portion intra-pariétale de l'uretère.

hypogastrique, ou la voie inguinale avec l'opération para-vésicale.

Je pouvais opérer par la *voie vésicale*, ouvrir la vessie, inciser la tuméfaction urétérale et saisir le calcul.

Mais l'opération ainsi présentée n'est pas toujours aussi simple à exécuter, et je conserve le souvenir désagréable d'un cas de ce genre où je n'ai jamais pu arriver à travers la vessie à saisir le calcul au niveau du méat urétéral ; il cédait à la pression, il remontait dans l'uretère, et finalement il m'échappa. Je dus l'abandonner et terminer l'opération sans réaliser l'extraction qui avait été le but et la raison de l'intervention.

C'est là un écueil toujours possible quand on n'a pas pris la voie qui convient exactement à l'extraction d'un corps étranger mobile.

Aussi bien pour le calcul que nous avons aujourd'hui sous les yeux, j'ai voulu plutôt le considérer comme un calcul de l'uretère et l'aborder dans la portion pelvienne et là le rechercher soit au contact même de la vessie, soit le faire remonter jusqu'au détroit supérieur pour inciser seulement l'uretère à ce niveau.

L'opération fut pratiquée sous chloroforme le 9 décembre 1917 et de la façon suivante :

Je pratiquai une incision iliaque gauche ; le péritoine est récliné, l'uretère recherché et découvert au niveau du détroit supérieur. Le conduit est très dilaté : je le suis de haut en bas pour arriver jusqu'à la saillie du calcul et je sens dans la profondeur la grosse induration arrondie qu'il constitue : le corps étranger siège dans l'intérieur même des parois vésicales.

J'essaye de le saisir à travers les parois urétérales et de le faire remonter plus haut. Après quelques tentatives je parviens, en effet, à le refouler vers la région supérieure, Alors le maintenant entre mes doigts à la partie moyenne de l'uretère pelvien, j'incise le conduit, j'extrais le corps étranger et abandonne l'uretère très dilaté sans lui faire de suture.

Le calcul est de forme arrondie, de couleur noire, et son diamètre représente à peu près 7 millimètres (fig. 1, pl. I).

La paroi abdominale est suturée avec autant de points de catgut qu'il est nécessaire ; je place ensuite sur la peau les crins de Florence ; l'opération avait duré vingt minutes.

A la suite, le malade eut un écoulement d'urine par la plaie inguinale, mais la fistule se ferma spontanément au bout de dix jours. Le drain fut enlevé au bout de douze jours et le malade quitta Necker complètement guéri.

Telle est l'observation ; ici il s'agit bien, vous le voyez, d'un prolapsus complet de la muqueuse urétérale, mais ce prolapsus était provoqué par un calcul situé dans la portion intra-pariétale de l'uretère, et on pouvait se demander ce qu'il adviendrait d'un orifice ainsi modifié, quelque temps après la disparition du calcul.

Il était très intéressant à ce point de vue de pouvoir faire à distance un nouvel examen cystoscopique. J'ai donc fait revenir le malade et j'ai procédé à un nouvel examen, six mois après l'opération.

Or, à ce moment, voici ce qu'on voyait : l'orifice urétéral gauche est absolument normal. la saillie a disparu complètement, le petit kyste aussi, et le calibre urétéral reçoit facilement une sonde 14 et quand il n'y a pas de sonde l'éjaculation se produit très normalement. C'est donc une guérison complète, absolue (fig. 2, pl. I).

Y avait-il eu prolapsus de l'uretère, ou seulement prolapsus de la muqueuse urétérale ? Ceci ne put être ni défini, ni précisé.

Kapsamer a essayé de délimiter ce prolapsus muqueux ; il l'a identifié à celui que l'on voit se produire au niveau du rectum dans la défécation, mais il est très difficile de faire cette distinction avec un cystoscope. On ne peut se rendre compte de l'épaisseur des parois prolabées, et tout en pensant bien qu'il s'agissait surtout d'un prolapsus muqueux, je ne puis cependant rien affirmer à ce point de vue.

Quoiqu'il en soit, nous pouvons souligner la netteté de ce prolapsus, c'est-à-dire de cette projection de l'uretère dans la vessie, sans altérations de ses parois et sans modification du calibre de l'orifice urétéral.

Et ces caractères sont tout à fait différents, vous allez le voir, de ceux de la dilatation kystique qu'il nous reste maintenant à étudier.

II

La dilatation kystique de l'extrémité inférieure de l'uretère consiste exclusivement en ceci : un rétrécissement du méat urétéral amène la formation d'un kyste translucide et transparent au niveau de la portion intra-vésicale de l'uretère.

On trouve de nombreuses observations de ce genre dans les périodiques français et étrangers ; cette difformité est, en effet, très fréquente.

L'observation très intéressante que voici va nous le montrer sous sa forme la plus accentuée : la dilatation faisait hernie à l'extérieur de la vessie.

En février 1921, une malade de 42 ans, entrait à l'hôpital Necker, dans la salle Laugier, lit n° 13.

Réglée vers 11 ans, ayant eu quatre enfants, elle se plaignait depuis un an des troubles suivants :

D'abord d'une pollakiurie impérieuse survenant toutes les heures ou toutes les demi-heures pendant le jour et quatre ou cinq fois pendant la nuit.

Les urines étaient troubles. Il n'y avait pas de sang, mais elle éprouvait des brûlures au cours et à la fin de la miction ; elle ressentait des douleurs dans la région lombaire des deux côtés ; les mictions étaient en même temps difficiles ; la malade était obligée de faire effort pour uriner.

Depuis quelques semaines elle n'accuse plus de douleurs dans la région lombaire ; la pollakiurie est un peu atténuée, mais la difficulté de la miction continue. Actuellement, depuis une quinzaine de jours, elle a senti une tumeur d'un certain volume à la vulve lorsqu'elle faisait effort pour uriner.

Cette tumeur était assez mobile pour qu'elle put la faire rentrer avec ses doigts, mais, depuis six jours, elle a augmenté de volume ; elle ne rentre plus, et la gêne à la miction, la sensation de brûlure est plus forte qu'avant. D'ailleurs, depuis le 2 février, cette malade ne sent plus le besoin d'uriner. Les urines s'échappent de façon continuelle autour de la tumeur. L'incontinence est continue.

A l'examen on voit, en effet, au niveau de la vulve et sortant par l'urètre, une tumeur du volume d'une grosse noix, pédiculée, qui pend au méat urétral ; elle est d'aspect violacé et ecchymotique, molle, et réductible sous une pression douce. Au palper on a l'impression d'un prolapsus de deux muqueuses glissant l'une sur l'autre entre les doigts. Le pédicule de cette tumeur rentre dans l'urètre et, avec une sonde cannelée, on peut faire le tour de ce prolapsus, sans qu'on le sente implanté sur l'une ou l'autre paroi urétrale. Il semble donc que le pédicule vient de l'intérieur de la cavité vésicale. La réduction de cette tumeur semble d'ailleurs se faire assez difficilement.

Cependant, deux jours après, la tumeur était rentrée spontanément dans la vessie et on n'en voyait plus trace.

J'ai fait alors un examen cystoscopique, et je pus voir du côté droit, dans la vessie, une tuméfaction blanchâtre, difficile à délimiter. C'était la tumeur rentrée dans la vessie, mais, du côté gauche, du côté de l'orifice urétéral, il y avait une tuméfaction translucide, correspondant au méat urétéral, d'ailleurs invisible, et il était facile de penser que nous étions en présence de ce côté d'une dilatation kystique de l'extrémité inférieure de l'uretère gauche. Dès lors, l'interprétation de la tumeur du côté droit devenait plus simple : la tuméfaction était d'origine similaire et il s'agissait d'une dilatation kystique de l'extrémité inférieure de l'uretère droit, avec hernie intermittente à la vulve.

Dans ces conditions, l'opération était indiquée. Je la pratiquai le 6 février 1921.

Une fois la vessie ouverte, je reconnais la tumeur qui a été vue déjà à la cystoscopie, et voici sous quel aspect elle se présente :

Il y a du *côté droit*, et correspondant à l'uretère, une tuméfaction largement implantée et faisant une saillie considérable. Le sommet de cette tuméfaction, sans doute sphacélé, est devenu blanc et présente à son sommet une perforation dans laquelle le doigt peut entrer : il s'agit incontestablement de l'uretère droit.

Du *côté gauche*, on voit une tuméfaction saillante au sommet de laquelle apparaît l'orifice urétéral rétréci : des gouttes d'urine s'en échappent.

Le diagnostic est donc confirmé : il y a une double dilatation kystique.

Pour la réparation de cette difformité, je procédai de la façon suivante :

A droite, je fends la tuméfaction dans toute sa hauteur, de façon à constituer deux lèvres formant un adossement de la muqueuse vésicale et de la muqueuse urétérale ; elles sont réséquées au bout de leur saillie et les deux muqueuses sont suturées par autant de points de catgut qu'il est nécessaire, de façon à constituer un orifice muco-muqueux.

Le calibre de cet orifice est assez large pour que le doigt s'enfonce de quelques centimètres dans l'uretère.

A gauche, je fais sur le fond de la tuméfaction une incision partant de l'orifice urétéral, de façon à ouvrir la distension urétérale ; je vois une muqueuse lisse à l'intérieur contrastant, par sa teinte blanche, avec la rougeur de la muqueuse vésicale.

Les deux muqueuses sont suturées l'une à l'autre par autant de points de catgut fin qu'il est nécessaire, et les deux orifices se présentent ainsi élargis dans le fond de la vessie. Je fais en somme, comme de l'autre côté, un nouveau méat urétéral, je fais une méatostomie.

La suture de la vessie est faite avec drainage.

Les suites opératoires furent d'abord favorables malgré que la malade fut un peu fatiguée ; mais elle ne tarda pas à présenter de la fièvre. La quantité des urines diminua et peu à peu cette malade mourut tout doucement, vers le 19 février, avec des phénomènes d'insuffisance rénale et d'infection.

L'autopsie présenta un très gros intérêt ; en voici le résultat :

Dans les poumons, broncho-pneumonie récente et légère d'un lobe inférieur à droite. Dilatation modérée du cœur droit. Le foie est gros, congestionné, très gras. La rate est petite, congestionnée. Les reins sont petits à cavité dilatée, avec parois épaissies et pleins de pus. Le rein droit a même des parois sphacélées, presque pseudo-membraneuses.

La vessie a des parois minces, très friables, la paroi antérieure a presque disparu, et la symphyse limite en avant la cavité vésicale.

La paroi est couverte de masses saillantes d'aspect sphacélique.

Les orifices urétéraux sont larges, et les uretères paraissent énormément dilatés.

En somme : infection urinaire totale, intense, avec broncho-pneumonie terminale.

Cette issue de la tumeur à l'extérieur est tout à fait exceptionnelle.

D'ordinaire, la dilatation reste intravésicale comme dans l'observation suivante qui est très classique et fait partie du travail documenté que M. Maldonado (1) a publié l'année dernière sur ce sujet.

Le 16 novembre 1916 entrait à la Clinique Guyon, salle Velpeau n° 10, un malade âgé de 31 ans et qui venait consulter pour des hématuries. Depuis plus d'un an il souffrait, en effet, d'hématuries totales, spontanées se produisant aussi bien le jour que la nuit.

Ces hématuries étaient accompagnées, suivies ou précédées de crises douloureuses localisées dans la partie gauche du bas-ventre.

Dans l'intervalle de ces crises, le malade n'urinait pas souvent et ses urines restaient claires.

A l'exploration, l'uretère se montre libre, la vessie normale, le toucher rectal est négatif, le palper du rein ne donne rien et la radiographie ne montre aucune tache.

La cystoscopie fut faite le 16 novembre 1916. Voici les renseignements qui sont notés par le chef de la cystoscopie, M. Maldonado : bonne capacité vésicale, 120 cc. ; vessie pas sensible, muqueuse d'aspect normal ; quelques colonnes, orifice urétéral droit en fente et d'aspect normal. Dans la zone du méat gauche, on voit une grosse saillie translucide sur laquelle on devine l'orifice urétéral à un petit trait punctiforme ; cet orifice urétéral paraît très

(1) Maldonado. Dilatation kystique de l'extrémité inférieure de l'uretère. *Archives Urologiques de la Clinique de Necker*, t. III, fascicule 2, juin 1921, p. 169.

étroit. Au moment des éjaculations, le méat s'ouvre, s'élargit, mais l'éjaculation semble tarder et la poche se distend (fig. 1, pl. II).

Au maximum de distension, la paroi prend alors une teinte blanche et translucide. Cette saillie d'apparence kystique correspond exactement à la région de l'orifice urétéral ; il semble bien qu'elle consiste en une lésion anatomique de l'extrémité inférieure de l'uretère.

Une sonde n° 6 ne peut entrer dans l'orifice urétéral ; celui-ci cependant n'est certainement pas oblitéré, puisqu'on voit l'urine s'échapper en nappe.

Mais il est rétréci puisqu'on ne peut faire le cathétérisme du conduit.

Il fallait réparer cette difformité et, seule, une opération pouvait donner le résultat désiré ; je me décidai pour la voie endovésicale.

Je fis construire par M. Drapier l'urétérotome endoscopique que je vais vous présenter et je pus ainsi faire l'opération de la façon suivante :

J'introduisis dans la vessie le cystoscope à cathétérisme urétéral muni de l'urétérotome ; une fois qu'il fut dans la vessie je dirigeai la lame fermée sur l'orifice et j'arrivai très facilement à l'introduire dans l'orifice urétéral. Mais au lieu de s'avancer dans la direction probable du calibre urétéral, la pointe du méatotome perfora la paroi sur un autre point de la poche kystique et se montra à quelques millimètres de distance de nouveau dans la vessie, ainsi que le montre la figure 2, pl. II. Malgré cette déviation j'ouvris la lame de l'instrument et en le retirant je pus fendre l'orifice urétéral ainsi que le sommet de la poche sur toute la distance qui s'étend du point où j'étais rentré jusqu'à l'orifice anormal par lequel j'étais ressorti.

Une petite hémorrhagie se produisit ; nous fîmes un lavage de la vessie et le malade fut renvoyé chez lui.

Il perdit du sang pendant deux jours et nous revint le 14 décembre. A la cystoscopie nous ne voyons plus la distension de la poche kystique ; il n'y a plus qu'une zone d'œdème.

Le 24 décembre, on voit encore de l'œdème ; la dilatation est faite avec la sonde 11.

Le 29 décembre, il y a moins d'œdème ; la dilatation est faite avec la sonde 11 et 12.

Le 6 janvier 1916, la dilatation est faite avec la sonde 13 et 14.

Le 27 janvier, il n'y a plus d'œdème ; la sonde passe très bien, il n'y a pas de distension de l'orifice urétéral ; celui-ci revient sensiblement à la normale.

Le 3 mars, la dilatation se fait facilement avec une sonde 14.

Voilà le résultat immédiat ; voyons maintenant le résultat éloigné.

Le malade est revu le 17 février en très bon état. Il n'a jamais uriné de sang ; il a eu cependant une colique néphrétique et il a rendu par l'urètre un petit calcul ; c'est donc la preuve que son orifice urétéral est revenu à un calibre normal.

Nous faisons de nouveau la cystoscopie et constatons qu'il est maintenant impossible de trouver une différence entre les deux orifices. L'orifice gauche est normal comme le droit ; ses lèvres sont régulières, paraissent souples et sans altération.

Je puis introduire dans l'uretère une sonde n° 14 qui entre facilement ; il n'y a donc plus traces de rétrécissement et nous pouvons désormais considérer ce malade comme complètement guéri de la dilatation kystique que nous avions opérée par la voie endoscopique.

III

La dilatation kystique de l'extrémité inférieure de l'uretère peut n'être qu'une découverte de cystoscopie. Ses signes cliniques, en effet, sont assez variables et consistent surtout en des douleurs ou des hématuries, mais sans que ni les unes, ni les autres comportent des caractères pathognomoniques, et seuls les signes cystoscopiques sont de nature à permettre de faire le diagnostic.

Quels sont donc à la cystoscopie ces caractères fondamentaux de la dilatation kystique ?

Elle se présente sous la forme d'une *tuméfaction transparente*, sessile sur la zone urétérale, surmontée d'un rétrécissement de l'orifice, et déjà, je vois en cela des caractères très différents du prolapsus de notre première observation.

Le prolapsus reste constant dans sa forme, constant dans son volume ; les éjaculations urétérales ne le modifient pas ; il n'y a pas de transparence, l'orifice urétéral prolabé reste large, peut recevoir une sonde au moins jusqu'à l'obstacle sus-jacent. Dans la dilatation kystique au contraire, le volume s'accroît à chaque éjaculation urétérale et diminue dans l'intervalle. La poche devient translucide au maximum de sa distension, l'orifice est rétréci et il est difficile, quelquefois impossible, d'y enfoncer une sonde.

Dans la poche de la dilatation, il peut y avoir un calcul, mais quand il existe, il n'est pas la cause de la dilatation kystique.

Il n'est au contraire que la conséquence du rétrécissement, et c'est parce que le rétrécissement s'accentue que le calcul est arrêté dans sa migration et ne peut sortir.

La modification de l'orifice urétéral est certainement la lésion fondamentale de cette difformité, et cette modification de l'orifice consiste dans une étroitesse congénitale de l'orifice. L'étroitesse entraîne la dilatation et celle-ci entraînera à son tour la stagnation des calculs et plus tard l'infection.

Le traitement de cette difformité a été réalisé de différentes façons depuis que, en 1901, Grosglick excisa, pour la première fois, une poche de dilatation kystique par la taille sus-pubienne, et que, en 1906, Klose fit la première opération intra-vésicale.

Actuellement, il y a, comme l'observent Pasteau (1)

(1) PASTEAU. Pathogénie et traitement de la dilatation kystique intra-vésicale de l'extrémité inférieure de l'uretère, *XVIe session de l'Association française d'Urologie*, 1912-13, p. 631.

dans un travail qu'il a publié en 1913 et Paul Marmier dans sa thèse (1), trois manières d'opérer cette difformité :

1° Il y a d'abord la taille sus-pubienne qui permet *l'incision simple de la poche.* C'est l'opération que Bazy en 1910 et Papin en 1914 ont pratiquée.

C'est celle que j'ai faite à gauche dans ma première observation.

Une fois la vessie ouverte, on fait une incision sur la tuméfaction ; on coupe toute l'épaisseur de la paroi qui la compose, de manière à pouvoir rétablir après, la continuité des muqueuses urétérale et vésicale. Pour cela on les suture l'une à l'autre avec du fin catgut. On fait en somme une urétérostomie transvésicale.

2° Par la taille sus-pubienne, on peut encore faire *l'excision complète de la poche* et suturer après les muqueuses urétérale et vésicale. C'est une néo-méatostomie urétérale. Pasteau rapporte trois observations de ce genre avec résultat éloigné parfait.

C'est encore ce que j'ai fait à droite pour la tumeur herniée au dehors et qui fut excisée intégralement au dedans de la vessie.

3° Mais ces opérations à travers la vessie ouverte ne sont maintenant indiquées que dans des cas exceptionnels. Actuellement, on peut aussi et plus simplement utiliser *la voie urétrale.*

Par cette voie on peut, par exemple, faire la cautérisation simple de la poche. Pour cela, Klose se servit en 1906 du cystoscope de Brenner et Wulf en 1909, du cystoscope de Nitze, et Pasteau lui-même a fait avec le cautère de Nitze un large orifice au sommet de la poche ; il put introduire une sonde urétérale qu'il ne laissa pas à demeure. Le résultat ultérieur fut très favorable : trois mois après, l'orifice urétéral se montrait largement ouvert, et tous les accidents avaient disparu.

Pasteau concluait que la taille hypogastrique ne doit plus être employée pour ces difformités.

(1) PAUL MARMIER. De la dilatation kystique intra-vésicale de l'extrémité inférieure de l'uretère. Thèse de Paris, 1913.

Je pense aussi que la méthode de choix est représentée par *l'opération endo-vésicale ;* mais par cette voie il y a plusieurs manières de procéder.

La cautérisation avec l'appareil de Nitze me paraît défectueuse, malgré les bons résultats qu'elle a donnés. Et une opération qui ne peut guérir que par seconde intention ne donne pas toujours un résultat très favorable.

Il me paraît donc préférable de faire ici une opération correcte, précise, réglée, en un mot de réaliser une *urétérostomie.*

En 1912, au Congrès d'Urologie, Dos Santos avait présenté un appareil destiné à traiter les rétrécissements de l'uretère pelvien à travers la vessie à l'aide d'un cystoscope à cathétérisme urétéral. C'est une spirale métallique, traversée d'une tige et terminée par un petit couteau. La tige est fixée à un manche dont une vis peut faire sortir plus ou moins la lame tranchante terminale.

J'ignorais cet instrument lorsque j'ai fait faire par Drapier l'urétérotome qui m'a servi dans mon opération ; il est absolument analogue à celui de Dos Santos ; il consiste en une tige souple que l'on introduit dans le cystoscope à cathétérisme urétéral ; elle est terminée par un couteau qui peut sortir grâce à un mécanisme du manche.

Lorsque Dos Santos présenta son instrument, il n'avait pas, je crois, été encore utilisé ; il ne pouvait donc parler de ses résultats. Je suis heureux en ce qui me concerne d'apporter un des premiers résultats de l'application de cet appareil, puisque mon opération date déjà de quelque temps, et que nous sommes en présence d'un résultat éloigné.

Cette observation vient dont établir le bénéfice immédiat et éloigné de ces opérations par la voie endovésicale ; elle montre en outre que l'instrument de Dos Santos constitue un progrès sensible sur la méthode de cautérisation employée pour la voie endo-vésicale et que cet appareil et cette technique sont très dignes de retenir notre attention.

VI

DES FISTULES VÉSICO-OMBILICALES CONGÉNITALES

Messieurs,

On observe parfois à l'ombilic des fistules urinaires : elles sont acquises ou congénitales. Alors même qu'elles sont acquises, elles résultent en général, à de rares exceptions près, d'une persistance de l'ouraque ; mais, quelles qu'elles soient, ces fistules sont toujours assez rares.

Depuis la thèse très complète publiée par Jean Monod (1) en 1899 sur ce sujet, et qui contient et qui rapporte 56 observations, un très petit nombre de faits ont été rapportés.

En 1898, Kirmisson (2) publiait une observation, la seule qu'il ait observée à cette époque.

En 1901, Imbert présentait à la *Société de Chirurgie* une nouvelle observation sur laquelle Picqué (3) faisait un rapport.

L'année suivante, en 1902, Pauchet (4) donnait encore

(1) J. Monod. Thèse de Paris, 1869, n° 62.

(2) Kirmisson. Traité des maladies chirurgicales d'origine congénitale. Paris, Masson, 1899, page 219.

(3) Imbert. Des fistules ombilicales congénitales, extirpation, guérison. Rapport par Lucien Picqué. *Bul. et Mém. de la Soc. de Chirurgie de Paris*, t. XXVII, 1901, p. 1056.

(4) Pauchet. Fistules ombilico-vésicales, résection sous-péritonéale de l'ouraque et d'une poche urineuse vésico-ombilicale, guérison. *Bull. et Mém. de la Soc. de Chirurgie*. t. XXVIII, 1908, p. 785.

une observation à laquelle s'ajoute celle d'André et de Boeckel (1), publiée récemment dans un excellent travail.

Et avec cette énumération j'ai indiqué à peu près la totalité des faits vulgarisés dans ces dernières années, et la rareté de ces faits donne précisément à l'observation que je vais rapporter un intérêt tout particulier.

* * *

Pierre B..., âgé de 6 ans, m'est amené par sa mère en octobre 1918, pour une fistule urinaire, ombilicale. Depuis sa naissance l'enfant urine par l'ombilic ; il porte un appareil. L'infirmité a commencé dans les premiers jours qui ont suivi la naissance, et, depuis lors, sauf en deux circonstances, l'enfant n'a jamais uriné par les voies naturelles. Cependant ces voies sont perméables, puisque d'abord il y a eu deux mictions normales au moins et puisque, d'autre part, un médecin put faire un jour un sondage ; il put introduire une sonde jusque dans la vessie et ramener des urines.

L'enfant est assez chétif et de petite taille ; il est porteur d'une double luxation congénitale de la hanche ; il présente quelques déformations rachitiques très accentuées, notamment sur le sternum, qui est très concave en avant, et sur le thorax, dont la base inférieure est très élargie. La paroi abdominale est flasque, et on voit nettement se développer, lorsque l'enfant est couché, la saillie d'un globe vésical remontant jusqu'à l'ombilic ; et lorsqu'on exerce une pression à ce niveau, on voit de l'urine s'échapper par un orifice anormal. La cicatrice ombilicale n'existe pas : il y a tout simplement un orifice au milieu de la ligne blanche, un orifice muqueux et par lequel un stylet s'enfonce en arrière de la paroi abdominale jusque dans la vessie.

Le scrotum et la verge sont bien formés, le méat est au bout du gland.

(1) André et Boeckel. A propos d'un cas d'ouraque totalement perméable chez un sujet de 16 ans. *Journal d'Urologie*, t. II, 1912, p. 673.

Pour vérifier par moi-même la perméabilité de l'urètre, j'essaie de faire un cathétérisme, mais l'enfant très sensible se défend et il est impossible d'y parvenir.

Je me décide donc à pratiquer l'opération nécessaire et à essayer seulement sur l'enfant endormi d'introduire une sonde.

L'opération a lieu le 24 octobre 1918, sous l'anesthésie générale à l'éther ; elle comprend les temps suivants :

1er *temps : incision de la paroi.* — L'incision commence en bas à quatre travers de doigts au-dessus du pubis ; elle remonte jusqu'au dessus de la fistule ombilicale. La peau est incisée ainsi que la couche musculaire. La ligne blanche est mal formée, peu épaisse et on tombe immédiatement sur le tissu prévésical.

2e *temps : laparotomie.* — La fistule est circonscrite par une incision circulaire qui ouvre le péritoine à la hauteur de ce qui représente l'ombilic (fig. 9).

Le péritoine est ouvert par cette incision circulaire, et à droite et à gauche de la vessie, l'incision de la séreuse est continuée jusqu'au bas de la plaie abdominale.

On voit alors se dérouler nettement la vessie, allongée en cône, et qui remonte jusqu'au niveau de l'ombilic, où elle s'ouvre dans la fistule. La vessie a des dimensions trois fois plus grandes qu'il ne convient.

3e *temps : résection de la vessie.* — Après avoir établi une protection aussi exacte que possible du péritoine, je pratique la résection de toute la partie supérieure de la vessie en coupant au ciseau tout ce qui dépasse le plan du détroit supérieur (fig. 10).

Les parois de la vessie ont une épaisseur très considérable, plus, même que je ne l'aurais cru ; les vaisseaux sanguins sont pincés et liés, la muqueuse à l'intérieur est lisse, le col est normal et une sonde urétérale n° 14, introduite par l'urètre, arrive jusqu'à son niveau, où elle est laissée à demeure.

4e *temps : suture de la vessie.* — Je pratique alors la suture de la vessie à l'aide de points séparés de catgut ;

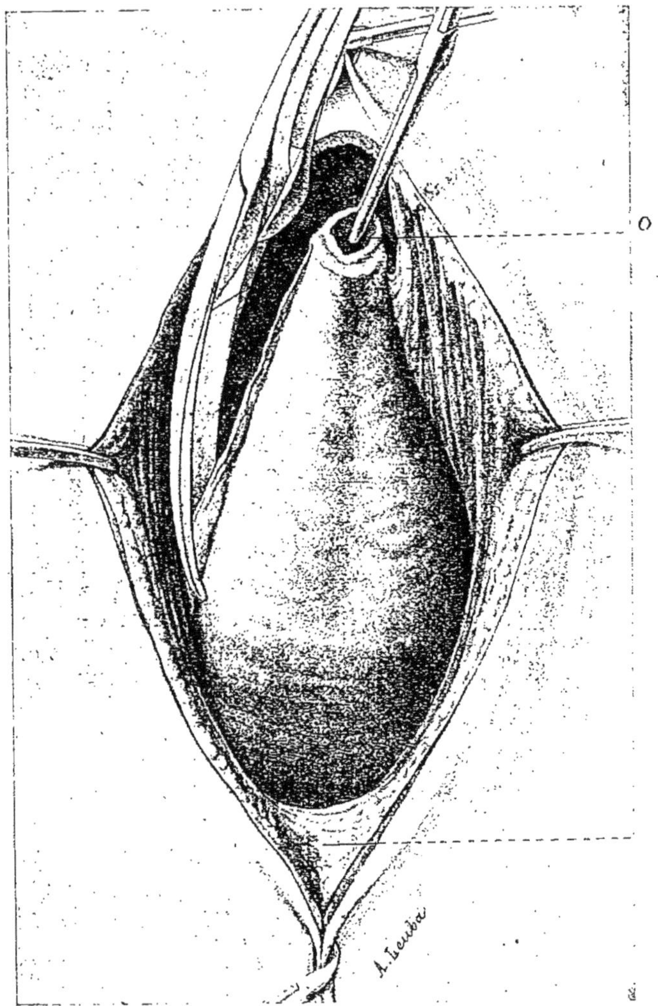

Fig. 9. — Laparotomie médiane. La vessie, adhérente par un orifice (*O*) à l'ombilic, est détachée et le péritoine est ouvert à ses côtés.

il est nécessaire d'en placer 7 ou 8 d'avant en arrière pour arriver à combler le grand orifice résultant de l'exérèse. Ce premier plan musculo-muqueux, au catgut, est doublé d'un deuxième qui fixe le péritoine postérieur au tissu cellulaire qui double la face antérieure de la vessie.

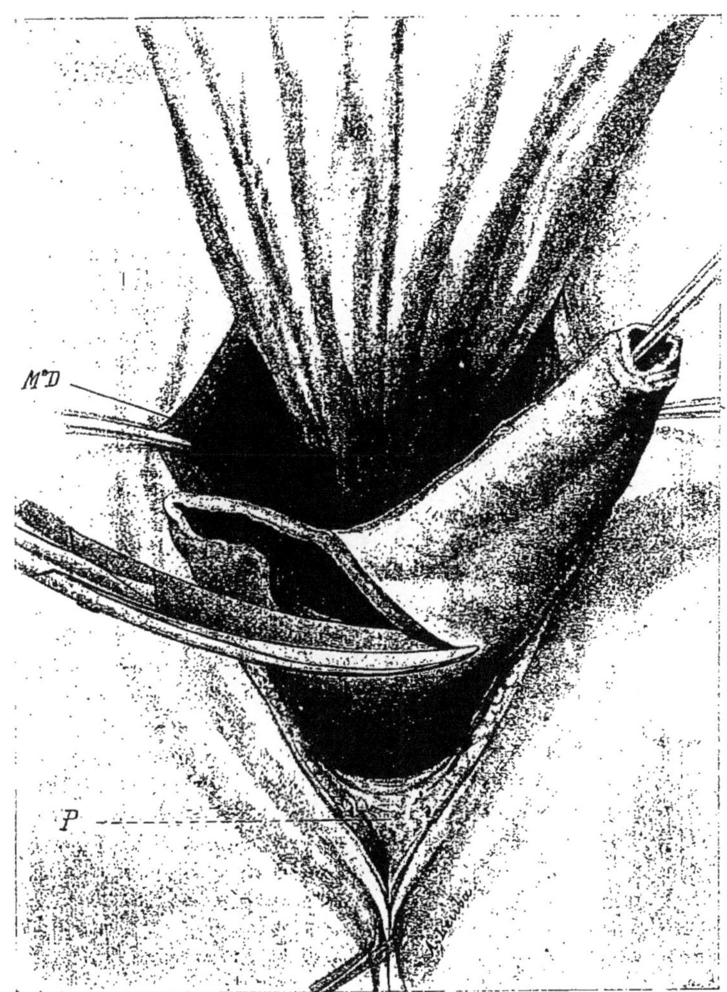

Fig. 10. — La vessie est réséquée. Toute la partie supérieure est excisée.

Ce deuxième plan est fait à l'aide de points séparés de soie fine.

5e *temps : fermeture du péritoine et suture de la paroi.* — Le péritoine est fermé de haut en bas ; à la partie inférieure, je le ferme en adossant à la face postérieure séreuse de la vessie le péritoine pariétal (fig. 11).

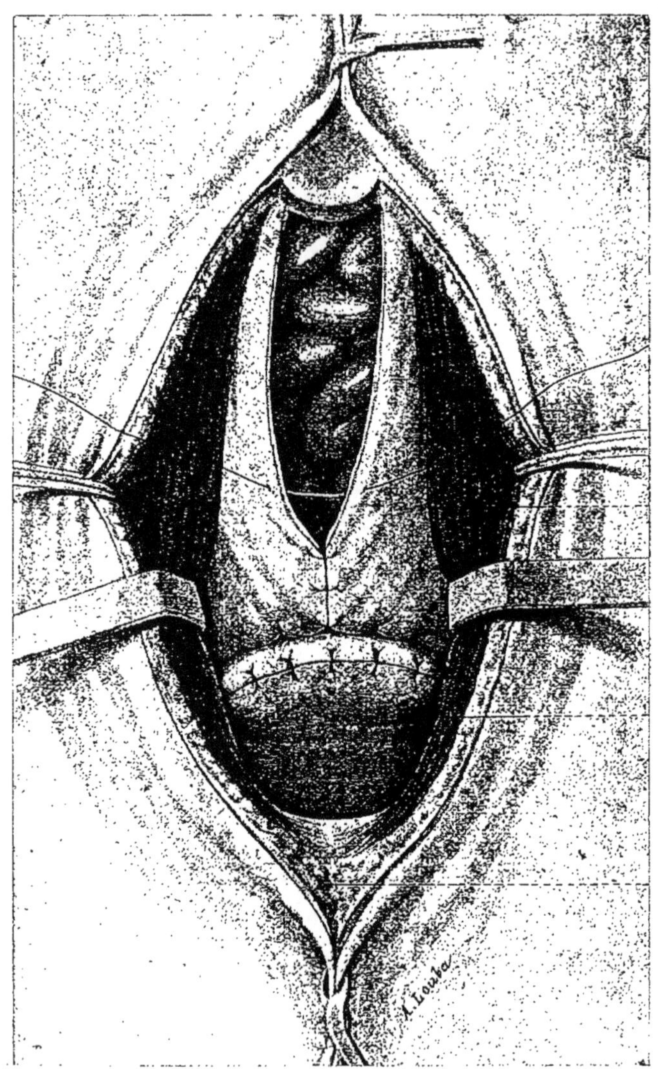

Fig. 11. — La vessie réséquée est suturée complètement. Le péritoine est fermé sur sa paroi supérieure et dorsale.

Puis, la paroi abdominale est fermée par autant de

points qu'il est nécessaire : plan profond au catgut, plan superficiel et profond au crin de Florence.

Un drain est laissé dans la partie inférieure de la plaie, pénétrant dans la région prévésicale. La sonde est laissée à demeure.

La première journée se passa dans de bonnes conditions, avec une température normale ; les urines furent troubles toute la journée, chargées de sang, mais en quantité suffisante.

Le 26 au matin, la sonde était bouchée, il fallut l'enlever, et l'enfant urina spontanément dans le jour. La température était de 36°, ceci me paraissait un peu inquiétant.

Le 27 au matin, je trouvai la vessie distendue ; elle se montrait sous la forme d'un gros globe à la partie inférieure du ventre. Malgré cela l'abdomen était souple, pas sensible ; il n'y avait pas trace de réaction péritonéale. Mais l'enfant était très agité, avait très mal dormi, se plaignait d'avoir des envies incessantes d'uriner.

Je le sondai avec une sonde n° 9, mais les urines s'écoulaient très mal et je dus faire l'exploration avec la seringue pour vider la vessie et faire disparaître le globe de distension vésicale.

Je ne crus pas devoir laisser de sonde à demeure.

Le 28, l'enfant a passé une mauvaise nuit, dans un état de grande agitation, il a la langue très sèche, de la torpeur. La température est montée à 38, les urines sont très troubles.

On fait un sondage et un lavage de la vessie ; il n'y a pas de vomissements, le ventre n'est pas ballonné.

Mais le soir l'enfant est pris de convulsions éclamptiques et meurt en quelques instants. Je n'avais pas fait la recherche de l'azotémie.

Telle est mon observation, et je voudrais à ce propos développer sur ces fistules congénitales urinaires de l'ombilic quelques considérations *anatomiques*, *cliniques* et *thérapeutiques*.

I

Au point de vue *anatomique*, les fistules ombilico-vésicales sont toujours dues, ou à peu près, à la persistance de l'ouraque.

L'ouraque, vous le savez, est le vestige de la communication existant dans les premiers temps de la vie embryonnaire entre ce qui deviendra la vessie et l'allantoïde. Par le rétrécissement des parois abdominales autour du pédicule allantoïdien, l'allantoïde est faite de bonne heure d'une portion extra-embryonnaire et d'une portion intra-embryonnaire.

Chez l'homme, la portion extra-embryonnaire s'atrophie très rapidement ; la portion intra-embryonnaire donne naissance à la vessie et à l'ouraque dans le cours du deuxième mois de la vie intra-utérine ; cette portion reste au contact de la paroi abdominale antérieure, et devient fusiforme. Pendant que la partie moyenne s'élargit pour former la vessie, la partie supérieure, allant de la vessie à l'ombilic, donne l'ouraque. Celui-ci est canaliculé, mais à la fin du troisième mois de la vie intra-utérine, il commence à s'oblitérer, et vers le quatrième ou cinquième mois son oblitération est complète.

Elle doit être complète, mais elle ne l'est pas toujours, et il persiste tantôt une lumière totale et étendue d'une extrémité à l'autre de l'ouraque, tantôt il persiste un très large trajet, tantôt enfin il y a des diverticules, des cavités isolées dans l'intérieur de l'ouraque, et ces cavités sont susceptibles de former des kystes.

Ces notions embryologiques dominent et commandent la pathogénie des fistules urinaires de l'ombilic.

Parmi celles-ci il en est de *non congénitales :* elles se produisent tard dans la vie, causées par un obstacle anormal au cours de l'urine, comme l'hypertrophie prostatique ; mais elles ont tout de même leur raison d'être, dans la disposition congénitale, dont j'ai parlé tout à l'heure ; elles résultent d'une perméabilité de l'ouraque, qui est restée latente pendant des années.

La plupart sont *congénitales* et se produisent dans les premiers temps de la vie, comme dans l'observation que je viens de rapporter.

Ces fistules congénitales se classent au point de vue anatomique en deux variétés suivant que l'ouraque est reconnaissable et perméable ou suivant qu'il n'y a pas trace d'ouraque.

1° Il y a des observations — et c'est le plus grand nombre — dans lesquelles la fistule est constituée à travers une dilatation de l'ouraque ; ainsi dans l'observation d'Imbert, la fistule était constituée par une travée fibreuse qui avait l'aspect d'un gros fil et se laissait assez facilement détacher du péritoine jusqu'à 2 ou 3 centimètres de la vessie.

Dans le cas de Pauchet, la pièce enlevée était faite d'une masse ovoïde du volume d'une noix ; l'extrémité inférieure se continuait avec l'ouraque, long de 3 centimètres et dont le calibre admettait une sonde cannelée.

La pièce, fendue, présentait une cavité et ressemblait à une vessie petite et contractée ; les parois étaient épaisses et fibreuses ; la muqueuse présentait un grand nombre de plis profonds se dirigeant dans le sens axial.

Enfin, dans le cas d'André et Boeckel, l'ouraque dilaté se montrait à la radiographie, après injection au collargol, sous la forme d'un tuyau noir, allant du sommet de la vessie à l'ombilic.

Une sonde 13 introduite à travers l'orifice ombilical pouvait être facilement poussée jusqu'à la vessie.

Dans le cas d'Imbert, cependant, le calibre était moins grand, puisqu'un stylet très fin pouvait être poussé seulement jusqu'à deux centimètres de la cavité vésicale.

2° Mais il est aussi des fistules dans lesquelles il n'y *a pas trace d'ouraque :* celui-ci n'a jamais été constitué et c'est la vessie elle-même qui, avec des proportions géantes, s'abouche avec l'ombilic.

Ainsi, dans le cas de Monod, au moment où on voulut faire la résection de l'ouraque, on s'aperçut que celui-ci était très court, qu'il se perdait presqu'immédiatement dans une paroi charnue, qui ne pouvait être que la vessie allongée et attirée vers l'ombilic ; l'ouraque, ou ce qui le représentait, fut sectionné au ras de la vessie qui se trouvait elle-même ouverte sur une étendue de 2 ou 3 centimètres.

Cette disposition est encore bien plus nette dans l'observation que j'ai rapportée : il n'y avait pas trace d'ouraque immédiatement en arrière de l'ombilic ; c'est la vessie elle-même qui s'abouchait à la paroi abdominale et qui, adhérente à l'ombilic d'un côté, et de l'autre au péritoine, s'allongeait sous la forme d'un grand cône jusque dans la cavité pelvienne pour s'y continuer avec l'urètre. C'est un cas type de *mégavessie* ouverte à l'ombilic.

Malgré que ces deux variétés anatomiques résultent de la même disposition, c'est-à-dire de la persistance d'une anomalie, il est bon cependant, de connaître cette double variété, car la thérapeutique n'est pas du tout la même dans les deux cas : en cas de persistance de la vessie, l'opération tout aussi indiquée, est plus complexe et sera nécessairement plus grave dans ses suites.

II

Au point de vue *clinique*, deux cas sont à envisager suivant qu'il y a imperméabilité ou perméabilité des voies urinaires.

a) Il y a des cas dans lesquels la fistule, en effet, s'accompagne d'une imperméabilité des voies urinaires ; les deux malformations se complètent, pour ainsi dire, l'une entraînant l'autre. L'oblitération de l'urètre réalisée dès la vie intra-utérine, commande la perméabilité de l'ouraque et entraîne la fistule urinaire ombilicale.

Or, l'imperméabilité de l'urètre est causée par un phimosis, par une oblitération du méat ou par un rétrécissement congénital de l'urètre.

b) Mais la plupart du temps, les voies sont perméables

et on n'a à se préoccuper que de la fistule. Mais alors deux cas sont à envisager.

Il est des fistules immédiates qui se produisent dans les premiers jours, ou le premier jour de la naissance, lorsque la chute du cordon ombilical amène l'ouverture à l'extérieur de la cavité allantoïdienne ou vésicale.

La fistule débute ainsi chez l'enfant avec la vie et persiste jusqu'au jour où une opération y aura remédié, car il faut peu compter avec les guérisons spontanées.

Chez l'enfant, qui fait l'objet de notre observation, c'est dans ces conditions que les choses se sont montrées ; malgré la perméabilité de son urètre, la fistule a commencé les premiers jours de la vie, elle a continué jusqu'au moment de l'opération, et jamais, si ce n'est deux ou trois fois, l'enfant n'a pu uriner spontanément par la verge.

A côté de ces cas, il en est d'autres dans lesquels la fistule reste en puissance pendant les premières années de la vie et ne se produira que plus tard, sous une influence variable suivant les cas.

Ainsi dans l'observation d'André et Boeckel, l'enfant avait 16 ans. C'est à cet âge qu'ayant eu une cystite, il vit se produire, au cours de cette inflammation vésicale, l'écoulement des urines par l'ombilic. La cystite avait sans doute infecté un trajet latent.

Suivant les cas, la miction est conservée par les voies naturelles — et c'est l'exception — ou se fait exclusivement par la fistule — et c'est la règle dans tous les cas, où la fistule est de dimensions très larges.

Chez notre enfant, les urines s'écoulaient continuellement, mais comme l'orifice était à la partie supérieure d'une grande cavité, il fallait, ou une super-distension pour que l'écoulement se fît, ou un accès de toux, ou un effort, ou simplement un léger choc, déterminé sur la saillie que faisait au bas du ventre la vessie distendue.

Je note dans ce cas la permanence d'une très grande distension de la vessie ; je ne puis mieux comparer cette vessie qu'à celle des prostatiques en rétention incomplète avec distension ; la seule différence c'est qu'il n'y a pas ici d'hypertension ; mais je me demande cependant si, dans ces cas il n'y a pas en même temps de la dilatation congénitale des uretères.

Je n'avais pas fait chez mon petit malade la recherche de l'azotémie, et je le regrette ; il n'est pas douteux qu'il est mort d'urémie, et j'aurais constaté, je le pense, un assez haut degré d'azotémie de nature à expliquer la rapidité des accidents, après une opération aussi complexe et aussi prolongée pour un enfant de cette résistance.

Les sujets chez lesquels il y a une grande distension de la vessie sont dans des conditions différentes de ceux qui présentent seulement une petite fistulette au haut d'une vessie qui fonctionne de temps en temps sous l'énergie de la pression, et c'est peut-être la recherche de l'azotémie qui, dans ces cas-là, montrera la différence de pronostic à établir entre ces deux cas.

La *radiographie* peut également rendre de grands services pour montrer la différence des lésions anatomiques et établir s'il s'agit d'une très grande vessie ou s'il s'agit d'une dilatation du trajet ouraqual.

André et Boeckel ont fait cette exploration et en ont tiré des résultats précieux ; en effet, après injection de la vessie au collargol à 6 %, on voit sur leur cliché la vessie petite, ovalaire, surmontée d'un trajet ascendant très net qui n'est autre que l'ouraque.

Ce sera donc une recherche à faire dans tous les cas; et si je ne l'ai pas faite ici, c'est que l'enfant était très intolérant, n'acceptait pas le cathétérisme et se révoltait chaque fois que je le sondais, à tel point que je ne pus m'assurer de la perméabilité de ses voies que lorsque l'anesthésie fut complète.

Un point qni m'a frappé et que je souligne, c'est que malgré la largeur de la communication avec l'extérieur, malgré la stagnation permanente dans la vessic, il n'y avait pas trace d'infection des urines.

Mais l'enfant n'avait que 6 ans, et je me demande si avec une pareille stagnation et une aussi large communication avec l'extérieur, l'infection du milieu vésical ne se serait pas produite un jour.

Cette perspective serait, à défaut d'autres, une raison

de plus pour opérer ces fistules dès que l'âge de l'enfant lui donne une résistance suffisante.

III

L'opération est la seule mesure de nature à permettre la guérison de ces fistules ; l'irrégularité de leur trajet, les diverticules intérieurs, le revêtement épithélial qui les tapisse à l'intérieur, tout cela ne permet pas d'obtenir un résultat heureux d'intervention partielle, de cautérisation et d'injections modificatrices.

De même, les sutures de l'orifice ombilical de la fistule ne pourra jamais suffire, car même dans les cas où comme dans le mien, il y avait une adhérence de la vessie à l'ombilic, même si on arrivait à fermer la fistule, la vessie conservant ses autres dimensions et son adhérence au péritoine, serait dans l'impossibilité de s'évacuer d'une façon normale.

Il faut donc de toute façon arriver à faire la résection de l'ouraque et à établir par cette résection l'indépendance de l'ombilic et de la vessie.

C'est à cette opération qu'ont eu recours tous les chirurgiens qui ont eu à opérer des cas de ce genre.

L'opération est conduite de façon différente, suivant les lésions anatomiques et suivant les chirurgiens. C'est ainsi que Pauchet recommande de faire la résection sous-séreuse, parce que le mauvais état de la peau ombilicale rend la désinfection difficile, et si la ligature de l'ouraque venait à céder au ras de la vessie, il ne serait pas indifférent que le péritoine fût laissé intact.

Mais cela n'est possible qu'avec un ouraque relativement peu développé et peu adhérent ; ce n'est pas le cas dans la grande majorité des observations.

Ainsi, dans le fait d'André, l'ouraque était adhérent au péritoine, à tel point que la séparation était impossible, l'épiploon lui-même était adhérent à l'ouraque et l'ouverture du péritoine était inévitable.

Dans mon observation les choses se sont présentées de la même façon, et je ne vois pas comment on aurait pu dans ce cas et comment on pourrait dans d'autres semblables éviter l'ouverture du péritoine ; aussi je crois que le mieux est d'y avoir recours délibérément.

La technique que j'ai suivie dans l'observation est donc celle qui me paraît la plus juste : elle comprend les temps suivants : 1° laparotomie sous-ombilicale ; 2° excision de l'ombilic et ouverture du péritoine ; 3° excision intrapéritonéale de l'ouraque et de la vessie ; 4° fermeture de la vessie au niveau de sa résection ou au niveau de l'insertion de l'ouraque ; 5° fermeture du péritoine et suture de la paroi abdominale.

La résection de l'ouraque, quand il existe, doit être très complète, comme Monod l'a pratiquée dans son observation. Une fois l'ouraque excisé, il s'est comporté ensuite vis-à-vis de la perte de substance de la vessie comme pour une plaie de cet organe.

La fermeture du péritoine sur la face dorsale de la vessie est aussi une mesure nécessaire et délicate : elle fut réalisée dans mon opération d'une façon très complète par les sutures dont j'ai donné plus haut la description. La vessie fut fermée d'abord, puis le péritoine pariétal fut suturé à sa face dorsale (fig. 11, p. 82). De cette façon si la désunion s'était produite au niveau des sutures de la vessie, la contamination du péritoine ne se serait pas réalisée, et d'ailleurs je dois faire remarquer que les sutures ont admirablement tenu trois ou quatre jours. L'oblitération de la sonde a amené la distension de la vessie, et malgré cela je n'ai jamais vu d'écoulement au niveau du drain hypogastrique.

Pour une vessie de si grandes dimensions, on pourra se demander — et j'ai déjà posé la question plus haut — s'il y avait utilité à faire ici une résection aussi étendue.

Je reviens sur ce point, car il a une certaine importance. D'un côté je suis convaincu qu'une résection de l'ombilic m'aurait permis de faire une suture très complète de la vessie de ce côté et de fermer la fistule, mais par ailleurs je suis convaincu que si la vessie avait été laissée avec de pareilles dimensions, elle eût été, malgré l'épaisseur de sa paroi musculaire, dans l'impossibilité de s'évacuer; car elle adhérait au péritoine, depuis l'ombilic jusqu'à la région hypogastrique ; j'ai donc cru nécessaire de faire la résection de toute cette partie supérieure, de ce qui correspondait à l'ouraque et de ne laisser dans la cavité pelvienne qu'une vessie de proportions normales, sans adhérences périphériques, susceptibles de gêner ses contractions et son évacuation.

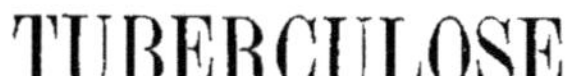

TUBERCULOSE

VII

DIAGNOSTIC DE LA TUBERCULOSE RÉNALE

Messieurs,

Qu'il y ait intérêt à faire de bonne heure le diagnostic de la tuberculose rénale, personne ne peut le contester, puisqu'elle est, en général, unilatérale, puisque son évolution est progressive et qu'elle s'étend rapidement à la vessie. Or, pour ce diagnostic de la phase initiale, je vois tant d'erreurs commises, je vois tant de médecins croire à des pyélonéphrites là où il y a de la tuberculose, et à la tuberculose là où parfois il n'y a rien de semblable, que je voudrais essayer de vous présenter la synthèse des caractères cliniques sur lesquels je fonde ce diagnostic.

Je vais vous montrer que la tuberculose rénale est : 1° révélée par la clinique ; 2° confirmée par une exploration, et 3° localisée par une analyse.

I

1° *La tuberculose est révélée par la clinique.* — Elle détermine, en effet, dès ses débuts, un syndrome caractéristique et qui, à de très rares exceptions près, est pathognomonique : c'est le syndrome de la cystite chronique spontanée.

Des douleurs légères à la fin de la miction, irradiées à la verge ou au méat, de la fréquence des besoins, une pollakiurie diurne et nocturne et, enfin, des urines troubles, plus ou moins lactescentes, de coloration un peu pâle. Voilà le syndrome de la cystite chronique qui caractérise la tuberculose rénale.

Et vous voyez déjà que, dans ces manifestations, que je dis fondamentales, il n'est nullement question du rein, il n'est pas question de douleurs rénales. Celles-ci se produiront un jour, mais elles seront tardives et la tuberculose rénale peut même évoluer sans que le rein ait jamais marqué par une douleur l'atteinte dont il est l'objet.

De même, je ne parle pas de l'hématurie, non que celle-ci ne puisse exister, mais elle est si accessoire, si intermittente, si insignifiante même, qu'elle peut, pour ainsi dire, être laissée de côté. L'hématurie, quand elle se produit, est plus souvent de caractère vésical : elle n'a donc, par elle-même aucune valeur diagnostique.

Et, déjà, rien qu'avec ces trois manifestations : douleur, pollakiurie et pyurie, il faut penser à la tuberculose. Et cependant, beaucoup de médecins et quelquefois même des spécialistes s'y trompent, parlent seulement de cystite.

Mais une cystite qui vient sans sondage, sans blennorrhagie, sans corps étrangers, qui n'est pas consécutive à une opération, une cystite spontanée, évoluant et se prolongeant sans que ses causes puissent être déterminées, cette cystite est une cystite tuberculeuse. D'ailleurs, regardez-y de près, et vous verrez qu'elle s'est développée chez un individu qui a eu autrefois et présente peut-être encore quelques manifestations tuberculeuses. Il a eu une coxalgie, il a une jambe ankylosée ; il a eu le mal de Pott et il a la colonne vertébrale déviée ; il a eu de la tuberculose testiculaire, il a un noyau épididymaire ou une adhérence à la queue de l'épididyme ; il a eu de la pleurésie d'un côté ou de l'autre. Et toutes ces notions faciles à établir sont autant de preuves en faveur de la nature tuberculeuse de cette cystite spontanée, qui amène le malade à vous consulter.

Beaucoup, cependant, attendent de l'examen bactériologique la définition d'un diagnostic concluant : on recherche les bacilles, on fait des inoculations et on attend pour conclure, quand l'examen est négatif, qu'il n'y a pas de tuberculose.

Je ne nie pas que l'examen bactériologique ne soit un complément précieux, mais à la condition de savoir s'en passer quand c'est possible et d'en subordonner les incertitudes aux indications que la clinique peut nous donner par elle-même.

Recherchez donc les bacilles, soit ; faites des inoculations, soit, mais à la condition de ne pas tenir compte de leurs résultats négatifs, quand la clinique sera claire et nette dans ses indications. Et en l'absence de bacilles, notez cette absence de tout autre microbe, qui, dès longtemps, fut considérée par Guyon comme un signe de tuberculose.

Ne soyez pas hypnotisés par la question « bacilles », et sachez en leur absence conclure en faveur de la tuberculose, avec des signes nets, même si votre malade présentait ce paradoxe d'avoir un poids supérieur à 100 kgs. Il est, en effet, une tuberculose des gras et des gros. Je la vois de temps en temps, et presque toujours ces malades sont appelés à traîner longtemps, avec le diagnostic de cystite ou de pyélite, tout simplement parce que leur gros volume paraît éloigner de toute idée de tuberculose.

Une autre cause d'erreur vient de l'intermittence du syndrome, de ses améliorations, de ses éclipses, quelquefois totales pendant de longues années, à tel point que l'on éloigne toute idée d'une tuberculose nécessairement progressive et continue.

Il y a quelques années, je voyais, avec le syndrome vésical, un malade que M. Guyon avait traité il y a longtemps pour une cystite tuberculeuse par les moyens alors appropriés. Il l'avait guéri et pendant des années les urines étaient restées claires, et le malade n'avait gardé de son altération ancienne qu'un noyau épididymaire ; et, fort du syndrome récidivant d'une cystite spontanée, j'ai pu poser, pour le passé, le diagnostic de la tuberculose, soupçonner une récidive actuelle, opérer le malade et trouver une ulcération tuberculeuse à côté d'un kyste ancien, reste de la cicatrice d'autrefois.

Ainsi donc, la notion dans le passé d'une cystite longue, douloureuse et disparue, n'est pas un argument contre la tuberculose. Bien au contraire, elle peut être invoquée en faveur de ce diagnostic.

Vous direz enfin, tuberculose, malgré que le syndrome dure depuis longtemps.

J'ai opéré il y a quelque temps une jeune fille sur laquelle, pendant des années, j'ai vu moi-même le syndrome se prolonger, avec les mêmes caractères ; à chaque fois que je la vis, j'ai affirmé la tuberculose et demandé l'opération : je ne l'ai obtenue qu'au bout de 17 ans. Le syndrome n'était pas plus accentué : un peu de pollakiurie, un peu de cystite, un peu de pyurie : à l'opération je trouvai des lésions récentes de tuberculose à côté de lésions très anciennes et en partie guéries.

Et ainsi, quand on sait utiliser les données fournies par les malades, quand on tient compte des conditions dans lesquelles ils se présentent et des symptômes qu'ils offrent, on arrive à ce diagnostic de tuberculose rénale, avec une constance et une fidélité qui ne laisse pas place au doute.

Et d'ailleurs, que serait cette cystite si elle n'était tuberculeuse ? On dirait cystite blennorrhagique. Mais il faut une blennorrhagie pour commencer ; puis la cystite blennorrhagique ne dure pas si longtemps et qui sait si un certain nombre des cystites blennorrhagiques qui se prolongent ne sont pas d'origine tuberculeuse.

Il y a des calculs rénaux qui font de la pyélite, donnent de la pyurie et quelquefois font le syndrome de la cystite, d'une cystite douloureuse, spontanée. Je l'ai vu, mais c'est une exception tellement rare que je ne peux y penser, et la radiographie en cette circonstance permettra d'établir le diagnostic dans des conditions précises.

La plupart des malades auxquels je fais allusion sont considérés comme atteints de pyélite, de pyélonéphrite ; on leur fait des lavages ; on leur donne des traitements internes. On recherche en vain les bacilles. On fait des inoculations, on les répète, on les multiplie, et comme elles sont négatives, on tergiverse et on attend, et le malade perd un temps précieux pendant que ses lésions s'étendent et s'accentuent. Je crois qu'il faut renverser la conception classique et dire que toute cystite chronique, spontanée, qui dure, est commandée par une tuberculose rénale : il ne s'agit donc pas de prouver que celle-ci existe, mais de voir si par extraordinaire elle n'existe pas : il faut jusqu'à plus ample informé accepter cette formule comme un postulatum et appliquer de suite la thérapeutique nécessaire ; d'ailleurs le diagnostic que la clinique vient de poser si fermement va trouver immédiatement sa révélation, car la tuberculose est confirmée par les explorations.

II

Elle est *confirmée* par une exploration fondamentale : par la cystoscopie.

Je dis la cystoscopie et non le cathétérisme de l'uretère, car la cystoscopie en faisant voir directement dans la vessie des lésions de nature vraiment tuberculeuse va permettre d'affirmer la tuberculose vésicale et de conclure de là à une tuberculose rénale ; elle va même permettre de comparer les deux orifices uretéraux, et de dire ainsi quel est le côté atteint ou le plus affecté.

Chaque fois donc que le syndrome existe, il faut faire la cystoscopie et, dans la vessie, chercher des altérations tuberculeuses où qu'elles se trouvent, fût-ce même à la partie supérieure, car il arrive souvent que des ulcérations siègent en haut, soit seules, soit associées à des ulcérations inférieures ; dans un cas comme dans l'autre, elles caractérisent la notion de tuberculose. Et, je le répète, l'ulcération tuberculeuse de la vessie permet d'affirmer la tuberculose rénale.

D'ailleurs, renversez le cystoscope, comparez les orifices uretéraux et voyez entre eux les différences qu'ils présentent : tandis que l'un semble de forme et de dimensions normales, l'autre, au contraire, est tuméfié, boursouflé, masqué de cet œdème bulleux qui n'est pas caractéristique, mais se voit très souvent dans la tuberculose. Et ces inégalités, cette impossibilité où vous vous trouvez, de définir d'un côté l'orifice uretéral et de le voir, est la preuve que les lésions rénales siègent ou sont prédominantes de ce côté, car il n'y a presque pas de lésions inférieures tuberculeuses sur l'uretère sans lésions supérieures, et le rein sur lequel vous soupçonnez la tuberculose sera, quel que soit le siège des douleurs, celui qui vous montrera, dans la vessie, une différence de forme, de constitution et de dimensions de son orifice urétéral.

III

Ainsi donc, la cystoscopie donne une probabilité ; mais elle ne conduit pas toujours jusqu'à la certitude. Il y a des tuberculoses rénales qui sont encore trop récentes quand elles se présentent à vous, pour avoir déjà modifié sensiblement l'orifice uretéral. Il faut donc autre chose pour localiser la tuberculose rénale, et ce complément nécessaire vous sera donné par la chimie.

La tuberculose est en fin de compte *définie dans sa localisation* par une analyse chimique, par l'analyse comparative des urines séparées du cathétérisme urétéral.

La cystoscopie a confirmé la nature tuberculeuse de la maladie, elle l'a confirmée en montrant dans la vessie, des ulcérations tuberculeuses caractéristiques. En outre, par les altérations de l'orifice urétéral, elle a indiqué le côté malade, mais ce n'est qu'une indication qui demande confirmation, et cette confirmation sera donnée par le cathétérisme de l'uretère.

Ainsi, le cathétérisme de l'uretère reste l'exploration nécessaire ; lui seul vous donne, en effet, la valeur comparative des urines recueillies pendant deux heures. Qu'y recherchez-vous ?

Est-ce la présence du pus ? Oui, il y a en général du pus du côté lésé, il n'y en a pas dans l'autre ; mais la formule n'est pas absolue ; il y a souvent des reins suppurés qui ne présentent pas de pus au cathétérisme de l'uretère et, par ailleurs, la sonde uretérale, si elle est laissée en place, est susceptible de provoquer dans le rein sain une leucocytose, qui se traduit par la présence de quelques polynucléaires.

Il faut donc tenir compte, et un grand compte, de la présence du pus dans le rein, mais ne pas se fier absolument à elle.

Alors, il y a encore ici la question des bacilles. Quand il y a des bacilles d'un côté, la notion de la tuberculose est établie ; mais quand il n'y en a pas, faut-il renoncer à soupçonner la tuberculose ? Non. Est-il nécessaire de recourir aux inoculations ? Je ne le crois pas. Et on peut établir le diagnostic et appliquer au malade un traitement approprié sans le secours des inoculations.

Le véritable élément sur lequel se fonde le diagnostic de la tuberculose, le seul qui, nettement accusé, permette d'affirmer la tuberculose, quand il est, bien entendu, associé au syndrome fondamental : c'est la déficience relative de la concentration de l'urée et des chlorures dans la première demi-heure.

Ainsi, c'est un *chiffre comparatif* qui vous permet de diagnostiquer la tuberculose, et lorsque vous verrez, par exemple, d'un côté un chiffre de 15 grammes, comme concentration uréique, dans la première demi-heure, alors que l'autre ne donne que 5 ou 6, vous pouvez être sûr que la localisation existe du côté où la concentration de l'urée est inférieure.

Le débit est très loin d'avoir la même valeur, il ne l'acquiert jamais à mon avis : le débit, qui est souvent inférieur dans le rein malade, est souvent aussi corrigé par ce même rein au point d'atteindre et même de dépasser le niveau du rein sain. Il suffit que le rein malade donne beaucoup d'eau, pour avoir un débit fonctionnel dans les deux heures, égal ou supérieur à celui du côté sain. Le débit ne veut donc rien dire au point de vue de la localisation, il n'a de valeur qu'au point de vue de la fonction, et les lois formulées autrefois par Albarran sur ce point sont toutes mises en défaut. Il n'est pas vrai que le rein malade s'adapte moins bien à la polyurie aqueuse ; il n'est pas vrai que le débit du rein malade soit toujours inférieur à celui du rein sain : il n'y a qu'une chose qui reste vraie, c'est celle-ci : le rein malade accuse, dès la première demi-heure, une déficience de la concentration des chlorures et de l'urée.

Alors se pose une question. A quel niveau, à quel degré cette déficience acquiert-elle une valeur importante ? Quel est le degré de différence entre les deux concentrations qu'il faut observer ou exiger pour conclure à une tuberculose rénale ? Cela est très difficile à dire. Lorsque le syndrome existe depuis longtemps et qu'il y a des raisons de penser que la tuberculose du rein est très développée, on est en droit d'exiger une déficience plus considérable ; au contraire si les symptômes sont très récents, les lésions sont plus jeunes, et la différence sera plus faible.

Mais, avec un syndrome net, alors que tous les signes conduisent à la tuberculose, je crois pouvoir opérer sur la donnée d'une déficience minime, car très rares sont les affections autres que la tuberculose qui donnent une déficience aussi nette, aussi certaine, associée au syndrome vésical.

Voyez, par exemple, dans les calculs, il n'y a pas de pareille déficience ; dans les hydronéphroses, elle peut également manquer ; dans les pyélonéphrites, elle fait également défaut ou est très restreinte.

Dans la tuberculose du rein, au contraire, vous avez toujours une différence notable entre les deux côtés, pour la concentration initiale des chlorures et de l'urée et, ainsi, lorsque conduits par la clinique, vous cherchez la localisation de la tuberculose supposée, c'est en quelque sorte avec une précision mathématique, c'est par un chiffre plus que par tous autres éléments que vous arriverez à préciser cette localisation de la tuberculose qui va commander votre intervention.

Et ainsi, je puis dire en terminant ce que j'annonçais au début : *révélée* par la clinique, *confirmée* par la cystoscopie, *localisée* par une analyse, la tuberculose se montrera à vous, dès que vous saurez la chercher, et le plus tôt sera le mieux pour le malade, puisqu'il est entendu qu'elle reste toujours progressive et descendante.

VIII

LES GRANDES HÉMATURIES DE LA TUBERCULOSE

Messieurs,

Je veux vous entretenir aujourd'hui des grandes hématuries de la tuberculose rénale.

Pour bien poser la question et montrer que c'est d'exceptions que je vais parler, je vous rappellerai tout d'abord que l'hématurie ne compte pas dans la tuberculose rénale en général. Elle ne compte pas, c'est-à-dire qu'elle n'est qu'un accessoire qui, dans l'ordre ordinaire des choses, est sans importance. L'hématurie vient très loin derrière le syndrome vésical, qui est fondamental en l'espèce ; elle est ou elle reste insignifiante et, au point de vue du diagnostic, n'a, pour ainsi dire, pas de valeur.

Et, après avoir établi cette notion, je dois reconnaître que, dans certains cas, l'hématurie prend au cours de la tuberculose rénale une importance insolite, exceptionnelle ; et je voudrais discuter aujourd'hui avec vous de la pathogénie de ces grandes hématuries de la tuberculose rénale et en rechercher le mécanisme.

Il y a bien 25 ans qu'on a décrit cette forme hématurique de la tuberculose rénale et, depuis lors, un grand nombre de travaux ont été publiés sur ce point. Mais, dans tous ces travaux, on s'est bien plus attaché à prouver que de grandes hématuries pouvaient être produites par des lésions précoces de tuberculose qu'à établir le mécanisme de leur production. On cherchait surtout à établir une doctrine et à montrer que la tuberculose était capable de produire de grandes hématuries.

Mais, jusqu'ici, personne ne s'est attaché à rechercher dans ces grandes hématuries de la tuberculose quel était le facteur par lequel une lésion donnée était susceptible de provoquer l'hématurie. C'est cette lacune que j'ai voulu combler, et c'est sur ce point que j'ai voulu apporter une explication. Pour jeter un peu de clarté sur la question, je veux tout d'abord diviser ces hématuries en deux séries : les hématuries qui se produisent *avant* la néphrectomie et celles qui se produisent *après*. Il y a là deux sortes de cas qu'il faut distinguer.

I

Voyons d'abord les hématuries de la tuberculose *avant* la néphrectomie.

Dans ma première observation, la plus intéressante des trois, vous allez voir des hématuries abondantes se produire à intervalles réguliers pendant six années.

En 1917, un jeune homme de 18 ans m'était adressé par mon ami le docteur Pochon. Il entrait à ma Maison de santé le 31 août, pour une hématurie très abondante ayant débuté il y a 11 jours.

L'affection actuelle paraît avoir débuté il y a six ans, en 1911, par une hématurie survenue brusquement aux bains de mer. Cette émission de sang eut lieu sans phénomène prémonitoire et dura, assez abondante, pendant six à sept jours. Le soir du septième jour, nouvelle hématurie, analogue en tous points à la première. La durée de cette dernière fut moindre et, trois à quatre jours après, l'urine était devenue claire et limpide. Une inoculation au cobaye, faite à Caen, est restée négative. Pas de phénomènes généraux, pas d'amaigrissement, pas de symptômes vésicaux.

Un an après, en novembre 1912, petite hématurie totale d'une durée de 24 heures.

Pas d'accidents d'aucune sorte pendant trois ans, lorsqu'à la fin de juin 1915, apparaît une nouvelle hématurie d'une durée de deux jours. Elle cesse sous l'influence du repos. Pas de phénomènes vésicaux. Une inoculation au cobaye, avec les urines totales, fut alors positive, et le malade alla en juillet 1915, faire une saison à Saint-Nectaire.

Un mois après, hématurie qui dure deux jours et reparaît dès que le malade se lève. Le séjour au lit rend les urines absolument claires. Le malade passe l'hiver à la campagne où, aux environs du 15 décembre 1915, il a de nouveau de petites hématuries.

Il revient à Paris en janvier 1916. A ce moment, le 10, se déclare une très forte hématurie qui persiste vingt jours : elle est totale, se renouvelle à chaque miction avec, une ou deux fois seulement, des urines claires. Il reste un mois au lit. Pour la première fois à ce moment, le malade éprouve une crise de colique néphrétique droite. Cette crise se termine par l'expulsion d'un caillot sanguin, noirâtre, mince et long de quelques centimètres.

Au mois d'avril de la même année, le malade remarque deux mictions sanglantes ; la première le soir, au moment de se mettre au lit ; la seconde le lendemain matin au réveil. Mais il n'existe pas de pollakiurie diurne ou nocturne.

Le 26 juillet 1915, pendant un séjour au bord de la mer, hématurie brusque et totale d'une durée de deux jours.

A la fin du mois d'août, urines sanglantes pendant 48 heures.

Au début de novembre, le malade avait augmenté de poids. Il se produisit cependant une hématurie plus forte que les précédentes, accompagnée de douleurs lombaires droites : elle dura deux jours et cessa sous l'influence d'injections sous-cutanées de chlorydrate d'émétine.

En décembre 1916, forte hématurie qui ne dure qu'un jour. Le cathétérisme uretéral, fait par Michon, montra la présence de bacilles de Koch dans les urines du rein droit. Mais l'inoculation au cobaye resta négative.

Fin février 1917, petite hématurie d'une durée de douze heures, débutant la nuit : elle cessa le lendemain.

En mars, au cours d'un séjour dans le midi, hématurie d'un jour.

En juin 1917 et en août de cette même année, hématurie d'une durée de douze heures, débutant le soir au coucher et cessant le lendemain matin.

Enfin, le 31 août, commencèrent les accidents ultimes qui devaient amener le malade entre mes mains : ce jour-là, après déjeuner, le malade éprouva une sensation de pesanteur au niveau du rein droit. Au bout de quelques instants, obéissant à une envie impérieuse d'uriner, il émit une urine franchement sanglante. Ce fut le début d'une longue et violente hématurie qui condamna le patient au lit. Le 11 septembre, malgré tous les soins, l'absorption ou l'injection sous-cutanée de tous les agents hémostatiques connus, la perte de sang persiste et l'état général est alarmant. Le malade est transporté en ambulance automobile, de la province à la Maison de Santé, où il entra le jour même.

L'hématurie ne s'arrête pas, et, le 15 septembre 1917, je pratique la néphrectomie droite.

Les urines redeviennent aussitôt claires, mais, le 22 septembre, sept jours après l'intervention, nouvelle hématurie, qui dure de deux heures du matin à deux heures de l'après-midi.

L'hématurie reparaît 24 heures le 27 septembre, soit douze jours après l'opération.

Depuis lors (19 novembre 1917), les urines sont restées absolument claires ; le malade a augmenté son poids de quatre kilos durant le mois qui a suivi sa sortie de la Maison de Santé.

L'examen de ce rein enlevé en pleine hématurie a donné les résultats que voici : il s'agit de tuberculose ulcéro-caséeuse. Je ne m'arrête que sur les lésions qui sont en rapport direct avec l'hématurie.

C'est le long d'une pyramide à peine ulcérée que paraît s'être faite l'hémorrhagie. Une coupe longitudinale de cette pyramide et de son calice montre les lésions suivantes :

Sur la face externe du sinus latéro-papillaire, sur la paroi du calice, par conséquent, et près de son attache à la papille, une lésion bacillaire récente, sans cellules géantes, remplace l'épithélium et une partie de la paroi du calice. Le long de cette lésion court un petit vaisseau non thrombosé, autour duquel sont disséminés de nombreux globules rouges qui, de ce point, tombent dans le calice.

En d'autres points du bassinet on trouve, sous l'épithélium, des lésions bacillaires jeunes et, entre elles et l'épithélium, *on voit de nombreux vaisseaux non thrombosés.*

Quant au rein, lui-même, il présente de nombreux pinceaux de sclérose. Cette tendance scléreuse se manifeste aussi par l'encerclement fibreux de beaucoup de lésions tuberculeuses, même des tubercules jeunes.

En résumé, l'hémorragie paraît avoir été produite au niveau de petits vaisseaux non thrombosés situés au contact des lésions tuberculeuses récentes.

Une autre observation nous a été fournie dans le courant de l'année 1919 ; elle est moins longue, mais se résume à peu près à la même chose.

Ch..... entre le 14 mai 1919 à la Clinique de Necker. Agé de 41 ans, ce malade a présenté il y a 10 ans une première hématurie sans douleurs, ni autres signes.

Il n'avait jamais ressenti de douleurs, ni dans la région lombaire, ni dans l'hypogastre, lorsqu'en février 1919, il eut une première hématurie totale qui dura trois jours.

Un mois après se produisit une nouvelle hématurie pour laquelle il entre à l'hôpital et est opéré le 30 mai.

Ce malade ne présente pas de pollakiurie, pas de dysurie ; l'hématurie est totale et continuelle ; il n'y a pas de douleurs lombaires. A l'examen on constate un peu de défense de la paroi à droite, dans la région lombaire ; on ne sent pas le rein à la palpation. L'urètre est normal. La vessie présente une capacité de 200 cc. La prostate est normale, mais il y a une épididymite bacillaire droite.

Enfin, à l'auscultation, on trouve un sommet droit légèrement induré.

A l'examen cystoscopique, les orifices urétéraux sont normaux ; de l'orifice droit s'écoule du sang ; à gauche c'est de l'urine claire.

La vessie présente quelques lésions de cystite légère. La localisation étant faite du côté droit, nous nous contentons de faire la recherche de la constante, qui donne le résultat suivant :

Az : 0,28
K : 0,061

Le 30 mai, lombotomie droite : le rein paraît sain à un examen rapide ; mais, en arrière, sous la capsule, on sent une plaque tuberculeuse nette.

La néphrectomie est faite par M. Papin : les urines cessent immédiatement d'être sombres, et le malade guérit.

L'examen du rein nous donne les renseignements suivants :

Le rein est de volume normal. Le pôle supérieur présente des tubercules superficiels disséminées et, à la partie postéro-interne, une éruption de granulations confluentes. Le bassinet et la partie supérieure de l'uretère sont considérablement épaissis ; au-dessous, l'uretère présente un aspect normal. A la coupe on constate que le bassinet est le siège d'une éruption tuberculeuse discrète et disséminée, sauf dans la région urétérale où les tubercules sont confluents et ne paraissent pas ulcérés. Les lésions banales paraissent limitées à deux pyramides du pôle supérieur. En ce point on voit une ulcération assez profonde de deux pyramides contiguës. La colonne de Bertin, qui les sépare, moins ulcérée que les pyramides elles-mêmes, fait entre elles une saillie à laquelle est attaché un caillot.

Les coupes nombreuses, pratiquées au niveau de ces lésions, montrent en plus des lésions ulcéreuses des pyramides, des altérations importantes des *gros vaisseaux péri-pyramidaux*. Ce sont des lésions artérielles: périartérite et surtout mésartérite et endartérite tuberculeuse.

Il est possible qu'il y ait rupture artérielle, ou peut-être veineuse, en un point que la coupe n'a pas intéressé ; mais, l'infiltration de globules rouges dans la zone sous-jacente à l'ulcération et proche des vaisseaux paraît bien indiquer les vaisseaux en question comme responsables de l'hémorrhagie. Le rein lui-même est assez altéré et présente des lésions de sclérose notable.

L'hémorragie paraît donc due à des *lésions tuberculeuses* des vaisseaux du rein.

Voici, maintenant, ma troisième observation :

Melle C. M...., âgée de 21 ans, entre le 15 juin à la Clinique de Necker pour des hématuries prolongées (salle Laugier n° 5 bis).

Depuis 10 jours elle urine du sang ; l'hématurie est totale et, survenue brusquement, elle est indolore et reste continue.

Il n'y a pas de pollakiurie actuellement.

Cette jeune fille a été soignée pour des bronchites à répétition et, depuis quelques années, elle ne souffre plus des poumons.

Actuellement, les urines sont brunes, hématuriques. L'aspect général est bon ; le teint un peu pâle ; les symptômes locaux, en dehors de l'hématurie, sont nuls.

Il n'y a pas de pollakiurie, pas de dysurie ; la malade n'éprouve aucune douleur spontanée, ni provoquée, pas de fièvre ; la palpation des reins est négative. On ne peut sentir ni le rein droit, ni le gauche ; il n'y a pas de douleur sur le trajet des uretères ; la vessie, ni l'uretère ne sont sensibles. On ne constate rien d'anormal sur le cœur, ni sur l'appareil digestif, ni sur le système nerveux : il y a seulement un peu de submatité au sommet du poumon gauche.

Le cathétérisme de l'uretère est facile des deux côtés ; il permet de ramener deux échantillons. Le rein droit contient du sang et le gauche donne une urine claire.

L'azotémie est à	0,32
La constante »	0,060

Le 16 juin, l'hématurie persiste avec les mêmes caractères. La cystoscopie montre que c'est le rein droit qui saigne.

Le 30 juin, devant la persistance de l'hématurie, je pratique la néphrectomie.

Le rein est à peu près sain, avec un uretère à peine altéré. L'examen de la pièce donne le résultat que voici :

Le rein est de volume normal ; il présente à la partie interne du pôle supérieur une série de granulations tuberculeuses isolées. A la coupe il montre des granulations et des ulcérations au niveau des pyramides. Plusieurs points paraissent pouvoir être accusés d'avoir donné naissance à l'hémorrhagie en raison de leur teinte ecchymotique et de la présence à leur voisinage de petits caillots non adhérents ; ce sont : une ulcération d'une pyramide supérieure et deux ulcérations de deux pyramides, dont la pointe est accolée et qui siègent à la partie moyenne et inférieure du rein. Les coupes pratiquées dans ces différents points n'ont révélé ni le siège exact, ni la cause de l'hémorrhagie : elles ont montré des lésions de tuberculose ulcéreuse des pyramides, sans lésions vasculaires appréciables.

Ainsi donc, ici, malgré des investigations nombreuses, il est impossible de dire quel était dans ce rein tuberculeux le point de départ et le siège de l'hématurie.

Bien des fois les auteurs se sont préoccupés de savoir pourquoi le rein saignait. Certains pensaient que l'hématurie n'était pas produite par la tuberculose elle-même mais par la néphrite concomitante.

Cette hypothèse ne me paraît pas démontrée, car dans deux cas sur trois, j'ai trouvé d'autres lésions que la néphrite pour expliquer l'hématurie. Sans doute la question n'est pas tranchée complètement par ces quelques observations. Cependant, j'ai la satisfaction d'avoir ouvert un horizon nouveau sur la pathogénie de ces hématuries de la tuberculose. A ces observations d'autres s'ajouteront qui éclaireront la question de façon plus précise.

Telles sont les hématuries qui se produisent au cours de la tuberculose.

Il me reste à aborder maintenant celles qui se produisent *au lendemain* de la néphrectomie pour tuberculose.

II

Le jeune homme dont je vous parlais tout à l'heure, nous présenta lui-même de ces hématuries post-opératoires, alors que tout évoluait chez lui favorablement au lendemain de la néphrectomie. Il présenta le septième jour, puis le douzième jour une hématurie assez abondante.

Une autre malade nous a montré cette complication post-opératoire dans des conditions beaucoup plus graves encore, car, pendant plus d'un mois après la néphrectomie, elle a saigné par la vessie, et les hématuries furent telles que son existence même en fut compromise.

La tuberculose rénale, chez cette femme, s'était caractérisée, non par des hématuries, mais par des troubles vésicaux et de la pyurie, et la localisation avait été établie à droite. Le rein enlevé était très tuberculeux et contenait, avec beaucoup de granulations à sa surface, des calculs dans son bassinet et ses calices. L'opération avait eu lieu le 31 octobre et, dès le 3 novembre, les urines deviennent hématuriques. L'hématurie continue du 6 au 30 ; elle est totale ; elle est faite de caillots et même de moules de l'uretère.

En décembre, l'hématurie continuait et je commençais à m'inquiéter d'un état que je n'avais pu modifier lorsqu'elle commença enfin à diminuer et à disparaître sans que nous sachions exactement pourquoi.

A partir de ce moment la température descendit et la malade pouvait, un peu plus tard, quitter le service en assez bon état.

Voilà, prises sur le fait, ces hématuries qui se produisent après la néphrectomie.

Elles surviennent parfois immédiatement après l'opération ou, d'autres fois, plus longtemps après. Elles durent 15 jours, trois semaines ou un mois ; elles peuvent être assez abondantes pour compromettre l'existence ; puis, au bout d'un certain temps, elles disparaissent ; il n'en est plus question, et on voit les malades revenir en excellente santé.

Quelle en est la pathogénie ?

Nous n'avons, malheureusement, aucun fait anatomique bien précis pour étayer une opinion. Jusqu'ici on n'a pas eu de mort à enregistrer et on n'a pu faire aucune autopsie.

Y a-t-il là une sorte de congestion sous l'influence de l'opération, congestion produite par la néphrectomie elle-même et par le travail supplémentaire imposé au rein sain ? Sont-ce des lésions de tuberculose qui font saigner l'autre rein ? C'est peu probable, puisque ces hématuries sont transitoires. Y a-t-il plutôt une néphrite du rein conservé ? C'est très vraisemblable et bien plus probable.

Sans doute la pathogénie est variable et plusieurs facteurs interviennent pour la production de ces hématuries.

Quoi qu'il en soit, le pronostic n'est pas nécessairement mauvais, et le malade peut guérir et guérit même le plus souvent sans qu'on voie se dérouler ultérieurement les signes d'une tuberculose sur le rein conservé.

En présence de ces hématuries que faut-il faire ? Il faut faire appel à tous les moyens hémostatiques possibles : le chlorure de calcium, les injections sous-cutanées d'émétine de 2 centigr. au moins, l'hémostyl, le sérum de cheval. Dans la vessie vous pouvez essayer de mettre de l'antipyrine en solution à 20 pour cent. Je me demande si on ne pourrait pas injecter, jusque dans le rein, de l'adrénaline au 1 millième pour obtenir l'hémostase.

Avec ces moyens, vous arriverez presque toujours à arrêter l'hémorrhagie, à calmer vos inquiétudes et celles de votre malade et à voir celui-ci reprendre le cours de sa convalescence et de sa reconstitution.

IX

LES SUITES IMMÉDIATES DE LA NÉPHRECTOMIE

Messieurs,

Quelles sont les suites immédiates de la néphrectomie et quels sont les soins que l'on doit donner au malade après l'opération ?

Au point de vue pratique, la notion est d'importance ; car quelques complications peu connues peuvent se produire dans les suites opératoires qui sont de nature à troubler quelquefois le jugement et l'attitude de ceux qui n'ont pas une très grande habitude de cette opération. Et pour répondre convenablement à toutes les questions qui se posent au lendemain d'une néphrectomie, je suis obligé de dissocier arbitrairement les trois éléments qui caractérisent cette opération.

La néphrectomie comporte en général trois facteurs : 1° un facteur rénal ; 2° un facteur chirurgical ; et 3° le plus souvent au moins, un facteur de tuberculose. C'est en étudiant isolément ces trois éléments que je pourrai seulement analyser et bien définir les divers accidents qui suivent parfois la néphrectomie.

I

Il y a dans la néphrectomie *un facteur rénal ;* celui-là en est même la condition fondamentale.

La néphrectomie en effet en supprimant un rein impose

au congénère la charge difficile d'assurer les éliminations nécessaires.

Autrefois la suppression d'un rein était à juste titre considérée comme une opération inquiétante et grave parce qu'on n'avait que des moyens insuffisants d'analyser la valeur fonctionnelle du côté opposé.

La néphrectomie comportait donc par elle-même un aléa terrible, on ne savait jamais si le malade pourrait uriner après l'opération et s'il ne mourrait pas d'anurie.

Toutes ces préoccupations étaient légitimes et fondées, elles relevaient d'une inévitable insécurité.

Mais aujourd'hui combien les choses sont changées !

La néphrectomie n'est presque jamais faite sans un cathétérisme des uretères, et quand celui-ci n'a pu être fait, elle est basée sur les données de la constante ; et à de rares exceptions près, à part quelques cas pour lesquels les limites de la néphrectomie ont été poussées jusqu'aux confins de l'impossible, on peut dire qu'on ne fait pas une néphrectomie sans avoir acquis une sécurité parfaite sur l'existence et sur le fonctionnement du rein supposé sain. La néphrectomie a donc perdu ce caractère d'incertitude qu'elle comportait toujours il y a quelque vingt ans ; elle est entrée dans une phase nouvelle et les déboires sont devenus tout à fait exceptionnels.

Aussi Albarran a-t-il cru pouvoir dire un jour : « On ne doit plus mourir d'insuffisance rénale après la néphrectomie. »

La formule est comme toutes les autres du même genre, parfaitement injuste et inexacte, car pour en arriver là, il ne faudrait opérer que les cas dans lesquels il y a toute sécurité, et refuser l'opération à tous les malades qui sont à la limite et chez lesquels cependant il y a de grands services à rendre.

Quoi qu'il en soit, dans la très grande majorité des cas l'opération n'est pratiquée que quand on a obtenu tous les renseignements et acquis toute la sécurité nécessaire sur le fonctionnement ultérieur du rein à conserver ; aussi bien n'a-t-on guère en général à s'occuper de complications rénales au lendemain de la néphrectomie.

Lorsqu'en effet on a eu toute satisfaction sur la concentration de l'urée et des chlorures, sur le débit en deux heures, sur le débit maximum, sur l'azotémie et la constante, à plus forte raison si l'on a la concentration maxima et la constante de chaque rein, il y a peu de dangers à craindre du rein conservé, et c'est alors qu'il est légitime de dire « qu'on ne doit pas mourir d'insuffisance rénale après une néphrectomie. »

Le soir même de l'opération, le premier jour, les urines sont rares, elles n'atteignent guère que 500 grammes ; pendant deux ou trois jours il en sera ainsi, mais très rapidement le taux s'élève à 1000, 1200, 1500 centimètres cubes, et l'insuffisance urinaire n'est plus à craindre. Il est donc inutile le plus souvent de donner soit de la théobromine, soit des injections de sérum glucosé au malade néphrectomisé au-delà des premiers jours.

La préparation du malade, les examens antérieurs, dispensent de toute thérapeutique post-opératoire qui serait en rapport avec le facteur « rénal » de la néphrectomie. Ce facteur se juge avant l'opération.

II

La néphrectomie comporte encore *un facteur chirurgical*, c'est-à-dire qu'étant une opération de chirurgie, elle peut comme toutes les autres opérations chirurgicales être l'occasion, ou la porte d'entrée d'une infection. Ces petites infections sont peut-être un peu plus fréquentes qu'après beaucoup d'autres opérations ; parce que la néphrectomie est une opération de mécanique, c'est-à-dire une opération dans laquelle on est obligé d'aller chercher le rein avec les mains, de le décoller, de le forcer à sortir à travers une incision parfois très petite.

C'est un rein quelquefois infecté et dont l'uretère est lui-même septique.

En outre la néphrectomie sectionne la partie postérieure des muscles transverses, petit oblique et grand oblique.

La suture de la paroi musculaire que l'on fait avec du catgut peut facilement se détacher sous l'influence des vomissements ; il en résulte un espace vide et il s'y fait un hématome qui sera particulièrement apt à la suppuration.

Mais il y a encore plus ; la néphrectomie s'effectue au milieu de la graisse périrénale, de cette graisse qui fond en gouttes d'huile et qui est le plus souvent envahie par la tuberculose et par conséquent très disposée à la suppuration.

Il y a donc ainsi dans la profondeur de la plaie des conditions favorables à l'infection, susceptibles de donner immédiatement de la fièvre et de provoquer et d'entretenir une suppuration ou une fistule.

Pour éviter ces infections chirurgicales, il est bien entendu nécessaire d'apporter à ces opérations l'asepsie la plus absolue, mais il est nécessaire aussi d'éviter le plus possible les manipulations, d'enlever le rein avec le moins de traumatisme, c'est-à-dire avec le moins de mouvement et dans le moins de temps possible.

Il est bien entendu que l'uretère doit être ouvert par cautérisation afin que la suppuration dont il est porteur ne se répande pas dans la loge rénale et ne soit pas une cause d'infection.

Et voici comment je procède.

Je pose une pince assez courbe sur l'uretère, puis j'en mets une autre sur le bout supérieur du conduit près du rein et je sectionne l'uretère entre les deux au thermocautère en ayant soin de porter celui-ci jusque dans la cavité du conduit et dans les deux sens, de façon à détruire la muqueuse et à permettre plus facilement la cicatrisation. Une ligature au catgut est ensuite placée, au lieu de la pince, sur ce bout inférieur.

Je ne fais jamais l'extirpation de la totalité de l'uretère, car ce serait aggraver sensiblement l'opération et pour un bénéfice inutile.

Les recherches que j'ai faites avec mon élève Lorin

nous ont en effet montré que l'uretère s'atrophie complètement après la néphrectomie dans un délai inférieur à trois ans et se réduit à un conduit purement fibreux (1).

Quelquefois il est vrai, il livre passage aux urines du côté opposé; il se fait une *fistule urinaire lombaire* et on est obligé d'intervenir à nouveau pour la fermer, mais c'est la grande exception.

En règle générale, l'uretère après la néphrectomie ne fait ni fistule urinaire, ni fistule purulente ; ce n'est pas lui qui cause et entretient ces suppurations persistantes si fréquentes après cette opération et en somme il n'est presque jamais nécessaire de s'en occuper dans les années qui suivent l'intervention.

Ici se pose la question du *drainage* après la néphrectomie.

Est-il possible avec le drainage de rendre moins importante, moins fréquente ou moins durable la suppuration ? Je ne le crois pas.

Autrefois on mettait toujours un drain dans la plaie lombaire de la néphrectomie ; on ne croyait pas que l'on put fermer d'emblée la grande cavité que laisse à sa suite l'extraction d'un rein.

Ce drain avait pour but de permettre l'évacuation du sang et il était laissé longtemps, longtemps, jusqu'à ce que la fistule fut fermée.

Depuis quelques années cependant, j'ai presque complètement renoncé à ce drainage ; je ferme totalement la plaie de la néphrectomie dans le plus grand nombre des cas. La suppression du drain a sans doute des avantages et des inconvénients ; mais ses avantages l'emportent sur ces derniers.

Elle a des avantages en ceci ; c'est qu'un très grand nombre de malades guérissent en effet plus rapidement qu'avec le drainage. On en est ainsi réduit à se demander si celui-ci n'a pas plutôt pour effet de causer et d'entretenir la suppuration que de l'évacuer.

Mais il y a cependant quelques inconvénients à la suppression du drain : dans cette grande cavité laissée par la

(1) Lorin. L'uretère après la néphrectomie. Thèse de Paris, 1916.

disparition du rein. il reste de l'air, il s'écoule quelquefois du sang et ce mélange favorise la suppuration. Aussi lorsqu'il n'y a pas de drainage, l'air doit être enlevé. Il est indispensable en pressant la paroi abdominale de le chasser avant de terminer l'opération par la dernière suture. C'est une précaution indispensable, car j'ai vu une malade mourir d'embolie quelques jours après que j'avais constaté une grande poche gazeuse dans la région sous-costale.

Et pour éviter cette stagnation de l'air, je mets dans la loge lombaire 300 à 500 grammes de sérum glucosé à 40 p. 1000 ; celui-ci remplit toutes les anfractuosités de la cavité et ainsi l'air se trouve chassé. En outre le malade a le bénéfice immédiat d'une injection de sérum et il n'est pas nécessaire d'en faire une autre dans la journée.

Mais il y a cependant des cas où le sérum à son tour peut avoir des inconvénients ; il y a des cas où il y a un peu de saignement dans la poche, d'autres fois l'uretère par son gros calibre vous inquiète ; alors il est peut-être bon de ne pas fermer complètement la plaie et de faire avec un crin de Florence ce drainage filiforme tel que le préconisait mon collègue Chaput ; le sang filtre autour du crin de Florence ; et si les suites sont normales, on enlève le crin après quelques jours, et on n'a pas l'inconvénient d'un grand orifice comme celui d'un drain.

Il est tout de même d'autres cas dans lesquels par suite d'une manipulation très violente ou d'une rupture du rein infecté, il y a de grandes chances d'infection ; il me paraît plus sage alors de maintenir dans la loge, le gros drain d'autrefois.

Il en est ainsi dans toutes les néphrectomies secondaires qui sont toutes accompagnées d'infection de la loge périrénale : ici le drainage me paraît obligatoire.

III

J'ai dit que la néphrectomie était encore *une opération de tuberculose*. En effet les deux tiers des néphrectomies que nous faisons sont destinées à enlever un rein tuberculeux. De ce fait il est des complications immédiates qui peuvent se développer après la néphrectomie sous l'influence de ce seul facteur.

Vous savez que la tuberculose rénale n'est jamais primitive ; elle est toujours secondaire. Il y a toujours eu dans la jeunesse un mal de Pott, une adénite cervicale, une tuberculose pulmonaire, une pleurésie, en un mot une manifestation tuberculeuse quelconque dont il ne reste plus toujours des traces évidentes et certaines. Chez d'autres malades il persiste encore des signes évidents d'une tuberculose pulmonaire ; toutes ces tares pathologiques peuvent jouer un rôle dans la pathogénie des accidents post-opératoires immédiats.

On les voit souvent se réveiller, ou se manifester d'une façon plus bruyante ou moins latente : d'autres fois ce sont de nouvelles localisations qui se produisent. Ce fut le cas de ce malade opéré par moi en 1911 de néphrectomie pour tuberculose : à la suite de l'opération il reste fébrile, la température oscille autour de 38° et pendant six mois il est impossible de faire céder cette température. La plaie est réunie presque complètement ; il y a seulement un peu de suintement dans l'angle supérieur de la plaie, mais rien de suffisant pour expliquer la température, et de celle-ci je ne trouve la cause dans aucune autre localisation viscérale profonde. Cependant des douleurs se développent dans l'épaule droite et on parle de rhumatisme. Mais voici que six mois après l'opération, un abcès froid se développe dans la gaine du biceps à droite ; il y avait une arthrite scapulo-humérale tuberculeuse, et l'abcès comme la fièvre en étaient la manifestation. L'ouverture de l'abcès laissa quelque temps une fistule et la guérison survint avec une raideur de l'articulation.

Ainsi voilà une infection tuberculeuse locale née après l'opération ou sinon sous son influence du moins à son occasion.

D'autres fois j'ai vu se produire après l'opération une poussée de tuberculose péritonéale ; j'ai vu deux fois la péritonite tuberculeuse, se caractériser par de la fièvre, du ballonnement, de la sensibilité du ventre, par des zones alternatives d'induration, d'empâtement et de souplesse.

Les deux malades ont guéri pour présenter plus tard longtemps après, de la granulie, (l'une cinq ans après, cinq ans d'une santé en apparence florissante).

Il semble donc que dans certaines conditions il se produit à la suite de la néphrectomie un réveil de tuberculose et de nouveaux foyers se localisent. Il semble que des bacilles partis de la loge rénale et surtout de la graisse péri-rénale toujours pourvue de granulations tuberculeuses, sont disséminés et propagés dans l'organisme.

D'après mon expérience il m'apparaît même que ces généralisations se font plus facilement chez les malades qui ont été soumis aux injections d'IK (corps immunisants de Spengler). Je n'ai jamais vu une tuberculose rénale modifiée heureusement par cette thérapeutique, mais par contre j'ai vu sous ce traitement, tant vanté à l'étranger, se produire ou se former des tubercules nouveaux dans le rein même. A plusieurs reprises en effet les reins soumis à cette épreuve présentaient au moment de l'opération une série de granulations dont les caractères ne permettaient pas de mettre en doute l'origine récente. Celles-ci étaient donc nées pendant ce traitement et malgré lui.

On peut se demander dès lors si des granulations de même nature ne s'étaient pas développées dans d'autres organes, et je suis arrivé ainsi à cette conclusion, que non seulement, les injections des corps immunisants ne déterminent aucune amélioration mais qu'elles facilitent la propagation des bacilles et aggravent de ce fait sensiblement le pronostic.

Voici par exemple une jeune fille qui avait été soumise quatre ans de suite à cette thérapeutique en Suisse ; elle m'est revenue avec une augmentation de forces assez sensible et un bon état général, mais avec une tuberculose rénale toujours en évolution. Or, le rein présentait à l'opération, à côté de lésions anciennes ulcéro-caséeuses, un semis de granulations récentes ; et cette jeune fille est une de celles qui a fait après l'opération une tuberculose péritonéale dont elle a guéri.

J'ai vu d'autres fois, des lésions de même genre sur des reins enlevés par moi et soumis à ce traitement. Aussi cherché-je toujours depuis à m'opposer à l'administration de ces injections qui n'ont jamais guéri une tuberculose quelconque, qui n'ont jamais empêché l'aggravation, et ont peut-être favorisé l'extension.

L'analyse précédente vous a montré la série des accidents qui peuvent se produire à la suite d'une néphrectomie.

La caractéristique commune de ces accidents est de déterminer *la fièvre*. L'hyperthermie est le symptôme principal et commun par lequel elles se révèlent d'abord à nous ; qu'il s'agisse d'une infection chirurgicale ou d'une poussée de tuberculose il y a toujours, et il n'y a souvent qu'une élévation de température pour traduire ces deux complications.

Il y a donc grand intérêt à reconnaître l'origine de la fièvre, car à une fièvre d'origine chirurgicale une application pratique, l'ablation d'un fil, l'ouverture d'un hématome, doit correspondre ; à une fièvre par tuberculose correspondra un pronostic plus sombre et une thérapeutique différente.

Mais à ce point de vue deux catégories sont à établir suivant que les malades avaient ou non de la fièvre avant l'opération.

A. — *Il y a des malades qui viennent à l'opération avec de la fièvre ;* et ceux là continuent parfois à avoir de la température après la néphrectomie.

La fièvre peut continuer pendant des jours et quelquefois des mois sans que l'état général s'aggrave nécessairement et sans que le pronostic de cette fièvre soit forcément mauvais immédiatement et à distance.

Voyez par exemple la courbe de température de ce malade opéré en pleine fièvre pour une pyonéphrose tuberculeuse gauche, secondaire, infectée ; il continue, trois mois après la néphrostomie, à faire de la fièvre, une fièvre rémittente et continue et peut-être parce que le rein ne se vide pas complètement.

Alors devant la persistance de cette fièvre, je me décide à pratiquer tout de même la néphrectomie secondaire. Voici sa courbe ; pendant trois mois encore vous voyez la même fièvre continuer dans les mêmes conditions.

Cette température qui persiste après la néphrectomie secondaire pour pyonéphrose tuberculeuse ne comporte pas un pronostic mauvais, elle n'a pas empêché la guérison complète du malade.

B. — Mais *il y a des malades*, et c'est le plus grand nombre, *qui viennent à l'opération sans fièvre*, et c'est chez ceux là qu'il y a intérêt à préciser la cause d'une hyperthermie qui se développe immédiatement après la néphrectomie ; si elle dure un jour ou deux, elle ne comporte aucune importance, mais si elle persiste au-delà de 8 jours et plus, il s'agit de savoir à quoi penser.

D'abord il faut penser à un hématome suppuré. Cherchez même dans la profondeur, s'il n'y a pas une collection profonde de sang, à laquelle serait due l'infection, et s'il n'y a rien aujourd'hui, recherchez dans les jours suivants partant toujours de ce principe, que *toute fièvre est commandée avant tout par une infection locale.*

Mais ceci n'est admissible que pendant une période d'un mois à 5 semaines ; après, il n'est plus possible d'attribuer la fièvre à la plaie lorsque celle-ci se montre nette, pure, sans induration, sans douleur.

Et alors c'est le cas d'attribuer cette fièvre à une extension de la tuberculose. Et il faut chercher minutieusement dans les poumons, dans la plèvre, dans le péritoine, la raison de cette température.

Il y a toujours lieu d'attribuer à une extension tuberculeuse, soit du côté des poumons, soit du côté du péritoine ou de la plèvre, la fièvre post-opératoire qui n'est pas expliquée par une suppuration de la plaie. Même si on ne trouve rien, ce n'est pas une raison pour éliminer la poussée de tuberculose latente.

D'ailleurs chez ces malades le pronostic reste malgré la fièvre, favorable ; ces localisations secondaires finissent toujours par s'éteindre d'elles-mêmes, elles ne sont pas empreintes d'une haute gravité.

Telle est Messieurs, la complexité des problèmes qui se posent au lendemain de la néphrectomie. J'espère qu'à l'aide des indications que je vous ai données, vous pourrez vous orienter un peu plus clairement au milieu des préoccupations qui s'offrent au malade et au chirurgien dans les suites opératoires.

LITHIASE

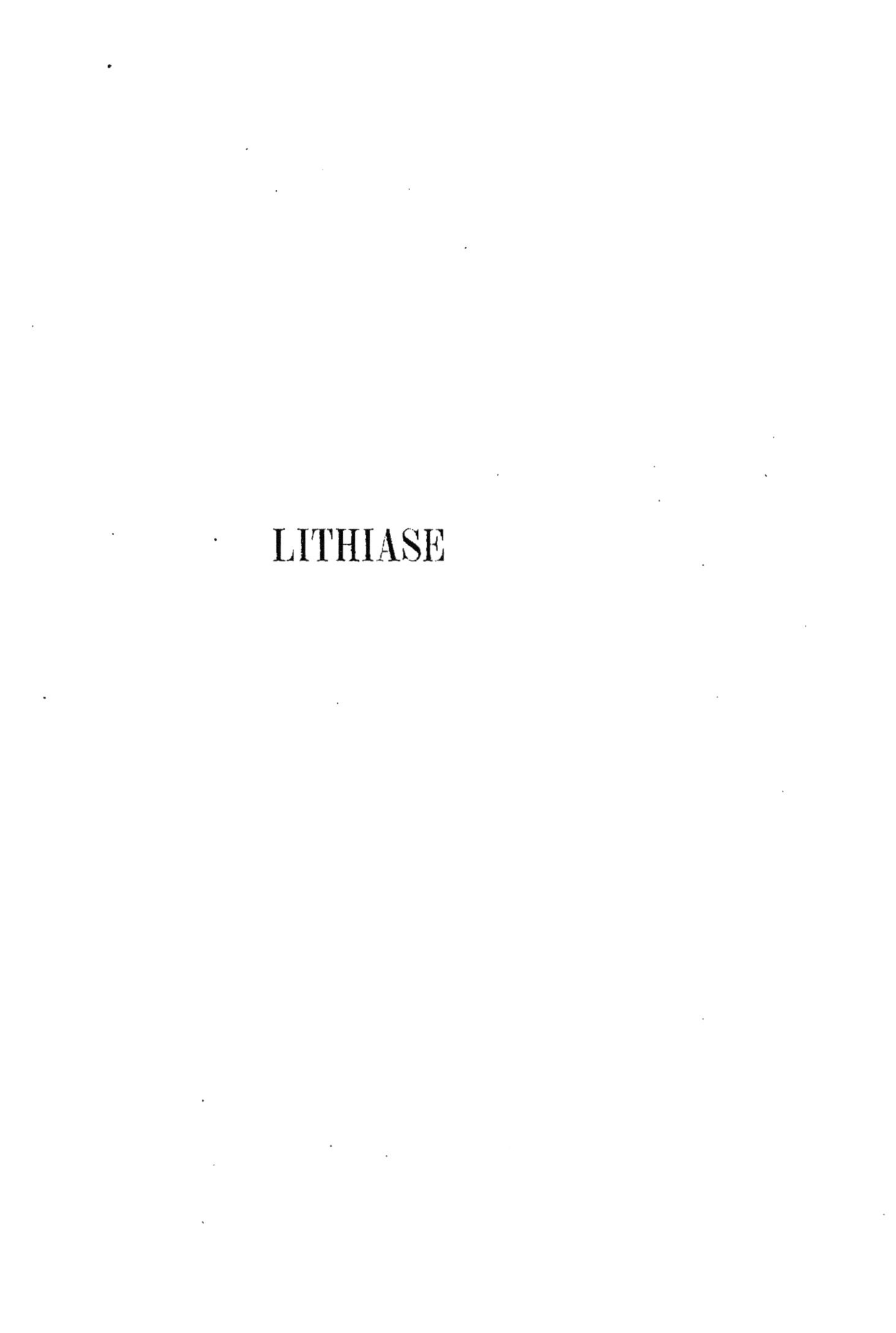

X

LES LOCALISATIONS MULTIPLES ET SIMULTANÉES DE LA LITHIASE

Messieurs,

Dans l'appareil urinaire, la maladie calculeuse, affecte souvent plusieurs localisations concomitantes. Nés dans le rein au niveau des calices, sous l'influence d'une cause encore mal définie, les calculs se répandent de haut en bas dans l'appareil urinaire et s'arrêtent dans le bassinet, dans l'uretère ou dans la vessie, pour subir dans ces localisations secondaires une augmentation progressive de volume.

Au point de vue *pathogénique*, il est facile de comprendre et d'expliquer ces localisations multiples ; au point de vue *clinique*, il est facile de les reconnaître grâce aux symptômes particuliers que développent dans chaque organe les localisations du calcul.

Mais au point de vue *pratique*, la nécessité de plusieurs opérations à combiner impose au chirurgien des difficultés différentes pour chaque cas, mais toujours complexes.

Nous avons vu dans ces derniers temps plusieurs malades qui présentaient de ces localisations multiples et simultanées de la lithiase urinaire, et je voudrais aujourd'hui développer leurs observations pour vous montrer quels sont les différents problèmes qui sont soulevés à cette occasion, et quelle est la solution à y apporter suivant qu'il s'agit 1° de *calculs du rein et de la vessie ;* 2° de *calculs du rein et de l'uretère ;* 3° de *calculs des deux reins.*

I

1° *Calculs du rein et de la vessie.* — C'est un des cas les plus simples qui puisse se présenter, et peut-être aussi un des plus fréquents.

Il est en effet tout naturel que le calcul qui s'est formé dans le rein laisse descendre dans la vessie les poussières de sa surface. Elles s'y localisent et deviennent un jour ou l'autre le noyau d'un calcul volumineux.

Voici par exemple un malade qui nous a présenté ce premier type de localisations multiples.

Il s'agit d'un soldat entré le 5 juillet 1917 dans notre salle Laugier et couché au 41 bis.

Cet homme qui faisait campagne depuis le début de la guerre a été évacué du front pour des hématuries.

Ces hématuries étaient abondantes, intermittentes et terminales. Elles étaient nettement provoquées par l'exercice ; elles se répétaient à intervalles variés avec les mêmes caractères.

Le malade souffrait en même temps de douleurs dans le ventre et dans les reins. Et ces douleurs, fait significatif, étaient calmées par le repos. Les urines étaient très troubles et légèrement rouges. Et c'est pour ces troubles que ce malade fut reconnu inapte au service armé et envoyé à l'arrière.

A l'examen, nous avons constaté le trouble des urines, la fréquence des mictions le jour et la nuit ; la sensibilité assez marquée de la vessie à 120 cc. et à l'introduction de la sonde, nous sentons un contact calculeux très net.

La cystoscopie montrait dans une vessie rouge et congestionnée un calcul de dimensions très importantes, car on ne pouvait l'obtenir tout entier dans le champ du cystoscope.

La radiographie nous montre à son tour, un très gros calcul d'un diamètre de 4 cm. localisé en arrière du pubis.

Elle montrait en outre, dans le rein gauche, un énorme calcul, coralliforme, remplissant le bassinet et les calices.

Le rein opposé ne présentait heureusement aucune tache (fig. 12).

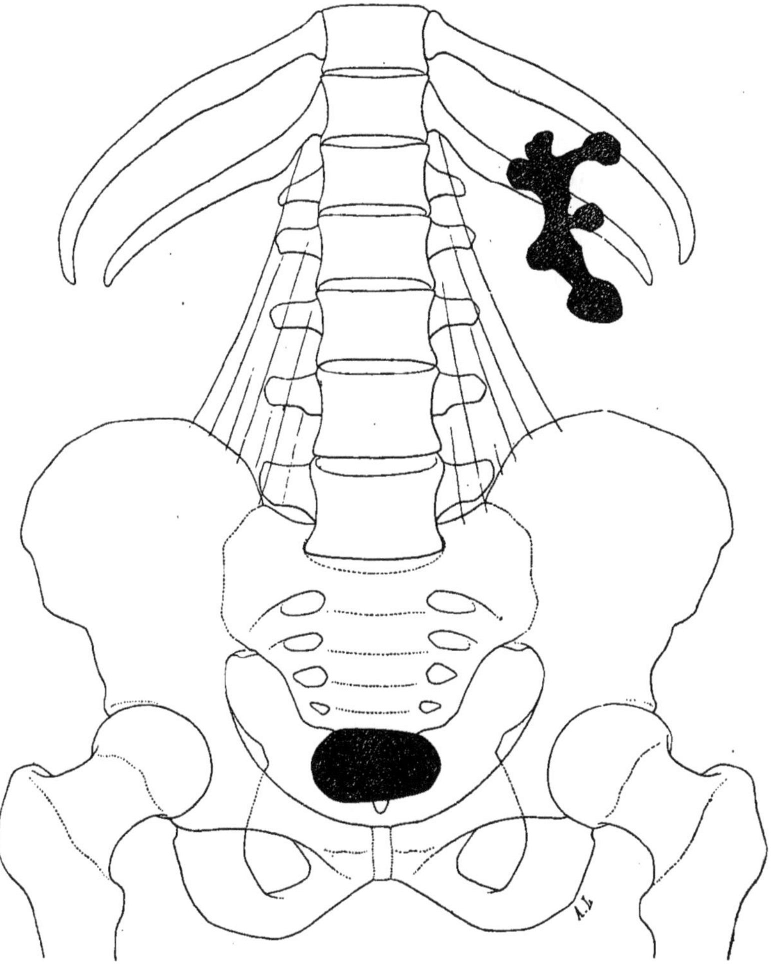

Fig. 12. — Calcul du rein gauche et de la vessie. Schéma radiographique.

Nous avons fait chez ce malade la recherche de la constante, elle a donné le résultat suivant :

Az. . . . 0,50 K. . . . 0,131

Et pourvu maintenant des éléments nécessaires au diagnostic, je n'avais plus qu'à prendre la détermination opératoire nécessaire.

Deux opérations dans la même séance, une pour la vessie, l'autre pour le rein, me parurent une mesure un peu excessive ; je décidai donc de procéder en deux temps, et comme le calcul vésical était par son volume justiciable de la taille ; je me décidai à procéder d'abord à son extraction et à m'occuper ensuite, dans une seconde opération du calcul rénal.

La taille fut pratiquée le 30 juillet 1917 par voie hypogastrique. Je trouvai un calcul friable et mou qui à la rigueur aurait pu être broyé par la lithotritie.

Je mis un drain pendant quelques jours dans la vessie, et le malade se remit assez rapidement.

Au mois d'octobre, il était en état de subir la deuxième opération, l'extraction du calcul du rein ; l'opération de ce côté me paraissait devoir conduire à la néphrectomie ; dans ces grands calculs du rein étendus à tous les calices et bassinet, l'opération la plus simple est bien la néphrectomie. L'ablation du calcul seul, en pareille circonstance laisse un rein tailladé, mutilé et toujours apte à la récidive.

Donc le 24 octobre, je faisais la néphrectomie gauche sous anesthésie à l'éther. Le rein très augmenté de volume ne fut pas ouvert. L'uretère fut lié après cautérisation suivant ma technique habituelle, et l'opération s'effectua en somme dans de très bonnes conditions. Le malade eut un peu de température à la suite, mais pour quelques jours seulement, et le 2 novembre la recherche de l'azotémie et de la constante nous donna le résultat favorable que voici :

Azotémie. . . . 0,52 Constante. . . . 0,111

L'opération avait donc amélioré sensiblement le fonctionnement du rein conservé et le malade pouvait quitter le service dans des délais normaux ; je l'ai revu depuis et il se maintient en très bon état.

Le silence, bien connu d'ailleurs, de ces calculs du rein

permet facilement de les méconnaître chez les malades qui ne présentent qu'un calcul vésical et chez lesquels on ne fait pas la radiographie. C'est ce qui m'est arrivé chez ce prêtre que je vous ai montré récemment et dont l'histoire comporte de ma part, une erreur d'appréciation.

En 1914 je lui avais fait une taille pour un gros calcul vésical : ce calcul semblait la raison unique des urines troubles qu'il présentait et de la cystite dont il se plaignait; il ne souffrait pas dans les reins, et rien n'avait attiré mon attention de ce côté.

Je n'avais donc pas fait faire de radiographie et après l'opération, lorsque la vessie fut fermée, les urines restèrent troubles et on dut prolonger pendant longtemps les lavages de la vessie. Malgré cela, malgré quelques séjours faits pendant les années suivantes à la Preste, les urines étaient toujours troubles et la santé de ce malade restait assez défectueuse.

Il me revint, il y a quelques semaines, et je vous l'ai montré à ce moment, avec un phlegmon périnéphrétique gauche. Les douleurs qu'il ressentait de ce côté avaient été à plusieurs reprises considérées comme causées par une scitiaque : mais peu à peu il avait vu sa température s'élever, puis son côté gonfler et sa peau rougir, et c'est pour tout cela qu'il revenait dans notre service.

J'ai ouvert moi-même cette suppuration péri-rénale et j'ai trouvé flottants au milieu de ce foyer des calculs du rein éliminés spontanément dans le tissu cellulaire périrénal.

Malgré l'état très défectueux dans lequel il se trouvait alors, ce malade a guéri et est actuellement en bon état, bien qu'il conserve un rein profondément altéré, sinon complètement détruit.

Voyez en tout cas comment l'erreur s'est glissée chez ce malade parce que en présence des symptômes exclusivement vésicaux j'ai eu le tort de ne pas faire la radiographie de tout l'appareil urinaire et de me contenter des indications données par le malade.

Il y a donc une notion à retenir de ces deux observations : c'est l'intérêt qu'il y a toujours à faire la radiographie de tout l'appareil urinaire chez les malades qui présentent un calcul vésical. La radiographie renseignera d'abord sur le volume du calcul vésical, mais elle montrera en outre parfois un calcul rénal dont aucun signe ne permettait de soupçonner la présence.

Une fois constatés les calculs dans la vessie et le rein, que faut-il faire ? Bien entendu, il faut opérer sur les deux organes, à moins de contre-indications formelles tenant à l'état général.

Mais faut-il faire les deux opérations dans la même séance ? Quelquefois la chose n'est pas impossible.

Je suppose un malade porteur d'un gros calcul du rein et d'un petit calcul vésical comportant une lithotritie ; pourquoi dans ce cas ne pas faire les deux opérations dans la même séance ?

Mais si l'opération du calcul vésical comporte la taille, il me paraît quelque peu imprudent de faire dans la même séance les deux opérations et je crois qu'il y a intérêt à mettre entre elles un certain intervalle.

Quelle sera alors la première opération ?

On peut indifféremment commencer par l'une ou par l'autre. Mais comme le calcul vésical donne des douleurs, il y a intérêt à débarrasser le plus tôt possible le malade de son calcul vésical pour mettre sa vessie au repos.

Je crois donc que la conduite que j'ai suivie chez mon premier malade est la bonne. D'abord faire la taille hypogastrique, pour enlever le calcul, ou la lithotritie si celle-ci était indiquée par les conditions du calcul, et ensuite après un certain délai, faire la néphrectomie ou la néphrolithotomie.

II

2° *Calculs du rein et de l'uretère.*

Quelles sont les éventualités qui nous sont offertes par les calculs simultanés du rein et de l'uretère ?

Voici tout d'abord l'observation d'un officier serbe chez lequel j'ai été amené à enlever un calcul du rein et un autre de l'uretère.

Agé de 55 ans, il souffrait depuis longtemps du côté droït par crises intermittentes d'une durée de quelques jours ; dans l'intervalle les urines restaient uniformément troubles et pâles, il n'y avait pas d'hématurie.

Bien que la palpation du rein ne dénotât aucune augmentation de volume du rein, je pensais à un calcul et fis faire une radiographie.

Celle-ci nous montra dans la cavité pelvienne à droite, une tache, dont la situation correspondait à celle d'un calcul urétéral ; en outre, il y avait dans le rein correspondant toute une série de calculs étagés dans les calices avec un autre plus important en forme d'entonnoir dans le bassinet (fig. 13).

L'opération était indiquée, le malade la réclamait : je me décidai à la faire après les explorations usuelles.

Le cathétérisme donna le résultat que voici :

		Rein droit	*Rein gauche*
Eau		213	505
Chlorures	Concentration	1,5	1,9
	Débit	0,25	0,51
Urée	Concentration	9,2	10,4
	Débit	0,79	1,78

Rein droit	*Rein gauche*
Très nombreuses cellules épithéliales, très nombreux leucocytes ; pus abondant ; nombreux microbes prenant le Gram ; pas de bacilles de Koch.	Nombreuses cellules isolées et en plaques ; nombreuses hématies, pas de bacilles ; très nombreux microbes.

Il y avait donc une déficience très marquée du rein droit dans lequel la radiographie montrait les calculs.

J'ai fait la recherche de la constante et voici ce qu'elle donna :

Az. . . . . 0,53 K. 0,117

Dans ces conditions, malgré l'altération des reins l'opération était possible, mais je pensais qu'il y avait intérêt à procéder en deux temps.

Le 10 novembre 1916, je pratiquais à droite la néphrectomie d'un rein très abaissé et mobile et dont les cavités étaient bourrées de calculs. L'uretère au-dessous était

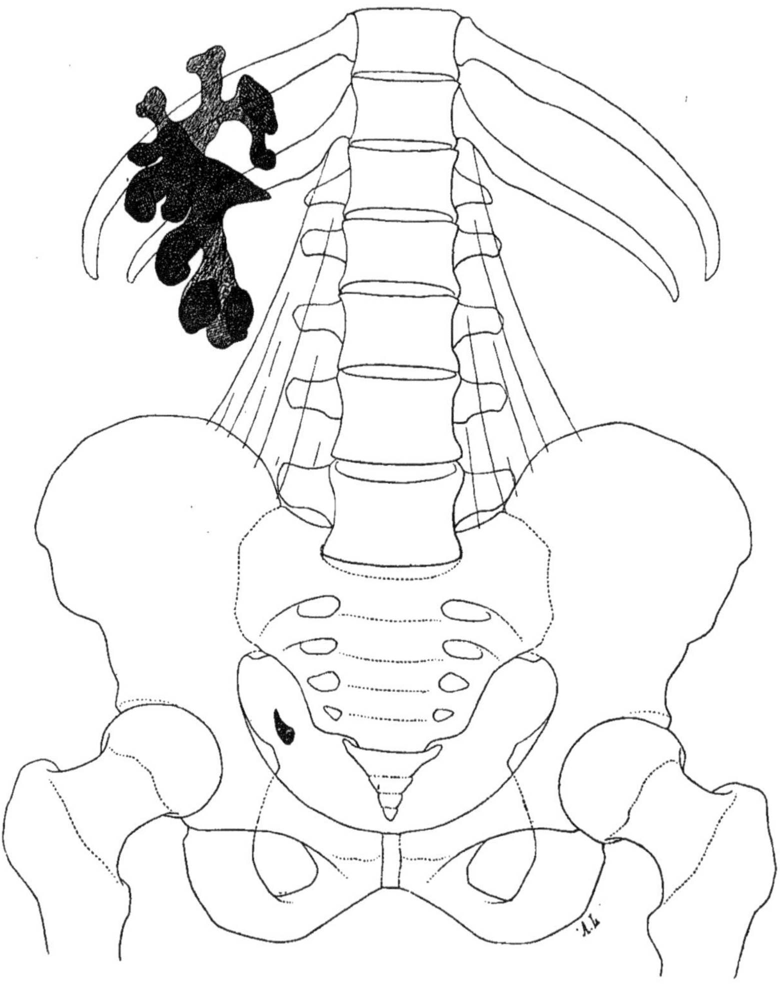

Fig. 13. — Calculs du rein et de l'uretère droits. Schéma radiographique.

légèrement dilaté ; je le liai après cautérisation, et l'opération fut terminée sans drainage. Les suites en furent très simples, et le malade se remit très rapidement.

Le 16 décembre 1916, je pouvais lui faire le second temps, c'est-à-dire l'opération du calcul urétéral. A l'aide d'une incision iliaque, je découvrais l'uretère dans sa traversée pelvienne, et trouvais le calcul à 4 cm. de la vessie : je le fis remonter dans une partie plus accessible de l'uretère, j'incisai le conduit longitudinalement sur la saillie du calcul : je retirai le corps étranger, l'uretère ne fut pas suturé, et la plaie fut fermée, sans drainage puisqu'il n'y avait pas à craindre l'écoulement de l'urine.

Les suites de l'opération furent très favorables ; le malade se remit très rapidement et put au mois de janvier 1917 être envoyé en convalescence dans un hôpital du Midi.

Depuis, les urines sont restées légèrement troubles, et des lavages furent pratiqués afin de désinfecter la vessie.

Dans ces calculs de l'uretère et du rein, plusieurs éventualités sont à envisager.

1° Voici d'abord un premier cas : le calcul rénal et le calcul urétéral ne sont pas situés du même côté. Je n'ai pas actuellement d'observation de ce genre, mais nous pouvons considérer la conduite à tenir dans ce cas : elle n'est pas douteuse. C'est à l'uretère qu'il faut aller tout d'abord.

Il y a en effet le plus grand intérêt à libérer le conduit urétéral du côté où le rein sera conservé, pour se permettre de faire ensuite sur le rein qui va être opéré tout ce qu'il sera nécessaire.

Dans ce cas, par conséquent, tout est très simple.

2° Voici un second cas : c'est celui dont notre observation est un exemple et dans lequel les calculs siègent du même côté. Mais ici encore plusieurs éventualités sont à envisager, d'où dépend pour le chirurgien une attitude différente.

a) Si le calcul urétéral siège dans la partie lombaire de ce conduit, il est évident que l'uretère pourrait être abordé, et le calcul urétéral extrait par la même incision qui con duit au rein.

Il n'y a place ici que pour une opération unique, réno-urétérale.

b) Mais les deux calculs peuvent être assez éloignés. Alors on a le choix ou de faire une grande incision très longue pour aborder et enlever s'il le faut le rein et l'uretère, ou plutôt de faire deux incisions à distance l'une de l'autre si la néphro-urétérectomie n'est pas nécessaire. L'une de ces incisions est destinée au rein et l'autre à l'uretère ; on évite en les faisant le grand traumatisme d'une incision unique menée du haut en bas.

c) Et alors se pose la question de temps. Faut-il faire les deux opérations ensemble ou en deux temps ?

Cela dépend de l'état du malade : c'est une question d'espèces. Je pense qu'en général il vaut mieux les faire en deux temps : on diminuera ainsi la gravité de l'opération et le malade se trouvera dans des conditions plus favorables pour y résister.

Il faut aussi envisager les volumes relatifs des calculs de l'uretère et du rein. Ainsi un petit calcul rénal coïncidant avec un gros calcul de l'uretère, impose une attitude très précise ; il faut d'abord opérer le calcul de l'uretère pour rendre à ce conduit une perméabilité suffisante, et n'opérer qu'après coup le calcul du rein, afin de lui laisser, s'il est très petit, la facilité de s'en aller tout seul.

Au contraire à un gros calcul du rein et à un petit urétéral convient l'attitude que j'ai suivie chez notre malade ; j'ai fait l'opération du rein en premier et j'ai opéré après le petit calcul de l'uretère.

On peut se demander dans ce cas si l'opération de l'uretère est absolument nécessaire. Je ne saurais l'affirmer. Mais cependant un calcul ainsi localisé dans l'uretère est peut-être susceptible d'être encore douloureux, il est préférable d'en débarrasser le malade.

d) Enfin un dernier cas se présente, c'est celui de calculs très petits siégeant à la fois dans l'uretère et le rein ; on doit alors s'adresser d'abord au calcul de l'uretère pour rétablir la perméabilité du conduit et permettre au calcul du rein de s'éliminer spontanément.

Telles sont les différentes éventualités qui peuvent se présenter lorsque le calcul siège à la fois dans le rein et dans l'uretère.

Voyons maintenant celles que nous offrent les calculs bilatéraux des reins.

III

3° *Lithiase simultanée des deux reins.*

Lorsque les calculs sont localisés à la fois dans les deux reins, la maladie prend une importance et une gravité plus grandes. Cette localisation simultanée est particulièrement fréquente. Depuis que l'on fait les radiographies de tout l'appareil urinaire, on s'aperçoit que cette localisation existe dans un très grand nombre de cas.

Il y a quelques années, je comptais les observations de calculs doubles que j'avais eu l'occasion de voir.

Actuellement, il ne se passe pas de mois où je n'ai l'occasion d'observer quelques malades à la consultation qui présentent dans les deux reins des calculs plus ou moins volumineux.

La gravité de la lithiase en pareille circonstance dépend de plusieurs conditions :

1° La gravité tient d'abord à ce que, en général, dans la lithiase rénale double, la valeur fonctionnelle des reins est diminuée et le malade se présente à l'opération dans des conditions souvent défectueuses.

Il y a longtemps — c'était avant le cathétérisme de l'uretère — que j'ai remarqué cette gravité de l'opération sur un malade que j'ai opéré il y a quelques années et chez lequel des accidents d'anurie mortelle suivirent la deuxième opération.

Chez une autre malade, qui avait également des calculs dans les deux reins, l'opération fut d'abord pratiquée à gauche parce que de ce côté les douleurs étaient très vives : je fis la néphrolithotomie ; la réaction consécutive à l'opération fut très violente, bien que l'opération ait été aussi simple et aussi correcte que possible. Le lendemain le pouls était petit, la température au-dessous de la normale à 36°3, les urines rares ; les vomissements furent incessants et ne cessèrent qu'au bout de quelques jours. La malade resta ainsi quelque temps en péril et j'eus les plus grandes peines à la tirer d'affaire. La seconde opération fut cependant pratiquée par moi quatre mois après la première ; le rein droit était très altéré, atteint de périnéphrite avec péripyélite : il contenait un gros calcul.

Contrairement à mes prévisions, les suites de cette opération furent très simples. Malgré cela, je portai chez cette femme un pronostic très sombre pour l'avenir, elle quitta l'hôpital en très bon état, mais un an après on me la ramenait en coma urémique avec anurie. A l'autopsie, nous trouvions les deux reins perdus avec des calculs phosphatiques de nouvelle formation dans les deux bassinets.

Et cette observation, que je ne fais ici que résumer, montre bien les dangers d'un traumatisme opératoire sur ces malades, même quand il est suivi de guérison, et ce n'est qu'en dosant l'intervention qu'on peut arriver à rendre celle-ci supportable et efficace.

Je pourrais d'ailleurs multiplier ces exemples : sur un autre malade que j'ai opéré en ville cet été, une anurie de trente-six heures se produisit à la suite de l'ablation d'un calcul du rein droit, alors que le rein gauche était lui-même le siège de calculs et devrait être opéré plus tard. Le malade a guéri, mais une intervention bilatérale eût été incontestablement fatale.

Aujourd'hui nous avons avec la constante et le cathétérisme de l'uretère des facilités nouvelles pour apprécier d'une façon très exacte le fonctionnement global et comparatif des reins, et tout naturellement les indications chirurgicales trouvent en ces explorations une base très solide.

Chez quelques malades on trouve la fonction rénale sensiblement compromise et dans des conditions telles que l'opération se présente comme très dangereuse au premier abord. Mais il y en a aussi des malades chez lesquels malgré des calculs volumineux dans les deux reins, la fonction rénale se fait encore dans de bonnes conditions et la constante reste favorable.

Cela ne saurait nécessairement étonner, car l'altération des reins est progressive, mais à marche souvent très lente.

Cependant, même chez ces malades à constante favorable, la fragilité des reins reste grande et l'opération quelle qu'elle soit se présente toujours dans des conditions assez risquées.

2° Un deuxième facteur de gravité consiste dans la nature même de l'opération.

Pour les calculs bilatéraux des reins, l'opération à faire est la néphrolithotomie puisqu'elle assure la conservation du parenchyme rénal, mais cette opération comporte quelques dangers. D'abord elle compromet, dans une certaine mesure le fonctionnement du rein, mais en outre elle peut donner lieu, dans les jours qui suivent, à une hémorrhagie secondaire, de nature par son importance à conduire à la néphrectomie. Or, la néphrectomie est impossible en pareille circonstance, puisque l'autre rein est souvent incapable à lui seul d'entretenir l'existence.

Par ailleurs, la néphrectomie, qui serait peut-être l'opération indiquée du fait du volume du calcul, ne peut être appliquée puisque l'autre rein se trouve dans des conditions défectueuses. Il y a là une impasse dont il convient de souligner la gravité, et c'est une des raisons principales qui fait que chez les malades atteints de calculs volumineux des deux reins, il est souvent préférable de ne pas aborder l'opération.

3° Enfin un troisième facteur vient encore charger le pronostic éloigné de la lithiase double des reins ; c'est la perspective de la récidive dans l'avenir.

Même guéris par l'opération, les malades, en effet, ne restent pas toujours à l'abri des accidents. Sans doute l'hygiène, le traitement bien conduit diminuent dans une proportion sensible les chances de récidive, mais il est des malades qui, malgré toutes les règles de la plus extrême prudence continueront à refaire des calculs. J'ai cité plus haut l'observation de cette malade qui, un an après sa deuxième opération, vient à l'hôpital mourir d'anurie, et chez laquelle on trouve de nouveaux calculs à l'autopsie.

Un autre de nos malades, opéré en 1915, est déjà en récidive actuellement. Ces récidives atténuent donc dans une sensible mesure le bénéfice d'une opération à laquelle cependant les malades ne sauraient se soustraire.

Je vois en ce moment une malade opérée par Papin en 1914, pour de volumineux calculs du côté droit. Il y a aujourd'hui dans le rein deux calculs tout aussi volumineux que les premiers, et elle présente, en outre, du côté gauche des calculs également très volumineux et qui vont m'obliger à faire aujourd'hui la néphrectomie pour le rein droit.

Alors même que la récidive ne se produit pas, les malades ne sont pas de ce fait à l'abri du danger. Les lésions de dégénérescence continuent dans le rein leur progression après l'ablation du calcul, et insensiblement s'accentue la déchéance rénale qui peut conduire les malades à l'anurie.

Eclairés par ces notions générales, essayons maintenant de tracer d'une façon aussi pratique que possible la ligne de conduite à suivre.

Déjà il y a quelques années, dans une communication à l'Association Française d'Urologie, j'avais abordé cette question (1), et discuté à part les trois questions suivantes :

1° Faut-il opérer les deux reins ? 2° le principe de l'opération étant établi, faut-il opérer des deux côtés à la fois ? Et 3° à quel côté doit-on donner tout d'abord la préférence ?

Les deux premières questions sont aujourd'hui faciles à résoudre : il faut opérer les deux reins quand cela est possible. Mais ces précisions ne suffisent pas et il est indispensable d'entrer davantage dans les détails.

Les calculs doubles des reins se présentent au clinicien dans deux conditions différentes, suivant qu'ils provoquent ou non l'anurie.

1° Au cours de l'anurie, l'indication opératoire est formelle et presque immédiate : ici la vie est en danger et

(1) F. Legueu. Les calculs bilatéraux des reins. *XI*[e] *session de l'Association française d'Urologie. Congrès français d'Urologie* 1907, p. 562-569.

la nécessité d'une opération libératrice s'impose avant le quatrième ou le cinquième jour. Mais l'anurie représente un cas tout à fait à part dans l'histoire des calculs du rein, elle constitue une indication d'urgence et je ne puis et ne veux aujourd'hui envisager les éventualités qu'elle nous offre.

2° En dehors de l'anurie, les calculs doubles des reins se présentent à nous *à froid*, si je puis dire, c'est-à-dire sans une de ces complications impérieuses qui sont de nature à forcer immédiatement la main. Dans ces cas, les seuls que j'aie en vue en ce moment, plusieurs questions se posent, dont la solution ne manque pas d'être quelque peu délicate.

a) Les calculs bilatéraux sont multiples ou très volumineux.

Deux cas sont à envisager suivant que la constante est mauvaise ou bonne.

Dans les cas où la constante est mauvaise, il me paraît plus sage de ne pas tenter l'opération. J'ai vu ainsi dans ces derniers temps quelques malades chez lesquels la constante s'élevait à 0,180, 0,200 et qui, avec des calculs voluminaux dans les deux reins, et des calculs relativement bien supportés me paraissaient avoir plus à perdre qu'à gagner dans une opération (fig. 14).

Si, au contraire, la constante est bonne, l'opération peut être tentée.

b) Heureusement, il y a souvent inégalité entre les calculs des deux reins. Il y a d'un côté un très gros calcul ou des calculs disséminés dans le rein et de l'autre côté un tout petit calcul.

Alors le petit calcul pourra être enlevé sans que le rein soit par trop traumatisé. D'abord, la pyélotomie sera peut-être suffisante. Et même si le rein doit être incisé, l'incision sera minime, le traumatisme limité, et le pronostic par conséquent favorable.

Dans ces conditions, voici la conduite que j'adopte.

L'opération est faite en deux temps, à plusieurs semaines d'intervalles et ainsi le malade a tout le temps de se remettre complètement de la première opération.

En outre, je commence par le rein le moins malade, c'est-à-dire par celui qui a le calcul le plus petit, et qui sera probablement justiciable de la pyélotomie

Je veux, en effet, sauver tout de suite le rein le meilleur, celui qui contribuera le plus et le plus longtemps à entretenir l'existence Je veux en outre être à même de faire

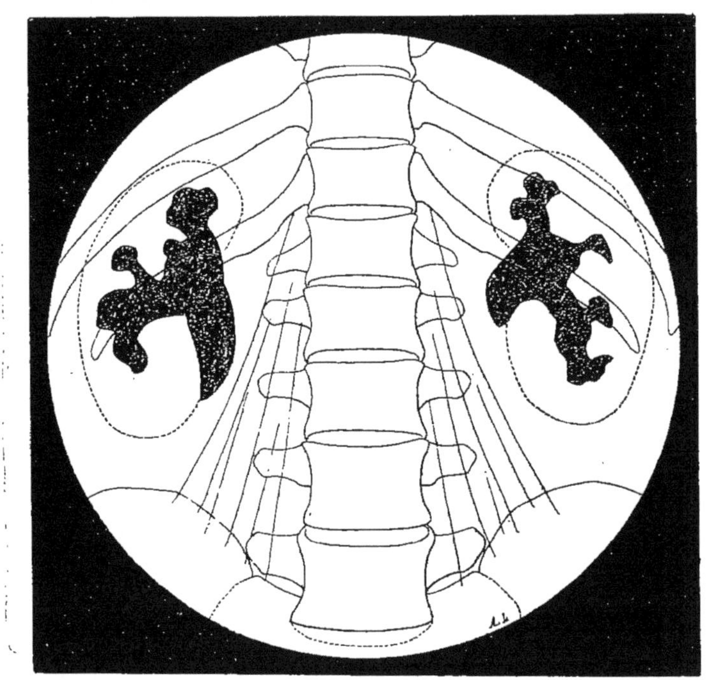

Fig. 14. — Calcul des deux reins avec une constante de 0,18°. Abstention opératoire.

pour le rein le plus malade tout ce que comportera son état, voire même la néphrectomie.

Ainsi un calcul petit, qui se montre mobile aux radiographies successives, doit être opéré le premier ; il peut en effet s'engager dans l'uretère, obturer au moins ce conduit, et au cas où l'autre rein serait opéré le premier, l'oblitération de l'uretère du côté non opéré pourrait entraîner l'anurie et causer une complication mortelle ou très dangereuse à la suite de la néphrolithotomie.

Un de mes malades avait à gauche treize calculs latents : il n'en avait jamais souffert, et la radiographie qui cherchait des calculs à droite, avait révélé dans ce rein gauche des lésions plus étendues et plus graves qu'on ne les soupçonnait à droite.

Et, tout au contraire, de ce côté, on ne trouvait qu'un tout petit calcul, dont le malade avait beaucoup souffert, mais dont il ne souffrait plus du tout actuellement. Et quand il s'agit de choisir le côté à opérer le premier, le malade, frappé par le volume et le nombre des calculs que contenait son rein gauche, demandait à être opéré d'abord de ce côté.

Je ne fus pas de cet avis : le calcul unique du rein droit était petit et mobile. Je craignais qu'il ne s'engageât dans l'uretère pendant ou après l'opération du rein gauche et je demandai à opérer à droite tout d'abord en motivant ma décision.

A l'opération du rein droit, je trouvai en effet le calcul engagé dans l'uretère qu'il obturait en partie ; je le remontai aisément dans le bassinet et pus l'extraire facilement. Si j'avais procédé autrement, j'aurais eu certainement à combattre des accidents d'obstruction urétérale à droite.

Lorsqu'au contraire, trois mois après, le malade fut tout à fait remis de cette première opération, je pus en toute sécurité opérer le second rein. Les treize calculs furent enlevés et le malade guérit définitivement.

Faute d'avoir procédé ainsi, j'ai dû sur un de mes malades, pratiquer trois opérations alors que deux auraient suffi. Voici cette observation :

Un malade de trente-neuf ans avait des douleurs, sans hématuries, à droite, depuis plusieurs années. Les urines étaient troubles, nettement purulentes ; le rein droit était augmenté de volume. A gauche il n'y avait ni douleurs, ni augmentation de volume. Je fis faire une radiographie, elle me montra des deux côtés des taches qui indiquent des calculs doubles des reins.

J'opère à droite d'abord parce que de ce côté les douleurs ont toujours existé, et parce que le cathétérisme m'a montré que ce rein suppure alors que l'autre donne des urines claires. Mais, à l'opération du côté droit, je trouve deux calculs dans le bassinet dilaté d'une pyonéphrose de gros volume, et par ailleurs un rein si altéré que la néphrectomie se serait imposée si j'avais été sûr de l'intégrité anatomique de l'autre côté. Je n'ose donc enlever ce rein : je me contente d'une néphrectomie, me réservant de revenir plus tard sur ce rein, s'il y a lieu, après l'opération du rein gauche.

Quelques mois plus tard, j'opère le rein gauche ; j'y trouve un seul calcul inclus dans le parenchyme, mais faisant saillie à la surface du rein. Le rein est sain en apparence ; je le conserve, et le malade guérit simplement.

Mais trois mois plus tard, le malade me revient souffrant à nouveau de son rein droit, et sûr désormais du rein gauche, je pouvais lui faire avec sécurité cette néphrectomie qui était déjà indiquée lors de la première opération et que je n'avais pas cru devoir tenter sans m'être assuré de visu de l'état anatomique du rein gauche.

La néphrectomie que j'ai pratiquée dans ce cas est très rarement indiquée dans la lithiase bilatérale ; le plus souvent, c'est la double néphrostomie qu'on pratiquera.

Lorsqu'à la suite de la première opération, le traumatisme a été trop considérable, il me paraît plus sage de ne pas tenter la seconde ; c'est ce que je ferai chez le malade dont voici l'observation.

Il s'agit d'une malade qui présenta une pyurie d'origine lithiasique avec des douleurs bilatérales.

La radiographie avait donné entre les mains de M. Maingot les renseignements que voici :

A droite, autour de l'apophyse transverse de la deuxième vertèbre lombaire droite, trois petites taches un peu foncées, mûriformes qui représentent des concrétions phospho-calcaires peu denses et peu chargées de sels de chaux.

La radiographie gauche montre : 1° un calcul du bassinet en forme d'Y, siégeant entre l'apophyse de la première et de la deuxième vertèbre lombaire ; 2° une tache foncée au bord inférieur du rein à 2 cm. au-dessus de l'extrémité inférieure de l'organe.

Le cathétérisme de l'uretère me montre que ce rein gauche était le meilleur.

		Rein droit	Rein gauche
Eau		43	287
Chlorures	Concentration	3,9	5
	Débit	0,09	1,22
Urée	Concentration	8,1	9
	Débit	0,30	2,48
Albumine		1 gr.	0,40

Rein droit	Rein gauche
Très nombreuses cellules isolées ; quelques cellules épithéliales. Nombreuses hématies, très nombreux leucocytes ; pus très abondant, pas de bacilles de Koch. Très nombreux microbes genre colibacilles.	Nombreuses cellules isolées en plaques ; rares cellules épithéliales ; nombreuses hématies, nombreux polynucléaires ; pas de bacilles de Koch. Pus abondant. Nombreux microbes genre bacilles.

Dans ces conditions je pratiquai d'abord l'opération à gauche, fidèle à mon principe qui consiste à opérer d'abord le rein le meilleur.

J'enlevai par pyélotomie le plus gros calcul, mais il me fut impossible d'enlever le plus petit sans faire une incision supplémentaire du rein.

Le rein, d'ailleurs, m'apparut comme très altéré, bosselé, irrégulier, dilaté légèrement, et c'est cependant celui qui donnait le fonctionnement le meilleur.

Or, à la suite de l'opération la réaction fut extrêmement intense, et pendant deux jours le malade fut en anurie.

Il fallut pratiquer des injections de sérum hypertonique intra-veineuse, et grâce à elles le malade se remit.

Mais, dans ces conditions, je crois préférable de ne pas tenter de suite l'opération à droite.

Si de ce côté, en effet, j'étais conduit à la néphrectomie, le malade serait obligé de vivre avec ce rein gauche, qui ne paraît pas capable, dans l'état où je l'ai vu, d'entretenir l'existence. Il y a donc des cas où il faut savoir s'abstenir.

XI

LES ALTÉRATIONS DU REIN PROVOQUÉES PAR LES CALCULS DE L'URETÈRE

Messieurs,

En ouvrant pour aujourd'hui le chapitre des calculs de l'uretère, je ne veux aborder qu'un point; je ne veux vous parler que des altérations rénales qu'ils provoquent et j'envisagerai ces altérations au triple point de vue de l'*anatomie pathologique*, de la *clinique* et de la *thérapeutique*.

I

Nous avons, en ce moment, dans nos salles, deux malades chez lesquels se pose de façon angoissante ce problème des altérations rénales au cours des calculs de l'uretère.

C'est une malade qui nous vient pour une pyonéphrose droite : elle présente un gros rein, dans son bocal nous voyons 2 cent. de pus. La radiographie nous montre le calcul classique, en amende, enclavé dans l'uretère correspondant, au niveau de la traversée pelvienne.

Le diagnostic est donc très simple : il s'agit ici d'un calcul de l'uretère avec pyonéphrose consécutive.

La difficulté commence avec le traitement. Qu'allons-nous faire ? Devons-nous enlever ce calcul et laisser le rein ? Mais alors que deviendra la pyonéphrose ? Devons-nous au contraire enlever le rein suppuré ? Mais alors quelle conduite tenir par rapport au calcul ?

Vous trouvez peut-être plus juste d'enlever le rein et le calcul uretéral à la fois. Mais cette femme a une constante de 0,150 et une azotémie de 0,65.

En outre, elle a 55 ans et elle est très grosse. L'opération se présente ainsi comme une sérieuse affaire et pleine de responsabilités. Et vous apercevez tout de suite les difficultés pratiques de ces altérations rénales provoquées par les calculs de l'uretère.

Ces difficultés sont loin d'être exceptionnelles. Ainsi à côté de cette malade, en voici un autre tout aussi difficile. Il s'agit de ce malade de la salle Velpeau n° 7 : quelques douleurs qui se transmettaient dans le flanc gauche étaient la raison de son hospitalisation ; il avait en outre, des urines troubles.

Nous faisons une radiographie ; elle nous montre dans la région pelvienne les deux taches énormes que je vous présente (fig. 15). Je pensais tout d'abord qu'il s'agissait d'un calcul de l'uretère, mais ces taches étaient si larges, si volumineuses, si bizarrement situées ; elles formaient entre elles un coude si accentué et si peu explicable avec les calculs de l'uretère que j'avais quelques hésitations. Nous avons fait les explorations complémentaires : la cystoscopie, le cathétérisme de l'uretère, et nous avons fini par éliminer toute autre hypothèse, comme celle d'une vésiculite, et nous avons définitivement accepté le diagnostic de calculs volumineux de l'uretère.

J'opère sur cette donnée : je fais l'incision iliaque gauche. Je découvre une masse calculeuse, formée de deux fragments juxtaposés en angle : il y a d'abord un calcul énorme en massue et je l'enlève facilement par incision de l'uretère, mais, pour avoir l'autre calcul, j'éprouve les plus grandes difficultés, car il est en situation oblique par rapport au premier et se mobilise sous des tractions que j'exerce sur lui. Je finis tout de même par le faire basculer : l'uretère qui le contenait était extrêmement dilaté ; la dilatation de l'uretère atteignait au moins le volume d'un humérus et le rein correspondant devait être certainement très altéré. Je ne pouvais faire plus dans cette première séance ; je ne voulais faire à ce moment que le

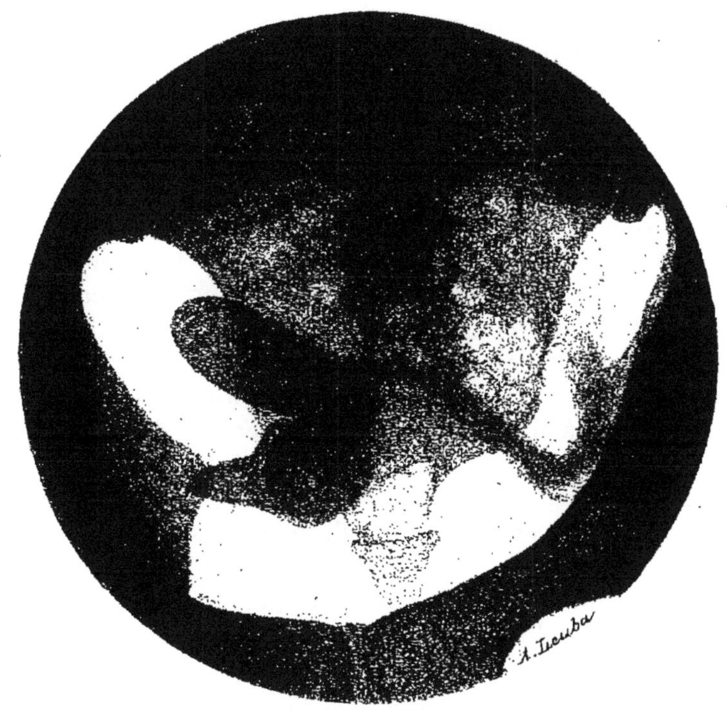

Fig. 15. — Calculs pelviens de forme et de position exceptionnelles.

premier temps seulement, le temps urétéral de l'opération, et je me propose d'intervenir plus tard sur le rein, s'il le faut.

Ainsi il y a donc bien une question « *rénale* » posée par les calculs de l'uretère. Elle est embarrassante parfois au point de vue thérapeutique et, pour la trancher, il faut être documenté par l'anatomie pathologique et la clinique.

II

Au point de vue *anatomique*, je vous rappelle que trois séries d'altérations jouent ensemble ou isolément dans un rein dont l'uretère est pourvu de calculs. Il y a des lésions qui sont concomitantes : ce sont les calculs, et des lésions qui sont consécutives ; ce sont la dilatation et l'infection.

Il y a des lésions *concomitantes :* il est, en effet, fréquent de voir des localisations simultanées de la lithiase dans le rein et dans l'uretère, et j'ai traité une autre fois ce sujet intéressant (voir p. 134).Je vous renvoie à cette clinique pour les détails concernant cette localisation commune. Il est courant de voir un gros calcul dans le rein et un petit calcul de l'uretère.

Mais il y a aussi dans le rein des altérations *consécutives* et dues à la seule présence du calcul dans l'uretère. Ce sont des lésions de dilatation et d'infection. La dilatation est une conséquence fatale des calculs de l'uretère. Au bout d'un certain temps l'infection s'ajoute toujours à la dilatation.

Mais la dilatation prédomine parfois sur l'infection, et vous pouvez le voir sur quelques pièces de notre musée ; vous y verrez des uretères dont le diamètre atteint celui d'un humérus et dans lesquels la part de l'infection est relativement minime.

La dilatation peut aussi faire place à l'atrophie du rein, comme sur ce rein atrophié autour d'un calcul du bassinet, alors qu'il y avait, par ailleurs, un calcul dans l'uretère.

Sur cette autre pièce, les calices sont au contraire très dilatés ; le parenchyme rénal est partout très aminci. C'est le type de l'hydronéphrose calculeuse. Voilà les lésions essentielles, logiques que peut déterminer un calcul de l'uretère.

Toutes ces lésions quelles qu'elles soient, sont naturellement proportionnelles à la durée du calcul dans l'uretère. Elles sont aussi en rapport avec l'obstruction que le calcul produit par son volume. Elles sont peut-être aussi inflencées et aggravées par des manœuvres intempestives, ten tées pour favoriser l'expulsion du calcul.

J'ai vu ainsi un malade mourir de ces lésions indirectes et secondaires. Je l'opérai pour un calcul de l'uretère, mais je trouvai des altérations considérables, une périurétérite intense qui rendit très difficile la découverte et l'ablation du calcul ; il y avait en outre au-dessus un rein suppuré qu'il a fallu ouvrir.

Le malade a succombé : les lésions compliquées que la présence prolongée du calcul dans l'uretère avait occasionnées ont été la cause des difficultés insurmontables rencontrées au cours de l'opération et, indirectement, de la mort. Je suis convaincu que des tentatives multiples et répétées d'extraction du calcul par les voies naturelles avaient aggravé ces lésions et augmenté sensiblement les difficultés et les dangers de l'opération.

Il y a donc des inconvénients à vouloir quand même forcer un calcul à sortir de l'uretère et à prolonger, sans le vouloir, l'obstruction dangereuse que réalise le calcul par sa présence.

Si donc nous avons le droit d'espérer toujours qu'un calcul peut s'éliminer spontanément, il y a à cette espérance un revers : les altérations du rein au-dessus du calcul sont proportionnelles à la durée de son séjour dans l'uretère : en tergiversant, on prolonge la durée de l'obstruction et on laisse les lésions s'aggraver.

En présence d'un calcul de l'uretère, il faut donc chercher à connaître le degré des altérations du rein ; il faut savoir si elles existent, si elles sont encore légères et transitoires ou au contraire importantes et définitives. De ces notions découle l'attitude à prendre, l'expectation ou l'intervention.

Mais, avons-vous des moyens cliniques de trancher cette question importante ?

III

Vous avez d'abord *l'objectivité*, c'est-à-dire l'augmentation de volume du rein et si le palper vous dénote une grosse tuméfaction, c'est qu'il est sérieusement distendu. Mais le rein peut être dilaté sans que vous le sentiez : c'est la tension seule qui le révèle au palper et, dans l'intervalle de ses crises, un rein distendu peut passer inaperçu.

Quand donc vous voyez un rein très gros surmonter un calcul uretéral, vous pouvez conclure qu'il est très altéré. mais vous ne pouvez pas conclure qu'il est indemne quand vous ne le sentez pas.

Vous avez ensuite la *radiographie ;* elle est indispensable, mais elle ne vous donnera rien d'autre que la notion des calculs ; vous ne verrez ni la destruction de sa cavité, ni l'amincissement de son parenchyme.

Il y a aussi le *cathétérisme de l'uretère*, mais, pour savoir si le rein est dilaté ou non, il faut aller jusqu'à lui en passant au-dessus de l'obstacle, recueillir ses urines et connaître sa valeur fonctionnelle. Si vous ne passez pas au-dessus du calcul, la sonde laissée à demeure dans l'uretère ne restera pas toujours en place ; elle tombe dans la vessie et votre cathétérisme perd toute valeur. Quoiqu'il en soit, il faut toujours essayer d'obtenir, avec le cathétérisme uretéral, des notions qui peuvent parfois être précieuses, comme celles de la présence de pus, comme la récolte d'une urine pauvre en concentration.

Au-delà que reste-t-il ? Il reste la *clinique.* Mais nous sommes ici en présence d'un paradoxe très troublant : à la douleur de la tension s'oppose le silence des distendus.

Ainsi, quand le rein meurt par distension, il fait souffrir ; les crises se succèdent, s'ajoutent les unes aux autres, tant que la pression met en jeu l'élasticité et force la dilatabilité du bassinet ; puis un jour le rein entre dans le silence : c'est qu'il est dilaté. A partir de ce moment l'hydronéphrose est constituée ; la dilatation est définitive et la douleur cesse. Ainsi, chez le malade dont je parlais tout à l'heure, la douleur avait disparu dans les derniers mois, et j'avais immédiatement pensé que le rein était perdu : sur ce point, je ne m'étais pas trompé. Défiez-vous donc du silence rénal après les phases bruyantes de colique néphrétique ; ce silence est particulièrement redoutable.

Je n'ai pas encore parlé de la *constante*. C'est qu'elle ne peut rien dire ici que de très indirect ; elle traduit l'insuffisance des reins et non d'un rein, et ici je cherche beaucoup plus l'altération d'un rein que l'insuffisance de l'autre.

Tels sont les éléments qui nous permettront d'être fixés sur l'état du rein dont l'uretère contient un calcul. Ils sont très précaires, je le reconnais, et c'est à l'opération qu'il conviendra, le plus souvent, de préciser tout ce que les notions cliniques n'auront pu solidement établir.

IV

Arrivons maintenant à la conclusion *thérapeutique* et voyons ce qu'il faut faire en présence d'un malade qui présente des calculs de l'uretère et chez lequel, pour les raisons que j'ai discutées, on peut penser qu'il y a des altérations dans le rein correspondant.

1° Voici d'abord le cas le plus simple : c'est celui d'une lithiase simultanée du rein et de l'uretère. Que faut-il faire ? Il faut enlever les deux calculs, ce point ne comporte pas de discussion : il n'y a d'embarras que pour l'exécution.

On peut, en effet, faire l'uretéro-néphrectomie totale, enlever à la fois le rein et l'uretère, c'est souvent ce qu'il y a de plus simple. C'est quelquefois beaucoup. Je ne dis pas que certains malades ne peuvent supporter cette opération, mais il faut prendre quelques précautions et si vous avez un calcul assez gros en haut, ce qui est possible, et si vous avez affaire à un individu qui a une constante élevée de 0,150 ou 200 et, de ce fait, n'a pas une hypertrophie suffisante de l'autre côté, il est plus sage de diviser cette opération en deux temps et d'opérer séparément le calcul de l'uretère et le calcul du rein (voir p. 134).

Dans ce cas, par lequel faut-il commencer ? Sur un malade qui se présentait dans ces conditions, il y avait un calcul énorme qui ne me permettait pas de conserver le rein. Je lui fis d'abord une néphrectomie et ensuite, dès qu'il a été remis, je lui ai enlevé son calcul de l'uretère. Je crois que c'est dans ce sens que les opérations doivent être conduites en deux temps, quand le calcul du rein comporte la néphrectomie chez un individu dont la résistance est relativement faible.

Donc, néphrectomie d'abord et urétérotomie pour enlever le calcul.

Mais il y a d'autres cas où le calcul supérieur est assez petit pour comporter une simple pyélotomie. Ici je change d'avis : ici il faut aller d'abord à l'uretère et réserver pour plus tard l'opération rénale. Pourquoi ici l'opération urétérale d'abord ? Pour donner la liberté de l'uretère à un organe que vous voulez conserver. Quand vous voulez faire une opération sur le rein, il faut que l'uretère ait toute sa perméabilité, sans cela c'est la fistule et toutes sortes d'ennuis. En allant, au contraire, d'abord à l'uretère, vous vous laissez toute liberté pour agir à votre guise sur le rein.

Telle est l'attitude à prendre en présence d'un calcul urétéro-rénal simple et non compliqué.

2° J'en viens maintenant à la conduite à tenir lorsqu'on suppose qu'il y a au-dessus du calcul de l'uretère des altérations très importantes dans le rein correspondant. Faut-il, dans ce cas, faire la néphro-urétérectomie d'emblée ? Faut-il, au contraire, procéder encore en deux temps et attendre que, par l'ablation du calcul, les lésions rénales aient été mises à même de s'améliorer pendant quelque temps. Sur la malade dont je parlais tout à l'heure, qui est une femme grasse, relativement âgée, avec une constante élevée, la question reste embarrassante, et je ne crois pas pouvoir tenter chez elle une ablation intégrale et faire avec sécurité une néphro-urétérectomie. Je ferai donc mon possible pour lui enlever le calcul de l'uretère, et nous nous comporterons ultérieurement suivant les circonstances (1).

Sur l'autre malade qui présentait également de très gros calculs, j'ai cru devoir procéder en deux temps. J'ai fait l'ablation des calculs qui étaient très volumineux et que j'ai eu beaucoup de mal à extraire. Le malade a supporté très bien l'opération ; il présentait une dilatation considérable de l'uretère correspondant, et je me demandais ce qui allait se produire dans les suites opératoires ; je craignais des accidents du côté du rein et j'entrevoyais pour plus tard la néphrectomie d'un organe profondément altéré, comme le montrait la dilatation de son uretère. Mais, contrairement à mes prévisions, les choses se sont arrangées très bien : la cicatrisation s'est faite très rapidement et sans fistule, et le malade a quitté l'hôpital dans les délais voulus et sans que rien se soit encore passé du côté de son rein.

Qu'arrivera-t-il ultérieurement ? Je n'en sais rien. Vraisemblablement, ce rein continuera à s'atrophier et je devrai l'enlever un jour, mais je crois avoir bien fait de différer cette opération et d'essayer, par l'ablation du calcul de l'uretère, de sauver un rein qui paraissait à première vue assez compromis.

Chez un autre malade, j'ai dû au contraire et presque coup sur coup, pratiquer la double opération. Il s'agissait d'un malade qui ne présentait à la radiographie que les taches vagues que voici (fig. 16), sur le trajet de son uretère ; je dis taches vagues, car s'il est vrai qu'il y a là toutes les apparences d'un calcul de l'uretère, il est facile

(1) L'opération a été faite quelques jours plus tard : le calcul de l'uretère a été enlevé; il y avait distension assez considérable de l'uretère au-dessus ; les suites opératoires ont été très simples, et quelques jours après la malade pouvait quitter l'hôpital en bon état. Dans ces conditions il y a lieu d'attendre pour savoir ce qui se passera du côté de son rein ; mais, dès maintenant, les probabilités sont pour que les choses s'arrangent favorablement et sans qu'il soit nécessaire de faire une nouvelle opération.

cependant de voir qu'il y a au-dessus du calcul des taches

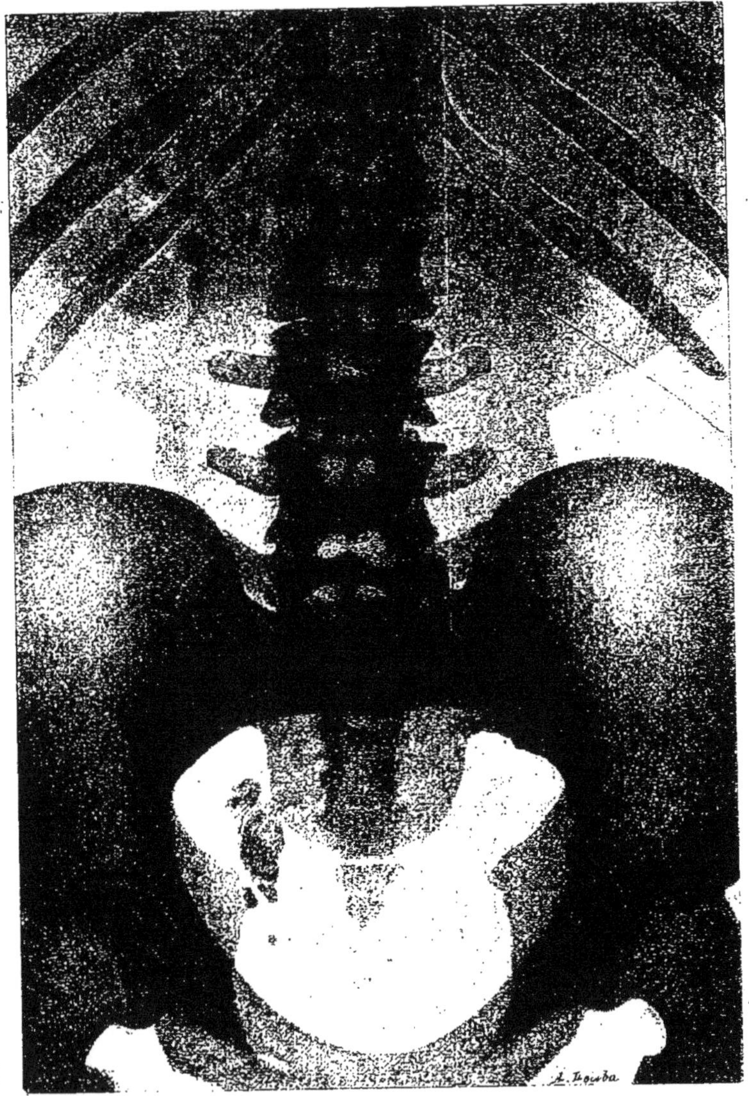

Fig. 16. — Calcul urétéral surmonté de taches de vésicules hydatiques calcifiées dans l'uretère et dans le rein.

un peu floues, et qui ne permettent que difficilement une interprétation précise.

Par ailleurs, le rein présentait lui-même à la radiographie quelques taches calculeuses et il était impossible de pousser dans l'uretère correspondant la sonde au-dessus du calcul urétéral. Je ne pouvais donc obtenir aucune notion sur la valeur fonctionnelle du rein correspondant.

J'ai fait l'ablation du calcul de l'uretère et j'ai trouvé à ma grande surprise qu'il y avait là, non seulement un gros calcul, mais une série de vésicules hydatiques qui étaient arrêtées par l'obstacle. C'était donc la preuve qu'il y avait plus haut un kyste hydatique, dans le rein. J'ai enlevé les vésicules, drainé la plaie iliaque, et j'ai remis à plus tard l'opération rénale.

Au bout de quelques semaines le malade était guéri, et sans fistule, de son opération pelvienne. J'ai fait alors la néphrectomie du rein gauche : le rein était atrophié, mais c'était un *rein en fer à cheval* (fig. 17), et il présentait trois sortes de lésions : un kyste hydatique à sa partie supérieure, un calcul dans le bassinet et une symphyse rénale, avec le rein de l'autre côté. J'ai fait la séparation de la symphyse sans difficulté, car chaque rein avait ses vaisseaux particuliers, et le malade a guéri complètement, et si chez lui j'ai pris cette détermination de terminer rapidement par une opération complémentaire les résultats insuffisants de la première, c'est que j'avais constaté un kyste hydatique avec un calcul, qu'il n'y avait plus là seulement ces lésions inflammatoires et de distension qui, provoquées par un calcul de l'uretère, sont susceptibles de disparaître ou de s'atténuer lorsque l'obstacle est enlevé.

3° Il est encore une série d'accidents que je voudrais envisager avant de terminer cette clinique : ce sont ceux qui sont consécutifs à l'opération d'un calcul de l'uretère et qui sont constitués, soit par une fistule pelvienne urinaire, soit par de la fièvre, et sont susceptibles de poser le problème d'une opération complémentaire sur le rein, quelque temps après l'urétérotomie.

Il y a quelques semaines j'étais appelé, en effet, à prendre une décision chez un malade qui se présentait dans les conditions que voici : il avait été opéré pour un calcul de l'uretère par l'urétérotomie iliaque. Les suites furent tout à fait favorables, mais au bout de quinze jours à trois semaines, le malade se mit à faire de la fièvre, une fièvre rémittente et continue. On fait venir un médecin,

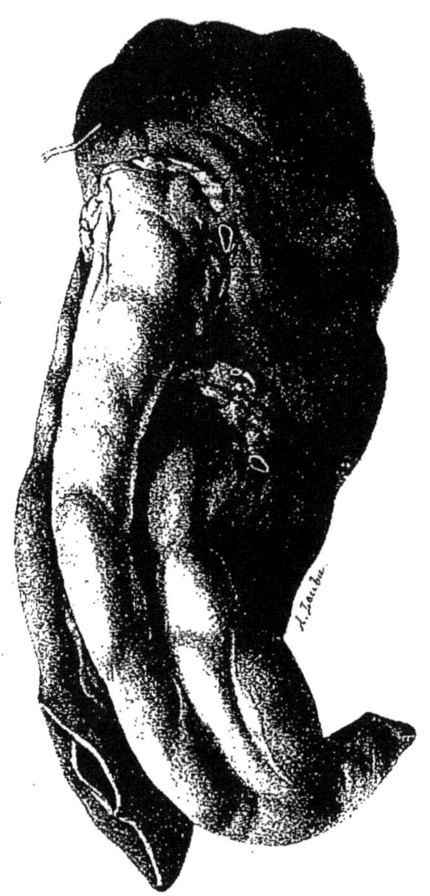

Fig. 17. — Rein en fer à cheval néphrectomisé ; il est pourvu de deux bassinets et présentait un kyste hydatique à sa partie supérieure.

puis on appelle un chirurgien en consultation. Celui-ci attribue la fièvre aux lésions du rein et conseille la néphrectomie. La famille hésite et me demande mon avis. Je proposai une temporisation et voici pourquoi : il y avait une fistule urinaire, avec un drain dans la plaie pelvienne, mais, bien que le toucher combiné n'indiquât aucune poche de rétention, quelques grammes de liquide s'échappaient tout de même par la pression. J'attribuai la fièvre aux conditions nécessairement défectueuses du drainage, et non aux altérations du rein, et je proposai l'expectation. Ma proposition fut acceptée et suivie et, au bout de quinze jours, lentement, il est vrai, mais peu à peu, la température diminua et le malade guérit.

Ainsi donc, j'ai conservé à ce malade son rein, alors que cependant le problème s'est posé de sa suppression, puisqu'un de mes collègues des plus autorisés avait proposé chez ce malade la néphrectomie.

Il faut donc y regarder avant de prendre des mesures radicales au lendemain de l'ablation d'un calcul de l'uretère ; il faut toujours penser aux lésions supérieures du rein ; il faut y penser avant, il faut y penser après, surveiller le malade, mais se défier à la fois et de supprimer un rein qui peut rentrer dans l'ordre spontanément et éviter aussi de retarder inutilement une opération qui, faite plus tôt, aurait guéri plus rapidement le malade.

Tels sont, Messieurs, les embarras constitués par les altérations rénales provoquées par les calculs de l'uretère ; ils sont multiples et nombreux. J'espère que les jalons posés par moi, dans ce dédale, vous permettront de vous orienter et de conduire plus facilement et plus simplement vos malades jusqu'à la guérison.

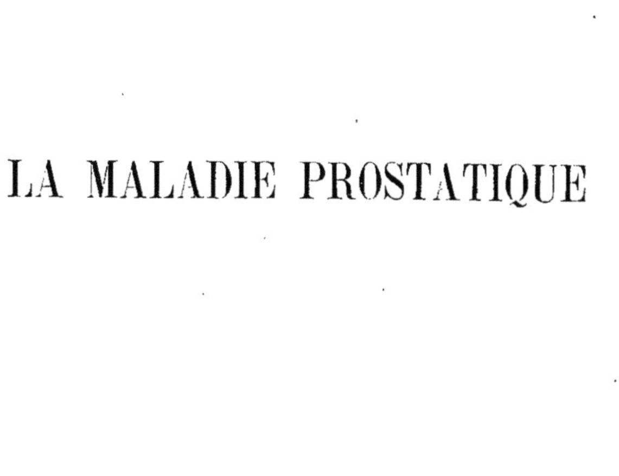

LA MALADIE PROSTATIQUE

XII

L'ADÉNOME PROSTATIQUE

Messieurs,

C'est de cette masse que j'enlève quelquefois en plusieurs morceaux et que j'extrais à travers la vessie au cours de la prostatectomie hypogastrique que je veux vous parler aujourd'hui.

Nous l'appelons « adénome prostatique » ; c'est un mot inexact. Adénome, la tumeur l'est certainement, mais prostatique elle ne l'est pas, et c'est ce que nous allons voir.

Je ne dirai pas aujourd'hui le rôle pathologique, qu'elle joue, mais je vous dirai seulement ce qu'est cet adénome par rapport au col, par rapport à la vessie et par rapport à la prostate elle-même, et lorsque j'aurai défini tous ces éléments, j'espère que vous aurez une idée plus nette sur cette tumeur.

I

L'adénome présente les trois caractères suivants : 1° il est sus-montanal ; 2° sous-muqueux ; 3° intra-sphinctérien.

1° *L'adénome est sus-montanal*, c'est son principal caractère ; il est fondamental, et c'est là-dessus que nous pouvons édifier la théorie de son origine.

L'adénome prostatique est *sus-montanal*, c'est-à-dire qu'il se développe au-dessus du vérumontanum. Une fois l'adénome enlevé, le verumontanum reste toujours intégralement conservé ; la brèche de rupture est au-dessus de lui et autour de lui ; et, dans toutes les figures que je ferai passer sous vos yeux, vous trouverez toujours la zone de rupture surmontant la zone montanale conservée (fig. 18).

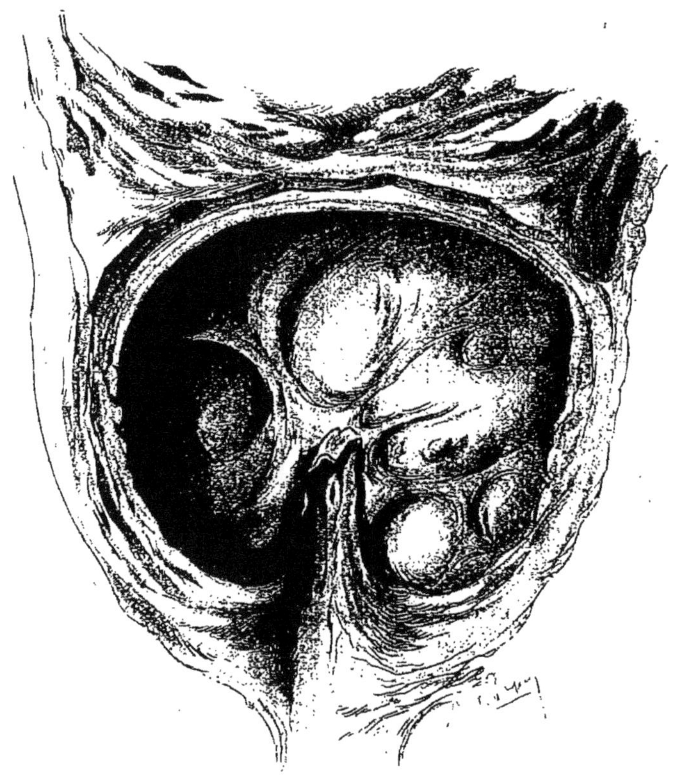

Fig. 18. — Loge de l'adénome ; au-dessous se voit le verumontanum.

2° Ce sont en outre des *tumeurs sous-muqueuses ;* la muqueuse urétrale leur est intimement adhérente, on ne peut la séparer de la face interne de l'adénome : entre les deux il y a continuïté, il y a une fusion parfaite.

3° En outre, la tumeur est *intra-sphinctérienne*, c'est-à-dire que le sphincter de la vessie ne peut jamais être trouvé à sa face interne entre lui et la muqueuse. C'est à la périphérie de la tumeur que nous pourrons seulement trouver les éléments dissociés du sphincter : la tumeur est donc intra-sphinctérienne.

Ceci étant dit sur les caractères fondamentaux de l'adénome, je vais vous montrer maintenant les différentes formes sous lesquelles il se présente.

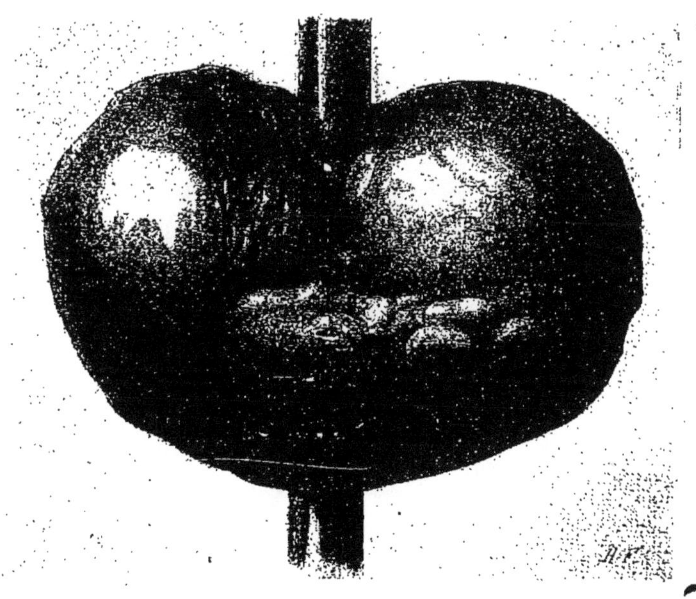

Fig. 19. — Grosse hypertrophie de forme étalée enlevée en masse. On voit bien en avant l'isthme reliant les masses latérales.

Il y en a deux :

Voici d'abord l'adénome périurétral, enlevé tout d'un bloc avec le canal urétral à son centre (fig. 19). Une commissure faite de fibres sphinctériennes ou de tissu fibreux réunit en un bloc les parties antérieures des deux lobes.

Dans la seconde forme, au contraire, la commissure n'existe pas ; les deux lobes sont séparés, ils s'étalent comme sur la figure 20, et c'est sous cette forme que se montre le plus souvent l'adénome enlevé par la prostatectomie. Entre les deux formes d'ailleurs il n'y a qu'un artifice d'extraction. C'est l'opération qui a, dans le second cas, rompu la commissure antérieure ou plutôt passé en dedans d'elle, et a libéré de plus près les deux lobes avec leur commissure postérieure.

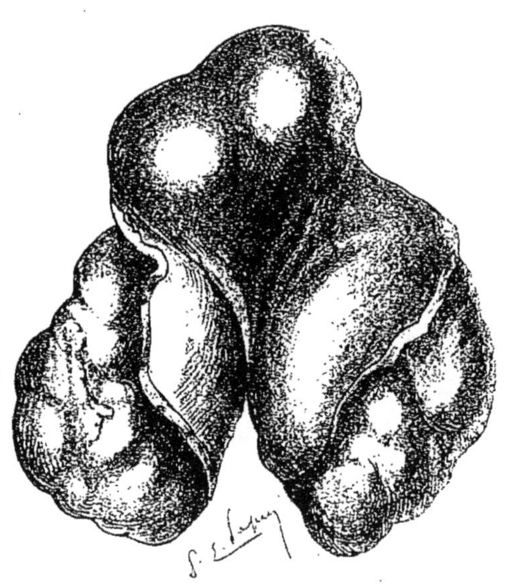

Fig. 20. — Adénome enlevé ; ses trois lobes.

Quelle que soit sa forme, l'adénome présente des différences de structure. A la coupe, vous le voyez formé par des cavités glandulaires avec, à la surface, un peu d'épithélium. Ces glandes prennent rapidement des caractères kystiques ; le tissu fibreux intermédiaire est plus ou moins important. Il y a donc à côté de l'adénome pur, le fibroadénome et l'adénome kystique (fig. 21).

Voilà ce que c'est que l'adénome prostatique.

Voyons maintenant quelle est son influence sur la vessie.

II

Une tumeur, comme cet adénome, ne peut se développer dans la vessie sans apporter des modifications importantes à la forme de ce réservoir et, en particulier, de son bas-fond.

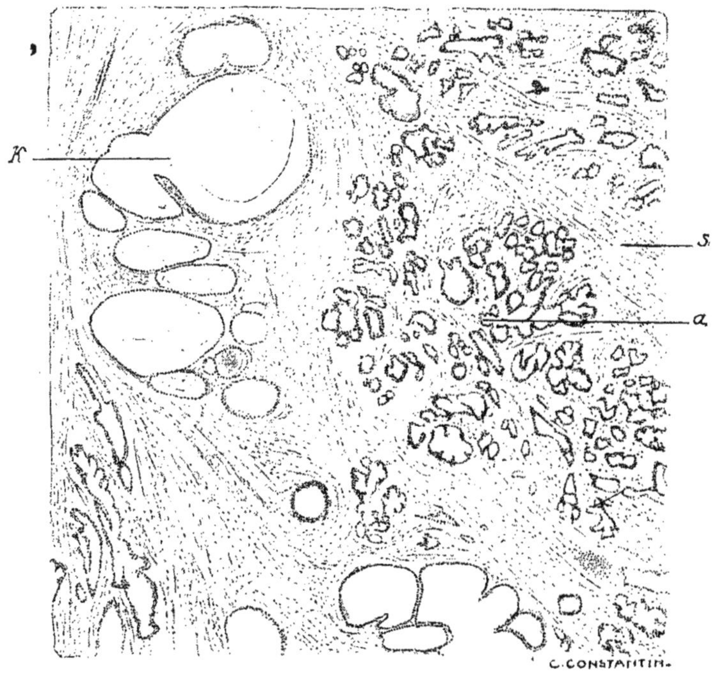

Fig. 21. — Coupe montrant dans un même nodule où l'hypertrophie porte à la fois sur le tissu musculo-conjonctif (S) et sur le tissu glandulaire, les transformations variées que peuvent présenter les éléments glandulaires voisins, forme adénomateuse simple (a) et forme kystique (K) (PAPIN et VERLIAC).

Une des premières conséquences de l'adénome en effet consiste dans l'élévation du col. et cette élévation aura pour corollaire l'allongement de l'urètre et la formation d'un bas-fond. Le bas-fond sera lui-même fait de deux étages.

A l'état normal, le col est à peu près sur le même niveau

que le trigone ; il constitue l'angle antérieur de celui-ci, et au début certaines hypertrophies se développent sous le trigone qu'elles soulèvent : il n'y a pas alors de bas-fond, ou s'il y en a un, il est en arrière du trigone.

Mais la plupart des adénomes à évolution cervico-vésicale évoluent dans la vessie autour du col, qu'ils élèvent au-dessus du trigone et font que celui-ci se place en déclive par rapport au bas-fond. C'est le premier bas-fond.

Les uretères se rapprochent du col, la saillie de l'adénome peut même arriver à masquer plus ou moins les orifices urétéraux et à rendre impossible le cathétérisme urétéral.

Mais, en arrière de ce premier bas-fond, il s'en fait parfois un autre.

En arrière de la ligne interurétérale, la vessie se déprime quelquefois, pas toujours, et là se constitue un autre bas fond où se fait la stagnation et que j'ai vu, sur certaines pièces, très profond (fig. 22).

Voilà les modifications apportées par l'adénome à la vessie.

Mais l'adénome ne modifie pas seulement la vessie en élevant le col et en formant un bas-fond : il modifie aussi la forme et les dimensions du col. Ces grosses tumeurs ne peuvent en effet se développer dans le col sans modifier sa constitution. Je viens de dire qu'il est élevé, mais il est aussi modifié dans sa forme. Le col normal, vu du côté vésical, se présente comme un orifice arrondi, avec quelques plis radiés ; il est fermé ; le doigt y entre en forçant et en dilatant. Mettez un adénome dans cette région, à droite et à gauche, vous aurez immédiatement un élargissement ou plutôt un allongement du col de haut en bas ; il sera agrandi en proportion du volume des adénomes que je suppose autour de sa cavité. Si l'adénome est très gros, je pourrai mettre dans le col plus d'un doigt ; s'il est plus gros, si l'adénome est de 120 à 130 gr., je pourrai introduire d'emblée dans le col deux ou trois doigts, et ces trois doigts pénétreront largement et facilement.

Avec le gros adénome, le col s'élargit donc sensiblement et prend les formes les plus extraordinaires, dont vous voyez, sur nos pièces, la variété. Quand, en outre, il y a un gros lobe médian, le col prend une forme allongée en Y (fig. 23).

Il y a donc en général augmentation des dimensions du col vésical en proportion du volume de l'adénome.

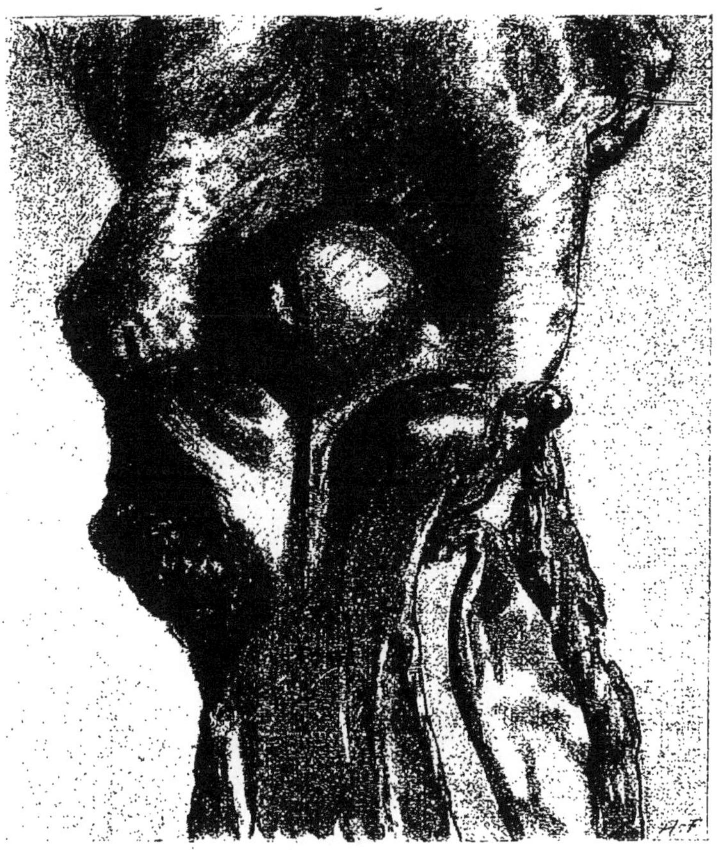

Fig. 22. — Lobe médian et lobes latéraux.

Volume petit : petit allongement du col; volume moyen : allongement moyen du col.

Parfois le col n'est qu'un entonnoir large qui se continue avec la vessie : l'adénome l'entoure en s'étalant en éventail à son pourtour.

III

J'en viens maintenant aux déformations que la présence de l'adénome impose à l'*urètre*.

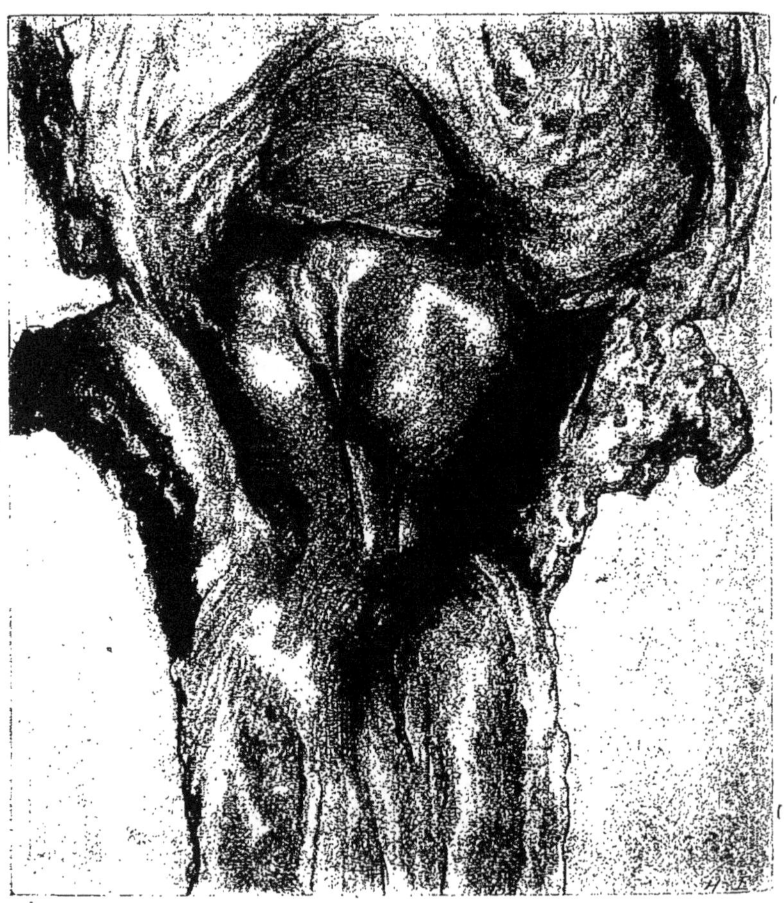

Fig. 23. — Hypertrophie en éventail.

Ici, nous allons encore trouver des modifications considérables.

Un adénome ne peut se développer sans déterminer sur l'urètre des transformations très grandes et nécessairement proportionnelles à son volume.

L'urètre est d'abord *allongé* de bas en haut, et il ne saurait en être autrement, puisque, comme je l'ai dit déjà, le col est lui-même élevé et l'urètre est allongé de toute la hauteur de l'adénome.

Quand l'adénome a, par exemple, une hauteur de 4 centimètres, l'allongement de l'urètre sera de 4 centimètres, et nous pourrons aussi mesurer le volume de l'adénome par l'enfoncement que la sonde introduite dans l'urètre va demander pour parvenir au point où elle doit donner passage à l'urine.

J'ai vu des prostatiques enfoncer ainsi la sonde à fond, jusqu'au bout, et c'est à peine si l'urine venait : ceux-là avaient bien dix centimètres d'allongement, et l'enfoncement nécessaire me montrait excellement le volume de leur adénome.

A cet allongement s'ajoute encore un *élargissement* de l'urètre dans le sens antéro-postérieur : l'urètre est aplati transversalement comme une fourreau de lame de sabre, sa dimension d'avant en arrière atteint deux ou trois centimètres suivant le volume de l'adénome.

Voilà pour les dimensions de l'urètre.

Mais l'urètre est encore *dévié* dans sa courbe ; il l'est quelquefois latéralement.

Il arrive, en effet, qu'un adénome prenne un volume prédominant par rapport à l'autre. L'un fait, dans l'urètre, une saillie plus importante et l'axe du conduit suivra la courbe imprimée par le plus gros adénome (fig. 24).

Mais l'urètre est encore dévié et presque toujours dans le sens antéro-postérieur. Ceci est très important, car c'est cette déformation angulaire qui occasionne toutes les grandes difficultés de cathétérisme.

Au-dessus du vérumontanum, il se fait une déviation, une coudure angulaire à concavité antérieure. Il y a là un angle, un coude dans le plan antéro-postérieur, au niveau duquel les sondes vont toutes s'arrêter, lorsque n'étant pas à béquille elles ne sont pas à même de franchir cette coudure.

Ainsi une sonde droite vient buter sur la coudure et ne peut aller plus loin.

Si on insistait, on arriverait à la perforation, et la sonde entrerait dans la vessie à travers le lobe, comme vous le voyez sur quelques pièces de notre musée, à travers cette

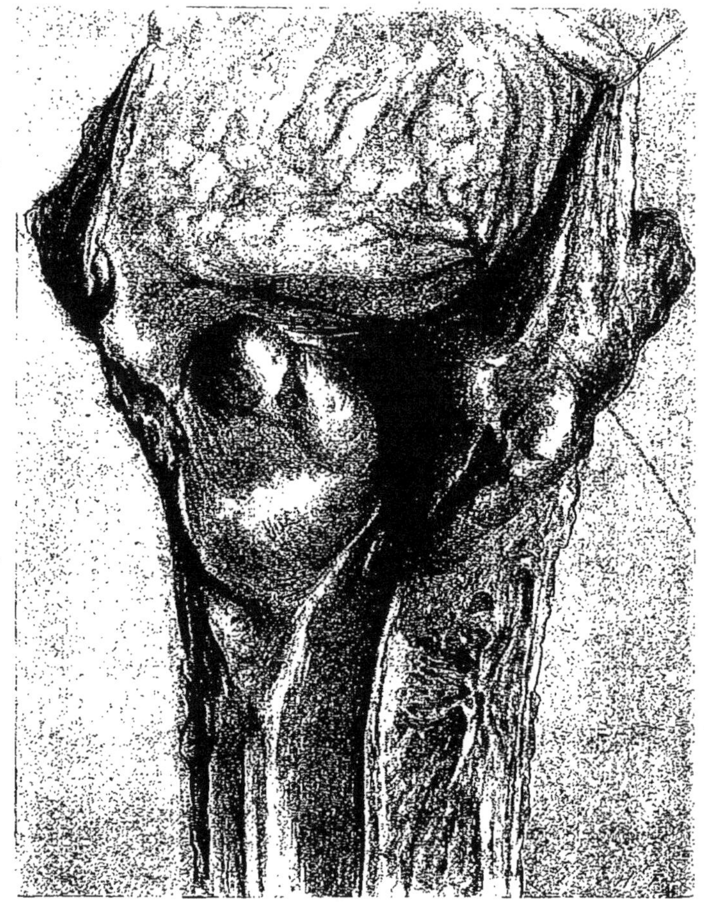

Fig. 24. — Déviation de l'urètre.

commissure de l'adénome qui s'élève perpendiculairement à l'urètre au-dessus du verumontanum.

Au contraire, avec une sonde à béquille, on suit la paroi supéro-antérieure, on évite le coude postérieur et la sonde entre sans difficultés, ou du moins sans lésions pour l'urètre.

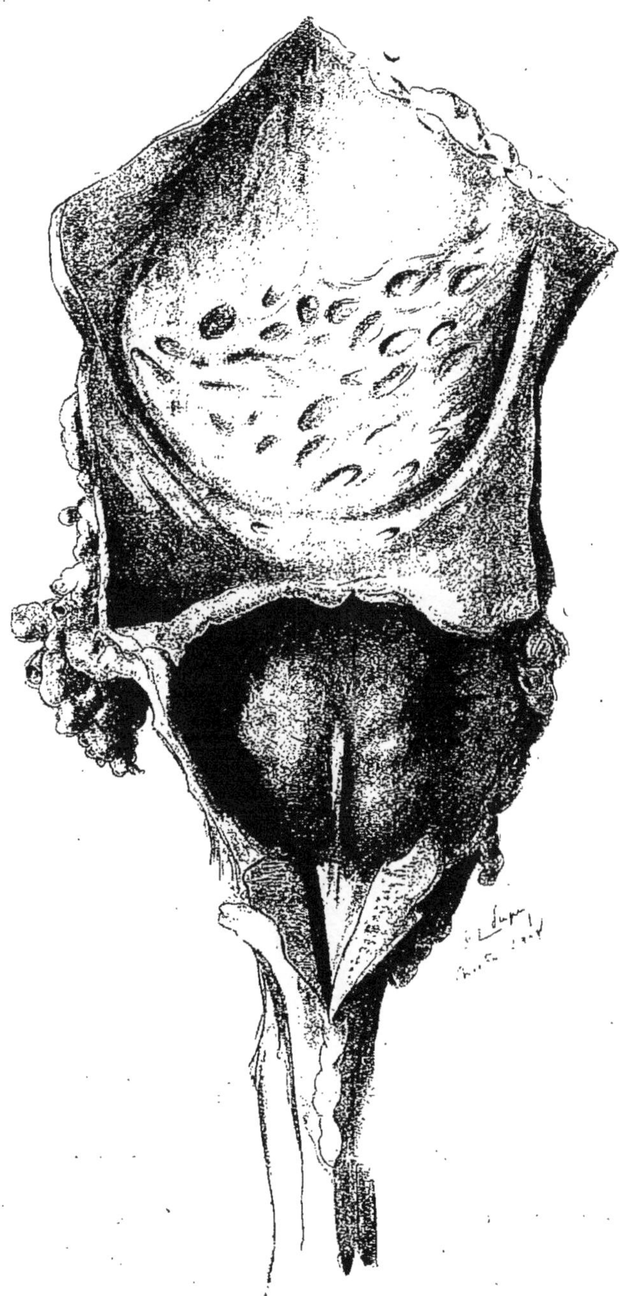

Fig. 25. — Pièce de prostatectomie sur le cadavre. Vue antérieure.

IV

Il me reste maintenant à envisager les rapports de l'adénome avec la prostate elle-même (fig. 26).

Jusqu'ici je ne me suis occupé que de ce que j'enlève.

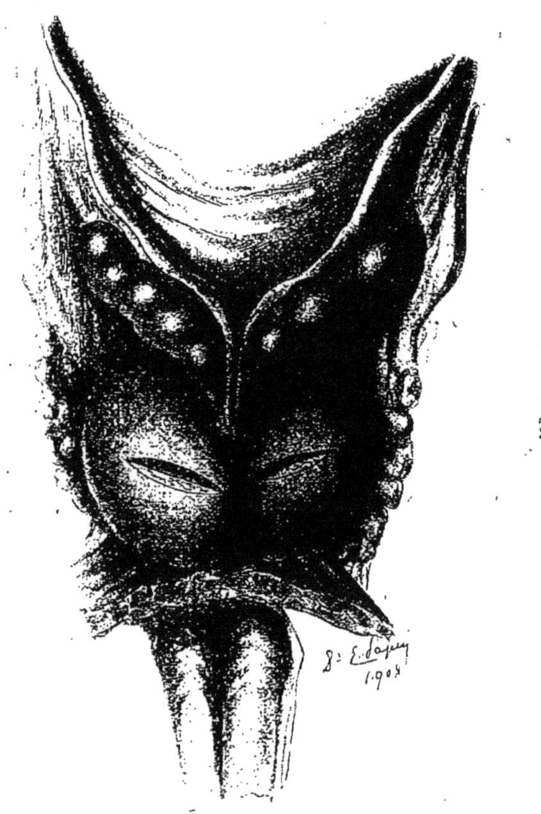

Fig. 26.— Vue postérieure.

Il faut que je vous dise maintenant ce que je laisse quand l'adénome est enlevé.

C'est très simple : on laisse une cavité, puis au-dessous, le verumontanum intact. En arrière de la cavité se trouvent les vésicules séminales toujours intactes : l'adénome est donc bien *préspermatique.* Il est, en outre, *intrasphinctérien,* car jamais on ne trouve en dedans de lui les traces du sphincter : c'est toujours en dehors de lui qu'on les trouve sous forme de tractus d'apparence fibreuse.

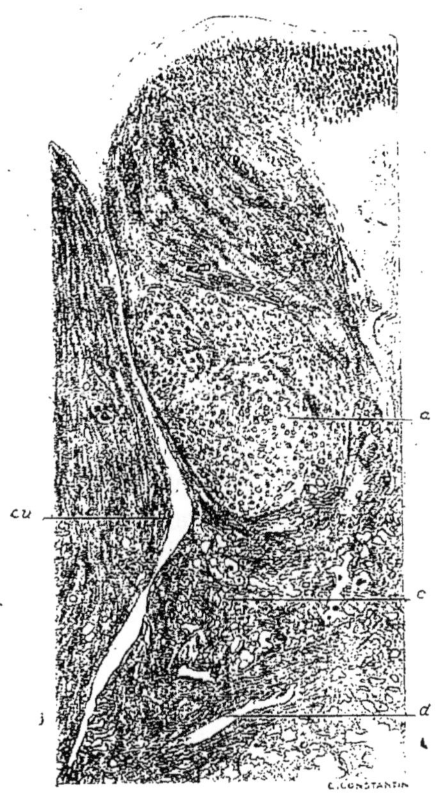

Fig. 27. — Coupe verticale antéro-postérieure para-médiane de la région urétro-prostatique d'un homme de 61 ans montrant en arrière de l'urètre (*cu*) au-dessus de la commissure postérieure (*c*) et des canaux éjaculateurs (*d*) une masse adénomateuse (*a*) arrondie et lobulée (début de l'hypertrophie sous-urétrale). (PAPIN et VERLIAC.)

Mais, *sus-montanal, préspermatique, intrasphinctérien,* où donc se développe l'adénome ? (fig. 27).

Il ne se développe pas dans la prostate, il ne serait ni préspermatique, ni intra-sphinctérien. D'ailleurs, la prostate nous la trouvons en arrière, dans notre cavité. Nous la retrouvons préspermatique et sous forme de sclérose ; en réalité notre adénome se développe aux dépens de l'urètre postérieur, sur les glandes de l'urètre postérieur.

Au début, les trois glandes qui contribuent à former la prostate se divisent en deux catégories : les unes vont former la prostate, d'autres vont rester atrophiées et ne reprendront de l'activité que beaucoup plus tard, quand la fonction génitale tend à disparaître ; ces glandes vont se développer pour former l'adénome que nous voyons.

Pourquoi et comment ?

Probablement sous l'influence de sécrétions internes qui se font au moment où les sécrétions génitales vont cesser. Toujours est-il que la tumeur que nous étudions se développe bien aux dépens de ces glandes : l'adénome n'est donc pas un adénome prostatique, c'est un adénome des glandes de la partie susmontanale de l'urètre.

Sur ce point tous les travaux sont à peu près d'accord et cette thèse trouve sa confirmation dans le travail que MM. Papin et Verliac viennent de publier dans le tome II des *Archives Urologiques de Necker* et auquel j'ai fait pour cette clinique les plus larges emprunts, et auquel je renvoie ceux qui voudront approfondir davantage cette question de pathologie générale spéciale.

XIII

LES INFECTIONS DE L'ADÉNOME PROSTATIQUE

Messieurs,

En parlant aujourd'hui des infections de l'adénome prostatique, je ne veux envisager que celles dont il est lui-même le siège, et qui sont susceptibles de provoquer, chez les prostatiques, des accidents souvent sérieux et de nature à constituer, pour le traitement, des difficultés nouvelles et souvent imprévues.

I

Tel fut le cas, par exemple, chez ce malade que je viens d'opérer et que je renvoie ces jours-ci complètement guéri.

Il y a deux ans, ce malade âgé de 67 ans, gros et jusqu'alors bien portant, est pris, un jour, de fièvre et de rétention d'urine ; il est à ce moment-là à la campagne, soigné par son médecin : on parle de grippe et on fait des sondages. Cependant la fièvre ne tombe pas ; la rétention persiste et ce malade m'est envoyé à Paris pour prendre telle détermination qui sera nécessaire.

Je l'examine, et je trouve au toucher rectal un abcès prostatique. Il y a, en effet, une fluctuation évidente au devant du rectum. La suppuration n'est pas constituée par une prostatite phlegmoneuse diffuse, mais il y a incontestablement un développement et une sensibilité marquée sur les deux lobes de la prostate et, à ce niveau, je sens une souplesse, une dépressibilité particulière qui me permet d'affirmer la suppuration.

L'abcès n'est pas ouvert dans l'urètre ; la pression ne fait rien sourdre au méat ; par ailleurs, la rétention est toujours persistante, la fièvre reste élevée ; je vois la nécessité d'une périnéotomie et je la pratique sur l'heure.

Aussitôt la fièvre tombe sous l'influence du drainage et de l'évacuation d'une collection suppurée étendue à droite et à gauche ; mais la rétention persiste et j'espère qu'elle va cesser.

Le malade est renvoyé chez lui avec une garde qui fait des sondages réguliers, mais les semaines passent ; l'état général s'est remonté ; la plaie du périnée est depuis longtemps fermée, sans fistule. Tout est rentré dans l'ordre mais le malade conserve sa rétention complète, et il n'y a plus aucune raison d'espérer désormais qu'elle s'améliore. Dès lors, il faut envisager comme nécessaire l'opération de la prostatectomie, mais l'homme est gras. sa constante est de 0,160 et son azotémie de 0,70. Je crois préférable de procéder en deux temps et je fais d'abord une cystostomie, puis, trois mois après, je pratique la prostatectomie définitive. Celle-ci m'a donné un gros adénome du poids total de 85 gr.

Les suites opératoires furent normales, et le malade vide aujourd'hui sa vessie ; il est complètement revenu à la santé.

Peu de temps avant j'avais vu un autre malade qui se présentait dans des conditions à peu près égales ; il s'agissait ici encore d'une rétention subite qui était apparue en même temps qu'un peu de fièvre, et la fièvre fut, naturellement, attribuée aux premières tentatives du sondage nécessité par la rétention.

Ce malade vint me trouver et je pratiquai tout de suite une cystostomie d'urgence ; celle-ci mit fin à la rétention, mais ne fit pas tomber la fièvre, qui continua très légère, il est vrai, et au bout de quelques semaines un abcès se manifestait au niveau de la prostate ; il se révélait par une légère douleur, par une tuméfaction évidente et par une sensation de linge mouillé sur la paroi antérieure du rectum.

Je pratique aussitôt la périnéotomie et ouvre l'abcès prostatique, fait d'une petite collection surtout développée à gauche. Je mets un drain dans la prostate et lorsque le malade, quelques mois plus tard, est remis, je termine l'opération de la prostatectomie par la voie hypogastrique : je le guéris ainsi complètement.

A plusieurs reprises, dans ces dernières années, j'ai vu des malades dans les mêmes conditions, qui se sont présentés à moi avec une rétention aiguë d'urine, et chez lesquels un abcès prostatique s'est développé dans les quelques semaines qui suivent ; il a fallu faire la périnéotomie ; mais celle-ci ne mettant pas fin aux accidents de la rétention, j'ai dû, quelques jours plus tard, faire la prostatectomie en un ou deux temps, suivant les circonstances, suivant les conditions dans lesquelles se présentait le malade. L'infection de l'adénome avait été la cause de la rétention, mais l'évacuation de l'abcès ne mettait pas fin à la rétention, l'adénome reprenait le premier plan et il fallait en arriver à la prostatectomie nécessaire.

Voilà comment se pose de façon assez brutale le problème de l'infection de l'adénome prostatique, et je voudrais aujourd'hui ouvrir ce chapitre encore inexploré de l'adénome et voir dans quelles conditions cette infection se constitue, comment elle se présente et quelles sont les modifications qu'elle apporte à la thérapeutique.

II

Dans quelles conditions elle se présente ?

C'est toujours chez des gens âgés ; il s'agit ici d'une infection d'adénome, c'est-à-dire différente de celle qu'on observe au cours d'une blennorrhagie chez les individus jeunes et pas encore en âge d'être prostatiques.

Les abcès blennorrhagiques se développent dans la prostate elle-même ou à son pourtour : ce sont ses glandes qui en sont le point de départ. Ici, au contraire, il y a un adénome préexistant, qui va être comme l'appel à l'infection, qui va en être le siège et la localisation et continuera d'ailleurs à jouer son rôle après sa disparition.

C'est donc surtout chez les gens âgés qu'on voit ces accidents, au lendemain ou au cours d'une infection générale. C'est au cours d'une staphylococcie, après un furoncle ou un anthrax, que vous les verrez paraître ; chez d'autres il n'y a aucune manifestation extérieure de l'infection, il y a seulement de la fièvre ; on pense alors à la grippe, mais la grippe invoquée n'est souvent que la conséquence de l'infection déjà localisée dans l'adénome et, en fait, il y a de ces infections qui sont primitives, se produisent d'emblée et ne sont précédées d'aucune autre localisation infectieuse dans l'économie.

Il n'est pas impossible que le sondage soit parfois la cause directe de l'infection de l'adénome, mais gardez-vous, cependant, d'attribuer aux sondages ce qui n'est que la conséquence de l'infection. Celui qui a de l'infection de son adénome entre d'abord et avant tout en rétention parce qu'il est infecté : la rétention est d'abord le seul signe tangible de l'infection : on sonde et ce n'est qu'après qu'on prend la température : il y a de la fièvre et on attribue aux sondages une infection qui existait avant et qui est la cause réelle des accidents.

En réalité, l'infection a précédé le sondage et la rétention.

Quelles sont les *modifications anatomiques* que l'adénome subit du fait de son infection ?

La muqueuse qui le recouvre perd d'abord ce caractère lisse et luisant qu'on trouve tous les jours au cours de la prostatectomie. La muqueuse vésicale devient à ce niveau irrégulière, tomenteuse et comme boursouflée d'irrégularités, et le doigt qui va faire l'énucléation se rend parfaitement compte, avec un peu d'habitude que l'adénome qu'il enlève est déjà depuis longtemps le siège d'une infection chronique. En outre il y a plus de difficultés pour trouver le plan de clivage : l'énucléation est parfois dure, difficile, très difficile lorsque l'infection date de quelque temps.

A la coupe, l'adénome infecté présente certaines taches verdâtres ; ailleurs ce sont des gouttes de pus qui s'échappent sous la pression du doigt ; le pus suinte directement des espaces glandulaires. C'est donc bien une infection glandulaire et péri-glandulaire, et la suppuration dont nous faisons l'ouverture par le périnée n'est que la propagation autour de l'adénome d'une infection, d'une suppuration qui est née et s'est développée dans le tissu même de la tumeur.

Bactériologiquement, il peut y avoir, sans doute, diverses variétés microbiennes ; mais, dans deux cas, dont j'ai l'observation sous les yeux, c'est du staphylocoque pur que nous avons trouvé.

Tel est cet individu de 64 ans qui entre le 8 avril 1920 à l'hôpital Necker pour rétention aiguë. Il a, depuis longtemps, des troubles de la miction, de la pollakiurie nocturne, mais ces troubles sont légers. Le 9 avril, sans cause, sans sondage, il souffre de douleurs périnéales, de courbature, de fièvre, d'inappétence. La miction devient difficile et, le 14 avril, il ne peut plus uriner.

Il entre chez nous avec un mauvais état général. Le cathétérisme est facile, mais les urines sont déjà purulentes et au toucher rectal on trouve la prostate augmentée de volume, douloureuse, avec fluctuation très nette.

Le 18 avril j'ouvre cette suppuration ; elle contient des staphylocoques et des cocci isolés. Le malade guérit ; seulement, quelques jours plus tard, il fait une orchite bilatérale qu'il faut ouvrir et qui relève du même microbe.

Un autre malade de 62 ans entre le 9 mars salle Velpeau pour rétention aiguë ; il est en rétention depuis deux jours. Il a été sondé déjà en ville. Le cathétérisme est facile, les urines sont troubles, la prostate est augmentée de volume et dure, quoique régulière. La température s'élève les jours suivants. Au toucher, la prostate est augmentée de volume, un peu douloureuse à la pression. On sent une légère fluctuation au niveau du lobe gauche, et le 12 avril je fais moi-même l'incision du périnée.

Une collection purulente est évacuée qui contient du staphylocoque en grande abondance sans autres microbes.

Les jours suivants la température reste élevée et la rétention persiste et le 19 avril, le malade présente de la parotidite droite, qui augmente les jours suivants, provoque un abcès le 22 et guérit cependant facilement.

Avant de prendre les déterminations nécessaires devant la persistance de la rétention, je laisse le malade se retirer chez lui, avec des sondages, et il reviendra ultérieurement, quand son état général sera meilleur.

Ces recherches bactériologiques sont encore insuffisantes : elles demandent à être complétées.

III

En clinique, comment se présente l'infection de l'adénome ?

Plusieurs types sont à établir. Voici d'abord un premier cas : il y a d'emblée rétention aiguë, puis à brève échéance se produit un *abcès prostatique*. Un très grand nombre de malades, en effet, qui entrent dans le prostatisme par la rétention aiguë doivent cette rétention à l'infection d'un adénome qu'ils portaient depuis longtemps à l'état latent.

Les deux malades, dont j'ai parlé tout à l'heure, appartiennent à cette catégorie, mais je n'ai qu'à ouvrir nos observations pour en trouver un grand nombre de pareilles : nous y voyons des individus qui, en pleine santé, sont pris d'un accès de fièvre et de rétention ; on fait un, puis deux sondages : il y a bien quelque fausse route, l'urètre saigne, et la fièvre qui vient est attribuée aux difficultés du cathétérisme.

Puis la prostatite aboutit à la suppuration, comme sur les malades dont j'ai parlé tout à l'heure; l'exploration de la prostate révèle bientôt une suppuration qui sera ouverte comme il convient. Et alors on verra tantôt la rétention disparaître et plus souvent se maintenir à titre définitif.

Voilà, maintenant, un cas plus fréquent : il y a encore rétention, rétention aiguë, mais l'infection ne va pas jusqu'à la suppuration périprostatique, car la suppuration n'est pas la conséquence nécessaire de l'infection de l'adénome.

Ici la suppuration reste *intracanaliculaire ;* elle reste localisée à l'intérieur de l'adénome. On sent tout au plus au toucher rectal un petite induration en un point : c'est un abcès localisé qui se caractérise par cette sensation d'un grain de plomb donnant presque l'impression d'un cancer et pouvant souvent tromper complètement.

Il n'y a pas ici d'autres phénomènes aigus que la fièvre et la rétention, celle-ci étant tout de même chez ces malades conditionnée exclusivement par l'inflammation.

Et c'est sur ces faits que je me suis basé dans une autre clinique pour vous montrer que, dans la maladie prostatique, les phénomènes dynamiques jouent plus encore que les phénomènes mécaniques. La seule différence qui existe entre un individu qui, jeune, a une prostatite suppurée d'origine blennorrhagique et un homme âgé qui a une inflammation d'adénome, c'est que le premier n'ayant pas d'adénome va guérir complètement après l'évacuation de sa suppuration ; il aura eu pendant quelques jours de la rétention aiguë, mais pendant quelques jours seulement, et le second avec ou sans suppuration ne guérira pas complètement : il conservera sa rétention, car le col vésical est pourvu chez lui d'altérations définitives qui ne lui permettent plus de revenir après un trouble momentané, à un fonctionnement normal.

Voici encore un autre type clinique : ici l'infection de l'adénome vient, si je puis dire, en cours de route, chez un prostatique déjà en rétention et qui se sonde ; une légère poussée fébrile traduit ce que Guyon attribuait autrefois à une poussée de fièvre urineuse, à cette fièvre qu'il traitait et qui se traite encore par la sonde à demeure ; mais regardez-y de près ; faites le toucher rectal, étudiez attentivement les modalités physiques de cet adénome, et vous verrez que la prostate est moins lisse, moins régulière qu'elle ne doit l'être à l'état normal. Vous sentez sur un point cette péri-adénite locale, qui est représentée par une induration, par des bords moins accusés, en un mot par des signes physiques qui, pour une main experte, permettent de reconnaître que l'adénome n'est pas pur, mais est le siège d'une inflammation subaiguë ou chronique.

En réalité, ces manifestations sont très souvent méconnues ; ce n'est pas qu'elles soient latentes, mais on ne sait pas les reconnaître ; elles doivent l'être cependant de plus en plus, car plus mon attention est attirée de ce côté et plus je les trouve fréquentes et communes.

J'ai fait rechercher par Verliac quelle était la proportion de suppuration dans les adénomes enlevés par moi : voici ses résultats, ils vont vous donner une vue sur la fréquence de l'infection de l'adénome en général.

En envisageant les adénomes au point de vue de leur volume, nous trouvons que :

Dans les adénomes de moins de 20 gr. la proportion de la suppuration est de 1/8.

Dans les adénomes de	20 à 30 gr.,	elle est de	1/6.
» »	30 à 50 »	»	1/4.
» »	50 à 100 »	»	3/7.
» »	de 100 gr.	»	1/4.

Ainsi la proportion de l'infection dans l'adénome est en raison directe de son volume, plus l'adénome est volumineux, plus il y a de chance qu'il soit infecté au moment de l'opération.

J'ai donc raison de dire que l'infection est un de ces accidents auxquels il faut penser souvent et, en particulier, toutes les fois qu'un prostatique présente des accidents infectieux, il faudra chercher s'il n'y a pas une cause locale à la fièvre qu'il présente et c'est dans ce sens que devront être interprétées les moindres sensations d'inégalité dans la prostate, toutes ces sensations de lentille incrustée ou d'indurations étendues qui donnent si souvent l'impression d'un cancer, et cela d'autant plus qu'elles ne se résorbent jamais complètement, et que l'adénome infecté porte toujours la trace de sa crise.

Souvent en présence d'un de ces malades à prostate dure, chroniquement dure, on croit à un cancer : c'est souvent vrai, mais il en est, parmi les malades qui vous donnent cette impression, quelques-uns qui ont eu de la fièvre dans leur passé et chez lesquels une poussée de prostatite a laissé à sa suite une induration persistante. Ce n'est pas un cancer, c'est une inflammation, et rien ne ressemble plus à un cancer de la prostate qu'une inflammation. Je vois souvent de ces erreurs de diagnostic qui conduisent parfois jusqu'à des applications de radium ! Il faut s'en défier et, pour cela, y penser et rechercher dans le passé les moindres indications d'une poussée infectieuse.

IV

Il n'est pas sans importance de méconnaître ces poussées infectieuses, car elles sont de nature à changer, momentanément au moins, la ligne de conduite du chirurgien pour le malade qui en est porteur.

Plusieurs cas sont à envisager :

1° Voici d'abord le malade qui se présente avec une suppuration prostatique. Il y a fluctuation ; la collection est minime mais incontestable. Evidemment, il faut l'ouvrir, il faut faire la périnéotomie prérectale. Deux drains seront mis dans les lobes droits et gauches et l'évacuation sera faite comme s'il s'agissait d'une suppuration ordinaire de la prostate.

Peut-on aller plus loin et faire d'emblée une prostatectomie périnéale ? C'est possible, mais, pour ma part, je n'aime pas cette opération qui donne toujours des résultats incomplets et qui, en certaines circonstances, ne peut être exécutée qu'avec difficulté.

Alors ne pourrait-on agir autrement ? Ouvrir l'hypogastre et, à travers la vessie ouverte, évacuer l'abcès prostatique et extraire en même temps l'adénome ?

Je crois bien que cette opération a été pratiquée quelquefois dans ces conditions, mais elle ne me satisfait pas. Je préfère la prostatectomie à froid ; celle-ci sera plus facile et moins grave ; elle sera plus sûrement complète lorsque l'adénome sera débarrassé de toute l'infection dont il est le siège.

2° Voici un autre cas : il n'y a pas de suppuration, mais il y a seulement de la fièvre, chez un prostatique que l'on prépare ou qui se sonde. Ici il n'y a aucune autre intervention à faire que de mettre cette sonde à demeure qui réussit si heureusement en pareille circonstance et qui constituait autrefois toute la thérapeutique de ces accidents chez les urinaires. L'interprétation nouvelle, si je puis dire, que je leur donne, ne change pas l'efficacité de la sonde à demeure en pareille circonstance et, grâce à elle, les accidents s'atténueront immédiatement ou très rapidement et lorsqu'ils auront cessé, lorsque le malade sera complètement remis, on pourra alors penser à la prostatectomie, mais il y aura peut-être lieu pour celle-ci de se servir des accidents infectieux du malade pour diviser en deux temps l'opération et diminuer ainsi sa gravité.

D'autres fois on sera peut-être obligé de faire la cystostomie pendant la fièvre et à cause de la fièvre. Mais, pour cela il faut y être contraint. Je préfère que le malade soit à froid, même pour la cystostomie.

3° Voici maintenant, pour finir, le cas d'un malade cystostomisé déjà et qui présente cette infection de l'adénome. Que faut-il faire ? On serait tenté d'attendre, mais l'expectation en pareille circonstance n'améliore pas beaucoup les choses. Enlever l'adénome infecté est certainement la thérapeutique la plus sage, mais n'y a-t-il pas de ce côté quelque danger de généraliser une infection locale. J'ai vu chez un malade une péricystite suppurée et une cellulite pelvienne se développer à la suite de la prostatectomie ; or, ce malade avait présenté, dans l'intervalle de la cystostomie et de la prostatectomie, de la fièvre continue, et son adénome assez volumineux avait montré à la coupe une suppuration aréolaire ?

En tout cas, quand il y a eu une infection de l'adénome, surtout d'un adénome petit, sachez qu'il en résulte des adhérences très importantes et très étendues, et qui vont imposer à l'opérateur des difficultés très grandes au moment de l'opération. C'est dans ces cas qu'on a les plus grandes chances de faire des dégâts étendus : l'opération est toujours très pénible.

Ainsi tout est difficile dans cette question de l'adénome infecté : danger pour le malade, multiplication ou complication des opérations, modification des indications : tout est incertain, difficile, embarrassant.

XIV

DES RÉTENTIONS AIGUES D'ORIGINE PROSTATIQUE

Messieurs,

Les rétentions aiguës sont, au cours de la maladie prostatique, une des manifestations les plus fréquentes et les plus banales que nous ayons l'occasion de rencontrer. Chaque jour, ici ou là, nous voyons entrer dans le prostatisme, par une rétention aiguë, des malades auquels nous devons immédiatement apporter des soins nécessaires et quelquefois difficiles.

Depuis longtemps on considère ces rétentions aiguës comme causées par la congestion et on se contente de cette explication. Mais, lorsqu'on approfondit un phénomène, même banal, et qu'on en cherche l'interprétation, on s'aperçoit que, souvent, sous une simplicité apparente, se cache une complexité profonde ; et c'est ce que j'ai remarqué en étudiant le mécanisme des rétentions aiguës d'origine prostatique.

Ce mécanisme est loin d'être clair ; leur pathogénie est certainement difficile à élucider.

Je voudrais, dans cette clinique, donner non pas une solution à cette question très complexe, mais vous transmettre du moins une série d'observations que j'ai été amené à faire depuis quelques années sur ce sujet et à vous proposer, pour leur explication, quelques hypothèses qui vous conduiront peut-être à de nouvelles investigations.

I

En clinique ces rétentions se présentent toujours sous la même forme : un homme d'une soixantaine d'années, à la suite d'un dîner abondant, ou plus souvent à la suite d'un voyage, est pris d'une rétention subite et complète. On est obligé de le sonder, quelquefois en le faisant saigner, et, après quelques jours, la rétention disparaît complètement ou devient une rétention chronique incomplète.

D'autres fois elle reste complète et chronique ; elle se maintient dans le même état pendant des mois et des années jusqu'au jour où l'opération nécessaire sera réalisée par le chirurgien compétent.

Enfin on les voit encore à la suite d'une opération et plus particulièrement à la suite de la lithotritie. Dès que la sonde à demeure est enlevée, après l'opération, le malade qui, avant, vidait parfaitement sa vessie, ne peut plus uriner : il est en rétention complète ; on croit qu'elle va cesser, mais elle persiste, se maintient complète ou bien passe comme plus haut à la rétention incomplète.

Ainsi, cette rétention aiguë, qui débute subitement, avec l'opération, évolue vers deux directions : tantôt elle est passagère et tantôt elle est durable.

Y a-t-il entre ces deux formes de la rétention une opposition ? Y a-t-il deux mécanismes, deux variétés ? Y a-t-il des cas dans lesquels une modification transitoire se réalise seulement dans le fonctionnement de l'appareil urinaire, et d'autres dans lesquels la modification est définitive ? Ou bien, n'est-ce pas plutôt la même condition qui est tantôt susceptible de commencer à titre temporaire et, sous certaines influences, de continuer à titre définitif ?

C'est ce que je pense.

Je ne crois pas, en effet, qu'entre les deux catégories que je viens de dire, il y ait l'opposition qu'on pourrait croire au premier abord.

Ce qui est incontestable, c'est que, dans les rétentions définitives qui débutent brusquement, il y a eu quelque chose de nouveau, quelque chose de surajouté à un état antérieur, et c'est ce quelque chose qu'il s'agit de définir et de préciser, et, pour cela, plusieurs interprétations sont à discuter.

II

1° La première hypothèse, la plus ancienne, je dirai même la plus classique, c'est celle de la *congestion*. Elle est basée sur ce fait que la rétention survient plus souvent chez les porteurs d'adénomes assez volumineux ; ensuite qu'il se produit très fréquemment au cours de la rétention un saignement assez accentué, enfin que la rétention survient souvent après un repas prolongé, une longue sédentarité, une rétention volontaire ou imposée par les circonstances, toutes conditions susceptibles de provoquer une congestion pelvienne accentuée.

La congestion, incontestable en ces cas, se traduit par l'augmentation de volume de la prostate, par une tuméfaction accompagnée d'une certaine mollesse et par des hématuries : la sonde à demeure qui décongestionne remédie rapidement à tous ces troubles.

Il ne peut donc pas être question de contester la réalité de la congestion; mais, cependant, ce n'est pas au niveau de l'adénome lui-même que peuvent se passer ces phénomènes congestifs : c'est en dehors de lui, c'est à son pourtour.

L'adénome en effet est avasculaire ; il ne contient que très peu de vaisseaux de petit calibre : il n'est donc pas lui-même le siège de la congestion, mais il y a, dans le bassin et autour de l'adénome des vaisseaux volumineux, des veines importantes, il y en a jusque dans la muqueuse de l'urètre, et ces veines peuvent être congestionnées, par exemple, dans le cas où une rétention volontaire, ou obligatoire, a forcé la vessie à se laisser distendre.

Il y a donc incontestablement une influence de la congestion sur la rétention, mais est-ce bien toujours un phénomène initial ?

Le tableau suivant, qui résulte de recherches suivies et qui déjà a été publié dans mon travail sur le mécanisme des rétentions d'origine prostatique (1), résume les rapports de la rétention et du volume de l'adénome.

Ainsi, la rétention aiguë se produit avec des adénomes :

Au-dessus de.	100 gr.	:	5 fois	sur	33 cas,	15 °/o.
De............	80 »	:	5	»	9 »	55 °/o.
De 31 à.......	35 »	:	15	»	32 »	46 °/o.
Au-dessous de	30 »	:	29	»	41 »	20 °/o.

Ainsi la rétention aiguë n'est fréquente ni avec les plus grosses, ni avec les plus petites prostates ; ce sont surtout celles de moyen volume qui semblent la déterminer le plus souvent.

Je puis encore envisager la question sous un autre point de vue.

Sur 54 cas de rétention aiguë que j'ai opérés, je trouve :

5 fois	des adénomes	au-dessous de	100 gr.,	soit	9 °/o.
5 »	»	de...........	80 »	»	9 °/o.
15 »	»	de 30 à......	35 »	»	26 °/o.
29 »	»	au-dessous de	30 »	»	53 °/o.

Dans l'ensemble, la rétention aiguë est donc beaucoup plus fréquente avec les petits qu'avec les gros adénomes.

Ainsi j'en arrive à me demander si la congestion n'est pas plutôt un phénomène secondaire et accrue par une rétention qui commence ? Il y aurait là un point obscur à étudier.

2° En dehors de la congestion, l'adénome ne peut-il être le siège de *modifications de nature œdémateuse ?* C'est ce que je me suis demandé.

Depuis longtemps on a séparé les prostates en deux catégories : les molles et les dures, et Rochet a attribué une valeur d'oblitération différente aux unes et aux

(1) F. Legueu. Mécanisme des rétentions d'origine prostatique. *Archives Urologiques de la Clinique de Necker*, fascicule 2, t. II, 1919, p. 197.

autres. Il est certain qu'il y a des adénomes beaucoup plus riches en suc que d'autres. J'ai voulu voir dans quelle proportion variait leur contenu aqueux, et j'ai vu que la proportion des matières volatilisables pouvait varier dans un adénome de 58 à 93 %. Malheureusement, les adénomes les plus riches en suc, que nous serions tentés de dire œdémateux, sont surtout des adénomes kystiques, et leur teneur en eau provient beaucoup plus du contenu des kystes intérieurs que de l'œdème péri-glandulaire. D'ailleurs l'augmentation de volume provenant de l'accroissement des kystes ne peut être que progressive ; elle peut donc difficilement jouer un rôle dans le mécanisme d'une rétention aiguë : la rétention, en effet, devrait croître comme l'obstacle lui-même, avant d'arriver au terme ultime de la rétention aiguë. Or, c'est le contraire que nous voyons : la rétention est aiguë avant d'être chronique ; elle ne devient incomplète qu'après avoir été complète, et cette simple remarque s'ajoutant à beaucoup d'autres observations, dont je parlerai plus loin, vient établir et démontrer que le rôle du volume dans le mécanisme des rétentions d'origine prostatique, est relativement très restreint et, en tout cas, beaucoup moins important qu'on le croyait autrefois.

3° Etudions maintenant l'*inflammation* comme cause possible de rétention aiguë. Regardez avec attention tous vos malades, et vous trouverez souvent chez eux une prostatite, c'est-à-dire un abcès en formation qui a été la cause même de la rétention. (Voir p. 179, *Les infections de l'adénome prostatique.*)

Voyez, par exemple, ce malade couché au 30 de la salle Velpeau ; il est venu à nous en rétention aiguë et, depuis quatre semaines, est aux prises avec de la fièvre. On pourrait croire que sa fièvre est la conséquence de sa rétention et des sondages que celle-ci a nécessités. Je ne le crois pas. Voici, en effet, ce qui s'est passé.

Depuis six mois il ressentait des envies fréquentes d'uriner, le jour comme la nuit, mais ses urines étaient claires. Depuis quatre mois, à la fréquence s'était ajouté la difficulté de miction et les urines commençaient à se troubler.

C'est dans ces conditions que le 5 novembre 1917 il entrait brusquement en rétention complète. Il vient à l'hôpital : là on constate que son urètre est libre, la vessie est distendue, mais par des urines troubles. On met une sonde à demeure ; on prend la température : il a déjà 38°3 et, au toucher, on trouve un adénome de petit volume ; pendant trois semaines on lui laisse la sonde à demeure et on voit la température, malgré cela, osciller autour de 38° pour monter le 24 novembre à 39°.

Je vous montre souvent des exemples de ces poussées de température chez des prostatiques ; ce ne sont pas, comme le croyait Guyon, des crises d'infection urinaire, au sens propre du mot ; ce ne sont pas des infections générales ; ce sont le plus souvent des prostatites suppurées, latentes ; ce sont des suppurations d'adénomes prostatiques en évolution. Rarement ces suppurations vont donner lieu à une collection assez importante pour être ouverte par le périnée. Bien plus souvent, la suppuration légère et discrète s'ouvre du côté du canal ; on attribue la suppuration à la sonde à demeure et ce n'est qu'au cours de l'opération, si celle-ci est pratiquée à temps, que l'on trouvera quelque caractère particulier de l'adénome enlevé permettant d'affirmer l'existence de la suppuration.

Chez notre malade, au bout de quelques semaines, la température commençait à baisser, et je crus devoir l'opérer : je lui enlevai un adénome de 25 grammes ; mais c'était bien un adénome en pleine infection, couvert d'une muqueuse infectée, avec plusieurs ulcérations à sa surface.

Et ainsi voilà bien un cas dans lequel la rétention a commencé d'emblée par l'infection et la suppuration de l'adénome, par une de ces infections d'origine sanguine si fréquente au niveau de la prostate et même chez les adénomateux.

Or, dans ce cas, il est difficile d'admettre que, sous l'influence de la tuméfaction inflammatoire, une gêne mécanique se soit produite, proportionnelle en intensité à l'étendue de la suppuration et susceptible de disparaître après l'ouverture de l'abcès prostatique.

La rétention, en effet, vient dès la première phase de l'inflammation, c'est-à-dire à un moment où il y a à peine de tuméfaction et où l'infection se caractérise par de simples modifications histologiques ; et ainsi nous sommes amenés à conclure que, déjà, dans ces inflammations si fréquentes et si souvent observées dans les rétentions aiguës des prostatiques, il y a peut-être des phénomènes dynamiques plus importants que ces phénomènes mécaniques dont on croirait devoir au premier abord admettre l'intervention exclusive.

4° *Ces phénomènes dynamiques* vont trouver, en effet, une application certaine, incontestable, dans le mécanisme de ces rétentions aiguës, et la meilleure preuve c'est ce que l'on voit se passer à la suite de la lithotritie. C'est là un phénomène de tous les jours et deux observations vont vous démontrer exactement ce à quoi je veux faire allusion.

Voici un homme qui a un calcul : il est relativement jeune encore : 50 ans. Il n'a pas de rétention et son adénome est très peu volumineux. Je lui fais une lithotritie, sous chloroforme, simple, facile ; je lui mets une sonde à demeure, il la conserve quelques jours, mais reste en rétention : la rétention est complète, et dure. Un mois après elle n'a pas disparu ; le malade va et vient, a repris sa vie, mais la rétention persiste.

Alors d'un commun accord, nous passons à la solution définitive, à la prostatectomie : j'enlève un petit adénome ancré au centre du col. La rétention disparaît instantanément, ou du moins elle disparaît avec la fermeture de la fistule hypogastrique, et la guérison est immédiatement complète.

Or, ici, l'adénome était petit ; on ne peut donc pas penser à des influences mécaniques ; l'opération avait été simple et on ne peut invoquer une congestion ; il est donc nécessaire d'invoquer un autre facteur, un élément dynamique et nerveux.

Voici un autre cas plus curieux encore, c'est celui d'un homme qui est entré en rétention à la suite d'une lithotritie pratiquée par M. Guyon il y a 14 ans. Le malade n'était pas rétentionniste avant ; il l'est devenu depuis, subitement ; il n'a jamais uriné spontanément depuis qu'il a perdu la sonde à demeure, mise après l'opération, et sa rétention s'est maintenue jusqu'au jour où j'ai fait la prostatectomie. Or, qu'est-ce que j'ai trouvé chez lui ? Un adénome de très petit volume, incapable lui aussi de mettre en jeu des influences mécaniques ou congestives.

Il faut donc de toute nécessité, dans ces cas-là, invoquer des *phénomènes d'inhibition*, mais ces phénomènes d'inhibition peuvent être de plusieurs ordres, et il faut nécessairement s'entendre pour ne pas faire de confusion. Il faut distinguer et le point de départ de l'inhibition et le point d'arrivée.

Je me suis demandé si le point de départ de l'inhibition ne résidait pas dans la prostate en voie d'atrophie, ou dans la sécrétion de l'adénome lui-même.

Nous avons étudié avec Morel l'influence des extraits prostatiques sur la contractilité vésicale et nous n'avons jamais pu déceler une influence quelconque de ce genre.

Nous n'avons constaté non plus aucune influence inhibitrice provenant des extraits d'adénome et, par conséquent nous n'avons pu trouver la trace d'un réflexe chimique, et nous sommes obligés d'admettre un réflexe nerveux. Voilà pour le point de départ. Voyons maintenant le point d'arrivée.

L'inhibition peut s'exercer sur la vessie ou sur le col. L'inhibition sur la vessie n'est guère défendable, puisque tout le monde s'accorde pour reconnaître qu'au cours de la maladie prostatique la contractilité vésicale n'est pas modifiée ; elle l'est peut-être un peu au cours de la rétention aiguë, mais il n'est pas prouvé qu'elle le soit primitivement ; elle ne l'est que secondairement, et en tout cas elle n'est jamais complètement annihilée.

Quant au spasme, il n'est plus admis comme cause de la rétention, puisque l'on sait qu'il peut exister sans rétention, et que, quand il existe on peut tout de même franchir le canal.

Et nous arrivons ainsi par exclusion à nous demander si les phénomènes en question ne consistent pas uniquement dans la suppression de l'influence normale d'inhibition cervicale qui aboutit à la miction. Pour que la miction soit possible il faut une contraction vésicale, mais il faut aussi une ouverture du col. Or, c'est l'inhibition du sphincter propre du col qui produit ou permet cette ouverture nécessaire; et si dans ce phénomène réflexe d'inhibition il se produit un trouble, un arrêt, l'ouverture n'a plus lieu, la miction n'est plus possible, et la rétention est constituée.

C'est ce qui se produit à la suite de l'opération de la hernie, de l'appendicite, ou après la lithotritie.

Dans un cas comme dans l'autre, c'est une influence nerveuse, partant de la périphérie, mais d'une zone voisine de la vessie qui agit sur le col pour arrêter le phénomène normal d'inhibition et empêcher son ouverture : alors la rétention se produit. Elle restera temporaire chez les sujets qui n'ont aucune altération de nature adénomateuse ou hypertrophique ; elle sera définitive chez ceux qui ont dans le col des altérations antérieures.

Et maintenant, Messieurs, des données précédentes, nous sommes à même de tirer les conclusions suivantes :

Rôle incontestable de la congestion, mais peut-être plus pour aggraver que pour déterminer une rétention.

Rôle certain de l'inflammation, mais de l'inflammation agissant à titre dynamique et non pas mécaniquement.

Et rôle incontestable de l'inhibition pour déclencher brusquement le trouble de la miction que des altérations du col allaient réaliser progressivement et par degré.

Ainsi est ébranlé le dogme des influences mécaniques comme facteur prépondérant, et exclusif dans le mécanisme des rétentions vésicales.

Nous reprendrons plus tard cette question à propos des *Rétentions chroniques* et de la *conception nouvelle de la maladie prostatique.*

XV

LA CONCEPTION NOUVELLE DE LA MALADIE PROSTATIQUE

Messieurs,

Jusqu'ici, en étudiant la maladie prostatique, on n'envisageait jamais que les cas dans lesquels il y avait adénome ; on discutait les autres, on en faisait un groupe à part : « les prostatiques sans prostate », et ainsi, par définition, on attribuait à l'obstacle une importance prédominante et presque exclusive.

Les faits nouveaux qui, depuis quelque temps, frappent l'esprit des observateurs, les faits « d'atrophie prostatique », ou « de contracture du col », dans lesquels il n'y a qu'un adénome insignifiant et quelquefois pas d'adénome ; tous ces faits entre lesquels j'ai montré ailleurs une continuité sans intervalle (1), sont de nature à changer la conception que l'on se faisait de la maladie prostatique et surtout du mécanisme des rétentions au cours de l' « hypertrophie prostatique ».

Quand on étudie le mécanisme de la rétention dans les cas avec adénome, on est nécessairement frappé par les influences mécaniques, malgré les contradictions qu'elles présentent.

Aussi y a-t-il intérêt à envisager la question sous une

(1) F. Legueu. Du mécanisme des rétentions d'origine prostatique. *Archives Urologiques de la Clinique de Necker*. T. II, fascicule 1.

autre face, ou du moins par un autre côté. Ainsi, en considérant d'abord les cas sans obstacle mécanique, on est obligé, tout naturellement, d'expliquer par des phénomènes dynamiques, exclusivement, une rétention qui ne peut relever pour son mécanisme d'aucun obstacle : on aborde la question sous une autre face et cette façon de procéder est peut-être de nature à faciliter l'interprétation de problèmes jusqu'alors inexpliqués.

Je voudrais essayer dans cette clinique de résumer les conclusions d'un travail que j'ai publié dans le fascicule 2 du tome II des *Archives Urologiques de la Clinique de Necker*. Je vais vous montrer que, dans un grand nombre de cas, la maladie prostatique ne s'accompagne d'aucun obstacle mécanique et qu'il n'y a peut-être pas une différence aussi grande qu'on le pensait entre les cas autrefois classés comme « prostatiques sans prostate » et ceux dans lesquels l'adénome a atteint un volume considérable.

I

Voici, par exemple, une observation instructive, toute récente et qui va nous servir de thème pour les développements qui vont suivre.

Il s'agit d'un homme âgé de 46 ans qui m'a été envoyé récemment en janvier 1919 par mon ami et collègue Noguès ; il était en rétention complète depuis plusieurs années, et je n'ai enlevé chez lui que quelques grammes d'un tissu muqueux sans caractère adénomateux : j'ai cependant obtenu un résultat parfait et il est parti de l'hôpital en vidant complètement sa vessie.

A 26 ans, il avait commencé déjà à présenter des troubles de l'appareil urinaire à l'occasion d'une blennorrhagie ; il présenta de la fréquence des mictions, des douleurs dans le canal, des urines troubles et nettement purulentes ; même, lorsque sa blennorrhagie fut guérie, les mictions restèrent fréquentes, sans douleurs, et les urines troubles ; de temps en temps il urinait du sang. Atteint à ce moment de bronchite chronique, il fut réformé quelque temps après pour une cystite que l'on considérait comme de nature tuberculeuse.

Jusqu'à 35 ans, les choses restèrent dans le même état : les urines se maintenaient troubles, les mictions fréquentes se répétaient toutes les deux heures le jour, deux ou trois fois par nuit, lorsque, sur ces entrefaites, le malade constata un jour qu'il ne pouvait plus uriner : de petits graviers provenant de sa vessie furent interprétés comme la cause d'une rétention qui ne fut d'ailleurs que passagère : les graviers disparurent, la rétention s'améliora, mais les douleurs persistèrent. Alors le malade se décida à consulter M. Noguès en novembre 1908.

A ce moment mon collègue constata que la vessie du malade ne se vidait pas complètement, qu'elle contenait un résidu important de deux à trois verres à Bordeaux, la cystoscopie montrait dans le bas-fond un calcul de moyen volume et de nature phosphatique.

En janvier 1909, Noguès opéra ce malade par la lithotritie : le malade guérit, mais continua à ne pas vider sa vessie. Les choses continuèrent donc en s'aggravant ; le résidu augmenta progressivement et, au bout de très peu de temps, le malade entra en rétention complète : il lui fallut se sonder plusieurs fois par jour.

Noguès pratiqua à ce moment-là une nouvelle cystoscopie. Il constata sur la muqueuse vésicale des lésions œdémateuses qu'il considéra comme d'origine spécifique. On fit alors deux Wassermann successifs qui donnèrent un résultat négatif ; par ailleurs, le toucher rectal montrait une prostate de très petit volume.

Le malade continua donc à rester en rétention complète, et c'est dans ces conditions que M. Noguès se décida à me le montrer et me l'amena à l'hôpital le 18 janvier 1919.

Ce malade se présentait comme un prostatique sans prostate, ou plutôt comme un prostatique sans adénome ; rétentionniste complet, il ne présentait aucune tuméfaction au toucher rectal, la prostate était de très petites dimensions ; ni par la cystoscopie, ni par l'urétroscopie il n'était possible de trouver une saillie quelconque dans le col cervical. Fort de plusieurs observations analogues, dont je parlerai tout à l'heure, je me décidai cependant à l'opérer et, le 22 janvier, je lui faisais une prostatectomie.

Je trouvai un col fermé et sans saillie ; je déchirai la muqueuse à droite et à gauche de la ligne médiane et arrachai péniblement un petit morceau muqueux de faibles dimensions, sans caractère et du poids de 5 gr. Les suites de l'opération se présentèrent dans des conditions favorables. La vessie se ferma au bout d'une dizaine de jours et, lorsque le malade quittait l'hôpital, un mois après, il vidait complètement sa vessie et ne conservait aucun résidu ; les urines un peu troubles nécessitaient encore quelques lavages.

L'examen histologique de la partie enlevée a montré le résultat suivant :

La plus grande partie de la coupe ne montre que des éléments du col vésical, c'est-à-dire des fibres musculaires, dont le tissu inter-fasciculaire paraît œdémateux ; des glandes prostatiques, dont quelques-unes sont entourées d'une couronne lymphocytaire attestent un léger degré d'infection.

En un point on trouve une hypertrophie glandulaire non encapsulée et située en dehors du col vésical.

En somme, dans ce cas, il n'y avait aucun adénome constitué, et la clinique avait eu raison en ne trouvant aucune saillie adénomateuse ; il y avait seulement une hypertrophie du col portant sur les éléments musculaires et glandulaires : c'était un adénome en voie de formation, mais l'adénome n'était pas encore constitué en tumeur énucléable, et il ne pouvait, par conséquent, être question ici d'un obstacle mécanique.

II

On appelait autrefois « prostatiques sans prostate » les prostatiques qui, malgré qu'ils présentassent les symptômes de l'hypertrophie et de la rétention, n'offraient à l'exploration aucun adénome.

Mais les opérations nous montrent cependant que, chez ces malades, se cachent parfois de petits adénomes méconnus.

Et, lorsqu'on étudie l'obstacle prostatique sur de grandes séries opératoires, on voit qu'il n'y a pas de démarcation franche entre les gros adénomes et les petits que l'on trouve dans ces cas. De l'adénome de 100 et 200 grammes on passe insensiblement à l'adénome de 30, 20, 10, 5, 4 et 3 grammes. Des plus gros aux plus petits il y a continuité sans intervalle.

Si donc, chez la plupart de ces malades qu'on étiquetait autrefois « prostatiques sans prostate », on trouve à l'opération de petits noyaux adénomateux bien reconnaissables, c'est qu'ils ne sont pas d'une essence particulière ; ils sont bien des prostatiques, des adénomateux, mais avec un petit adénome. Les enseignements opératoires ont dont brisé pour eux un cadre artificiellement établi et les ont rendus à la grande famille des prostatiques.

Cependant, ces malades porteurs de très petits adénomes ne constituent pas la totalité des « prostatiques sans prostate ».

Il se glisse d'abord parmi eux un certain nombre d'erreurs de diagnostic, dont quelques-unes sont difficilement évitables. Ce sont, par exemple, des rétentions dont l'origine nerveuse a été méconnue, des cancers au début, quelques cas de tuberculose.

Mais, à côté de ces cas où l'erreur est souvent inévitable, il y a un certain nombre de rétentionnistes qui ne présentent rien à l'exploration et à qui l'opération, cependant, enlève une certaine quantité de tissu. Ces malades guérissent à la suite de l'intervention et, ainsi, l'opération établit par son succès le siège et la nature du processus pathologique, la cause de la rétention.

Or, ces malades ne sont pas une exception ; car sur 300 opérés étudiés à ce point de vue sur une série de plus de mille, j'en ai trouvé 78 chez lesquels j'ai retiré du tissu urétroprostatique pesant moins de 15 grammes.

Qu'y a-t-il donc dans ce « tissu » que l'on enlève ?

Sont-ce des adénomes méconnus ? Sont-ce des altérations d'une autre nature de la muqueuse vésicale ? Voilà la question qui m'a depuis longtemps préoccupé et dont je vais vous donner l'exposé actuel.

Il y a en réalité, trois choses, trois groupes d'altération dans les cas auxquels je fais allusion.

1° Il y a d'abord des cas dans lesquels *l'examen macroscopique et l'histologie montrent un adénome de petit volume*, dont aucune exploration ne pouvait, en effet, déceler la présence dans le fragment de tissu enlevé. Il en était ainsi dans le cas suivant :

Un homme de 48 ans, B....., est pris en août 1916 de sa première crise de rétention : elle dure un mois. Au mois de février 1917, nouvelle attaque de rétention qui cesse encore ; puis, en juillet 1917, elle devient complète et elle reste telle jusqu'au moment où le malade est opéré en octobre 1917.

La prostate est peu augmentée de volume : on ne trouve pas de rétrécissement. La cystoscopie ne montre aucune saillie prostatique, mais seulement un petit lobe muqueux.

L'opération est faite le 13 octobre 1917. Je trouve un col avec un léger lobule muqueux à droite, un urètre très large sans *aucune obstruction ni pression, ni à droite, ni à gauche*, et, en plongeant dans le tissu prostatique, j'extrais deux petits adénomes inclus du poids total de 9 grammes. Le malade guérit ; la rétention, depuis lors, a complètement disparu.

2° D'autres fois on a peine à reconnaître l'adénome à l'œil nu : on ne le trouve *qu'à l'examen histologique* comme dans les observations suivantes : il est perdu dans le stroma musculaire hypertrophié.

Un malade M. A...., 55 ans, se plaint depuis un an de pollakiurie diurne et nocturne. En rétention complète depuis 15 jours, il entre à l'hôpital ; la vessie est distendue, la prostate paraît très petite au toucher, mais l'examen cystoscopique n'est pas fait. On fait d'abord une cystostomie et la prostatectomie n'est faite que dans un second temps.

Le poids du tissu enlevé est de 4 grammes. Le malade guérit complètement, quitte le service en vidant parfaitement sa vessie. Tous les phénomènes de dysurie ont disparu.

Et l'examen histologique, fait par Verliac, montre un premier fragment formé en majeure partie de stroma fibro-musculaire ; dans cette masse on peut distinguer trois lobules adénomateux, l'un d'eux est kystique, l'autre est fibreux, le troisième est glandulaire, un peu hypertrophique. Ces lésions sont disséminées et peu étendues. Des plaques d'infiltration ne sont ni particulièrement péri-glandulaires ni péri-vasculaires.

L'autre fragment contient dans un stroma très musculaire et peu fibreux quelques amas de glandes hypertrophiées, mais généralement non kystiques. Il y a autour de plusieurs glandes une abondante infiltration, quelques vaisseaux musculaires paraissant atteints d'endartérite.

En résumé, petits adénomes microscopiques.

Un homme de 70 ans, H...., se sonde depuis six mois pour une rétention incomplète de 300 grammes. La prostate n'est pas augmentée de volume et, à l'examen cystoscopique, on voit un tout petit lobule muqueux, saillant sur la lèvre inférieure du col. A l'opération je trouve 10 grammes de tissu dur autour d'un urètre très fermé.

A la suite de l'opération le malade vide complètement sa vessie et voit disparaître complètement les symptômes de pollakiurie et de dysurie.

« La majeure partie de la coupe est formée de fibres musculaires du col et de la vessie avec très peu de tissu fibreux ; entre ces fibres musculaires, on voit de petits îlots d'adénome prostatique absolument caractéristiques. En dehors de ces îlots, un certain nombre de culs-de-sacs glandulaires s'insinuent entre les fibres musculaires, mais sans présenter aucun caractère néoplasique.

Il existe un certain degré d'infection attesté par la présence d'amas de cellules rondes au voisinage de certains culs-de-sacs glandulaires, au milieu des fibres musculaires, surtout près de la muqueuse. Malheureusement, la muqueuse manque sur la coupe pour la recherche des éosinophiles ».

Il semble donc bien qu'il s'agisse d'un petit adénome infiltré pour ainsi dire dans le tissu musculaire ; or, ce malade avait depuis quatre ans des difficultés de miction, et telles, qu'il en avait parfois des sueurs froides. Mallet l'avait vu ; Guiard l'avait observé pour une paresse de la vessie, car, parfois, il n'urinait que 40 à 50 grammes et souvent ne pouvait même pas y parvenir ; il devait y revenir à plusieurs reprises.

Actuellement, ce malade urine en une fois tout le contenu de sa vessie avec un jet puissant qu'il n'avait jamais connu. Il urine le jour avec grande facilité ; il a des mictions de 200 à 300 gr. et, depuis 30 ans, ne s'est jamais trouvé dans l'état actuel.

3° Il y a aussi — et ceci est plus extraordinaire — des cas dans lesquels l'adénome n'existe même pas à l'examen histologique ; il n'existe qu'en puissance, caractérisé par une certaine hyperplasie glandulaire.

Voici, par exemple, un autre malade Z...., 45 ans, et qui vient à l'hôpital en rétention complète depuis trois mois. Depuis longtemps ce malade souffrait de dysurie et de pollakiurie diurnes.

La prostate n'était pas augmentée de volume ; la cystoscopie ne donnait rien, aucune saillie au niveau du col.

A l'ouverture de la vessie je ne trouve rien, ni dans la vessie, ni dans l'urètre : à peine un petit lobule sur la partie postérieure du col. En déchirant l'urètre je parviens à enlever péniblement 3 grammes de tissu cervical très dur et très difficile à arracher. Je ne trouve à l'examen histologique dans le tissu enlevé *aucun adénome* et l'examen histologique révèle simplement une hypertrophie fibro-musculaire et, à la suite de cette opération, ce malade vide sa vessie complètement, et tous les troubles de dysurie qu'il présentait avant ont disparu.

Et ce malade qui, depuis vingt ans, avait des difficultés d'uriner et urinait très lentement, met actuellement deux secondes à faire ce qu'il faisait autrefois en dix minutes.

Ainsi, dans ces cols enlevés, on trouve, ou une hypertrophie diffuse n'affectant pas la forme du lobule adénomateux, ou une hypertrophie plus musculaire et fibreuse que glandulaire (Verliac).

Nous poursuivons l'étude de ces faits intéressants ; actuellement, nous ne pouvons qu'en noter la signification dans le cadre pathologique que nous étudions. Mais, déjà, cette signification est considérable : grâce à elle, « les prostatiques sans prostate » se relient aux prostatiques ordinaires par une chaîne sans fin dont ils constituent le dernier anneau.

Par une pente régulière, nous descendons du plus gros adénome aux cas où la rétention est causée par une altération du col reconnaissable seulement au microscope.

Et ces faits sont cependant bien tous de même ordre, car nous l'avons montré ; de l'un à l'autre tous les intermédiaires s'observent, lesquels montrent la continuité d'un même cadre nosologique.

Par ailleurs, la cause de la rétention réside bien dans les modifications de structure du col vésical, puisque la guérison a suivi son ablation.

Et ici, cependant, il ne peut être question « d'obstacle ». A part quelques cas où un adénome de petites dimensions est constaté, on ne trouve rien qui puisse mécaniquement obstruer l'urètre, et il faut ici, pour expliquer la rétention, une interprétation autre que mécanique.

Ainsi ces faits ouvrent un nouvel horizon à la pathogénie des rétentions. Ils nous ont amenés peu à peu à une conception de la maladie prostatique et dont je vais, Messieurs, vous donner l'exposé dans les conclusions qui vont suivre.

III

Nous avons vu que, dans un très grand nombre de cas, dans les cas mêmes où la rétention est la plus marquée, on ne trouve pas d'adénome, ou on ne trouve qu'un adénome de très petit volume.

Celui-ci peut, quelquefois, par sa situation, créer une gêne mécanique, mais le plus souvent en ces cas l'observation la plus minutieuse montre qu'il n'y a aucun obstacle à l'écoulement de l'urine.

Et pourtant, l'opération qui enlève « quelque chose » guérit la rétention : elle a donc supprimé sa cause.

Et que fait l'opération ? Elle enlève le col, entre mes mains au moins : elle le supprime complètement. Le col était donc l'obstacle à la rétention.

Mais pourquoi et comment ?

Deux cas sont à envisager.

1° Dans les cas où il y a un tout petit adénome ou pas d'adénome :

Ce n'est pas par la présence de l'adénome, mais c'est par les altérations anatomiques dont ce col est le siège que la rétention est produite : hypertrophié dans tous ses éléments, le col n'est peut-être pas contracturé, mais *il est devenu rigide, il a perdu l'extensibilité*, il a perdu la possibilité ou la facilité de s'ouvrir, cette faculté indispensable à la réalisation de la miction normale.

2° Quand, au contraire, il y a un adénome important. Celui-ci agit mécaniquement, on ne peut le contester. On ne peut nier que la pression latérale et concentrique de l'urètre en s'accroissant de plus en plus ne soit capable de gêner la miction. On trouve parfois l'urètre ainsi très comprimé de droite à gauche par la convergence des deux lobes latéraux vers la ligne médiane ou très dévié par la propulsion d'un lobe unilatéral.

Et cependant, les influences mécaniques n'existent pas dans tous les cas et ne sont pas toujours seules à agir.

J'ai trouvé, en effet, *sans rétention actuelle* (c'est-à-dire au moment où j'opérais) toutes les variétés possibles d'obstacles par compression qui aient été invoqués, et qui ont été longtemps considérés, même par moi, comme la cause exclusive de la rétention prostatique. J'ai vu, sans rétention, des malades dont l'urètre présentait au doigt une compression latérale infiniment plus grande que d'autres qui avaient l'urètre libre et présentaient cependant de la rétention.

Nous sommes donc obligés d'invoquer un autre facteur qui s'ajoute à l'obstacle mécanique et, d'autres fois, se substitue complètement à lui : ici encore ce sont les *altérations concomitantes du col*, ce sont elles qui règlent la rétention.

La dysurie et la rétention qui lui fait suite ou l'accompagne, relèvent non de la seule présence de l'adénome, mais de l'inextensibilité du col, dont le substratum nous paraît être représenté par les modifications anatomiques de ses éléments constituants.

N'y a-t-il que ce phénomène cervical dans la rétention ?

Ce serait excessif de le prétendre. Nous voyons par quelle chaîne se relient les différents types de rétention ; mais nous ne pouvons préciser la raison pour laquelle une rétention est complète ou incomplète, et nous nous garderons de prétendre qu'il faille en chercher la cause uniquement dans les altérations du col vésical.

Le mécanisme de la rétention incomplète reste toujours aussi mystérieux : on s'étonne que la vessie puisse éliminer une partie de son contenu et reste impuissante à se vider. S'il y a un obstacle, pourquoi est-il perméable à moitié ? Si la vessie, très distendue, est capable de faire le gros effort du début de la miction, pourquoi n'est-elle pas assez vigoureuse pour la compléter ?

Pour ces faits, nous n'arrivons pas encore à une interprétation assez sûre.

Quoiqu'il en soit, une fois que sont réalisées dans le col les conditions anatomiques (adénome) ou histologiques (hypertrophie) de nature à préparer le trouble de son fonctionnement, bien des influences peuvent précipiter ou augmenter ces accidents d'origine cervicale.

De ce nombre sont : la congestion péri-prostatique, l'inflammation et l'influence nerveuse.

Ces éléments déclanchent par leur intervention la rétention aiguë, en entravant brusquement ou en rendant impossible le phénomène normal d'inhibition, qui aboutit à l'ouverture du col et à la miction spontanée.

Suivant les cas, la rétention ainsi causée est transitoire ou définitive.

Elle est *transitoire* chez les sujets qui, dépourvus d'altérations importantes du col, voient bientôt le réflexe d'inhibition disparaître, l'équilibre se rétablir et la miction redevenir normale.

Elle est *définitive* chez ceux qui, pourvus d'altérations sérieuses du col, vont présenter à un réflexe momentané un substratum anatomique pour s'établir, se fixer et durer; et c'est ainsi que chez eux la rétention commence brusquement mais se poursuit indéfiniment.

Ainsi les rétentions de la maladie prostatique relèvent beaucoup moins de l'*obstruction que de l'inextensibilité* du col, résultant elle aussi de l'hypertrophie de tous ses éléments muqueux, musculaires, glandulaires et fibreux.

Et dès lors, la conception de la maladie prostatique se modifie encore une fois.

Elle fut au début une hypertrophie de la prostate.

On a fait d'elle ensuite un adénome cervical.

Pour nous elle redevient, ou elle reste une hypertrophie, mais *une hypertrophie de tous les éléments du col.*

La maladie prostatique, dans toutes ses modalités, est une maladie du col vésical, caractérisée par l'hypertrophie de tous les éléments muqueux, glandulaires, musculaires et fibreux qui le constituent.

L'adénome n'est qu'un des aspects de la maladie, qu'une évolution, celle de la partie glandulaire.

Souvent il prédomine ; les autres éléments sont dépassés par lui.

Quand il reste au second plan, l'hypertrophie des autres éléments l'emporte. Les symptômes sont souvent plus sérieux, mais la maladie dans son essence reste la même.

Cette hypertrophie n'a pas son origine dans l'inflammation ; au contraire, l'inflammation qui a modifié la texture du col empêche la production de l'hypertrophie ; mais elle résulte sans doute d'une action spéciale d'hormones spécifiques agissant sur le col au moment où la prostate a fini son rôle, à la fin ou au déclin de la période d'activité génitale.

XVI

L'AZOTÉMIE DES RÉTENTIONNISTES URINAIRES

Messieurs,

L'azotémie des brightiques, aujourd'hui bien connue, évolue selon des règles précises, presque immuables.

Elle augmente lentement, insensiblement, et, conduit progressivement le malade à la mort. Les régressions sont rares ou de peu d'importance, et, d'après les dosages, on peut assez exactement formuler un pronostic de durée.

Après être restée assez longtemps au-dessous de 1 gramme, elle passe au-delà ; elle marche alors assez rapidement vers la phase fatale. Au-delà de 2 grammes, ainsi que Widal l'a établi dans plusieurs travaux (1), la mort est en général très proche.

Mais à côté de ces azotémies fixes ou lentement ascendantes, liées à l'évolution progressive d'un trouble permanent ou d'une lésion définitive, on voit en chirurgie des azotémies mobiles, à ascension ou à régression rapides, et dont les élévations, liées à un trouble temporaire, n'ont plus la même valeur pronostique, ni la même signification que chez les brightiques.

Telle est, par exemple, l'azotémie post-opératoire, sur laquelle nous avons à plusieurs reprises insisté (2).

(1) Widal, André Weill et Pasteur, Valery-Radot. Les étapes de l'Azotémie dans le mal de Bright. *Presse Médicale*, 23 mai 1918, p. 261.

(2) F. Legueu et Chabanier. Etude critique de l'Azotémie et de la constante uréo-sécrétoire, avril 1918, p. 261 et F. Legueu et Chabanier. Du rôle de la constante uréo-sécrétoire en chirurgie. *Paris-Médical*, 26 octobre 1917, p. 305.

Liée quelquefois à une poussée aiguë de néphrite toxique, plus souvent en rapport avec une chute brusque et importante de la sécrétion aqueuse, l'azotémie post-opératoire est aiguë ; elle évolue en quelques jours, brûle les étapes et atteint rapidement les taux mortels de 4, et 5 grammes ou plus. Elle peut cependant guérir : si elle n'est pas montée trop haut, si elle n'a pas dépassé 2 grammes, si elle n'est pas restée trop longtemps à son acmé, si, surtout, la sécrétion aqueuse peut être rapidement ramenée à des proportions normales, l'azotémie peut descendre lentement, et le malade échapper au grave danger dont il était menacé.

Mais en dehors de la phase post-opératoire, on voit encore chez les urinaires, et plus particulièrement chez les prostatiques, des azotémies mobiles, quoique chroniques, parfois curables quoique très élevées, et dont l'évolution n'est liée à aucune modification appréciable de la fonction aqueuse. Elles ne dépendent que de la rétention vésicale, elles naissent avec elle et s'élèvent progressivement avec sa durée, et pour les abaisser et les ramener à un taux sinon normal, du moins compatible avec l'existence, il suffit de faire cesser la rétention de l'urine.

* * *

Pour ces grandes rétentions uréiques, je ne puis invoquer la constante et ne parlerai que d'azotémie.

Et, sur ce point, une explication que nous avons souvent donnée, nous paraît encore ici nécessaire.

Pour toutes les petites azotémies, en effet, pour toutes celles qui sont inférieures à 1 gramme, l'étude de la constante nous donne plus d'indications que l'azotémie : elle nous sert à corriger ce qu'il y a d'insuffisant dans les données que nous fournit, à elle seule, cette dernière, et c'est à l'aide de cette balance très sensible, qu'est la constante, que nous suivons chez nos malades l'amélioration ou l'aggravation momentanée de la fonction uréique : c'est d'après l'étude de ses variations que nous suivons l'efficacité d'un traitement préparatoire et choisissons, pour opérer définitivement, le moment où la constante nous montre que la fonction rénale a atteint son maximum d'amélioration.

Cette application de la constante à la chirurgie des prostatiques est aujourd'hui, d'ailleurs, acceptée et adoptée par tout le monde.

Mais il est des zones au-delà de 1 gramme où la constante ne peut plus intervenir et où nous disons avec Ambard qu'elle ne doit pas être recherchée, et cela pour deux raisons. D'abord dans ces cas l'intérêt de la constante est nul, puisque la déficience du rein va de 80 à 98 % ; à elle seule l'azotémie nous donne donc des indications assez précises. Mais, en outre, la contante est ici souvent faussée, parce que la concentration maxima étant très abaissée, le débit uréique ne peut plus varier ni répondre aux incitations de la teneur du sang en urée, et le rapport que représente la constante cesse d'exister.

L'épr. uve de la constante ne doit donc pas être faite, et dans ces zones élevées nous ne devons rechercher et considérer que l'azotémie : celle-ci, seule, fait loi.

Mais ce que je veux en ce moment établir et démontrer, c'est que, même dans les zones élevées où la constante ne doit plus être recherchée, c'est-à-dire avec des chiffres d'azotémie supérieurs à 1 gramme et à 2 grammes, et qui, chez un brightique, comporteraient un pronostic fatal à brève échéance, une azotémie chronique peut, chez un urinaire, être notée, améliorée et quelquefois guérie, ou du moins ramenée à des limites presque normales, par le seul traitement de la rétention vésicale.

Voici, par ex.mple, un malade qui vient à nous ces jours-ci. Il est atteint d'un cancer prostatique, avec une rétention chronique, incomplète sans distension : le 21 décembre 1918, son azotémie s'élève à 1 gr. 54, malgré un état général assez bon.

Je le soumets au traitement de sa rétention : je le fais sonder régulièrement matin et soir.

Il s'améliore, et quinze jours après, le 14 janvier 1919, la recherche de l'azotémie donne :

$$Az = 0{,}57$$

Je continue encore le traitement et ayant ainsi ramené l'azotémie au-dessous de 1 gramme, je pus faire l'épreuve de la constante.

Le 28 janvier, un mois après l'azotémie de 1 gr. 54, je trouve :

Az = 0,40
K = 0,167

Le 30 janvier je pratique la cystostomie sous l'anesthésie locale, et le malade guérit

D'autres fois l'azotémie peut atteindre et dépasser 2 grammes.

Voici, par exemple, un de mes malades qui, en 1917, au mois de novembre, est att int de rétention incomplète avec distension : il présente une azotémie de 2 gr. 30.

En quelques jours, sous l'influence du traitement vésical, je le ramenai à 1 gr. 66 ; aujourd'hui, dix-huit mois après la première analyse, ce malade a repris sa vie, ses occupations et cela depuis plus d'un an. Il n'est pas encore opéré, mais il va l'être, et bien que je n'aie pas encore établi sa constante en ces derniers temps, j'ai toutes les raisons de penser que chez lui l'azotémie est revenu à un taux relativement favorable.

Voici plus encore : des taux entre 3 et 4 grammes peuvent être atteints, durer quelque temps, et sans que le malade succombe.

Un malade entrait à ma clinique en mai 1918 en état de rétention d'urine avec distension. Je fais faire de suite la constante comme chez tous nos malades ; la constante est impossible, l'azotémie est trop haute et s'élève à 3 gr. 84.

Je le soumets au traitement régulier par les sondages et à partir de ce moment, je note au jour le jour la régression de son azotémie.

10	Mai	Az	=	3 gr. 84
13	»	»	=	3 gr. 52
15	»	»	=	1 gr. 92
23	»	»	=	1 gr. 02
4	Juin	»	=	0 gr. 61
12	»	»	=	0 gr. 80

Le malade sort en bon état en se sondant.

J'ai dit que, dès le premier jour, le malade avait été soumis à l'évacuation régulière et méthodique de sa rétention ; il était sondé plusieurs fois par jour. Et c'est à ce traitement de la rétention qu'était dû l'abaissement progressif de l'azotémie. Le régime n'avait ici aucune importance, car, au moment où le malade entrait à l'hôpital, il avait la langue sèche, la soif, toute la dyspepsie des urinaires. Et le régime de l'hôpital ne fut pas très différent de celui qu'il suivait chez lui ; il ne prenait et il ne prit que des boissons : de l'eau, du lait, du bouillon de légumes.

Ce qui fut nouveau, ce fut l'évacuation de la vessie : c'est donc bien la rétention de l'urine qui commandait la rétention azotée.

*
* *

Et il en est ainsi, Messieurs, pour toutes les azotémies hautes dont je vous parle en ce moment, et dont je ne rapporte que quelques cas types.

C'est bien la rétention vésicale, seule, qui commande la rétention azotée ; ces hautes azotémies variables et mobiles, je ne les vois que chez les individus atteints de rétention incomplète, c'est-à-dire chez des gens dont la vessie infectée ou non, mais toujours en tension, n'a pas encore reçu le traitement nécessaire du sondage et de l'évacuation.

La rétention incomplète avec distension est, entre toutes, celle qui expose le plus à ces hautes azotémies, parce que c'est elle qui réalise la pression intra-vésicale la plus élevée.

Dans des pages magistrales, qui resteront vraies à travers les âges, Guyon a donné de cette forme de rétention un tableau clinique complet et auquel on ne peut rien ajouter. Il a vu la soif de ces malades, leurs troubles digestifs, leur polyurie, leur aptitude à l'infection, les dangers mortels auxquels ils sont exposés, et tout cela, il l'expliquait par l'intoxication.

Aujourd'hui, l'azotémie vient donner une confirmation

à ses vues, une précision scientifique et une mesure à une intoxication dont la réalité avait été si exactement établie par le maître.

Mais il n'y a pas que la rétention avec distension pour produire ces azotémies, et si cette rétention est susceptible de produire les plus hautes rétentions uréiques, d'autres peuvent se produire aussi avec la rétention chronique incomplète, alors que la vessie n'est pas distendue, mais seulement en tension permanente.

Ici encore Guyon avait bien signalé la différence de gravité des rétentions chroniques incomplètes par rapport aux rétentions aiguës.

Dans la rétention complète, le malade est obligé de se sonder ou de se faire sonder, et il évite les inconvénients de la tension vésicale. Quand la rétention est incomplète, il hésite à se sonder, et des troubles et des conséquences peuvent se produire qu'on ne voit pas avec la rétention complète.

L'azotémie vient ici encore confirmer et préciser les données d'une rigoureuse observation clinique, de même qu'elle montre la nécessité et l'efficacité du traitement de la rétention.

Chez ces malades, l'azotémie est réglée par le degré de la tension intravésicale et aussi par la durée de la rétention. Elle monte progressivement mais assez rapidement, en quelques jours ou en quelques semaines, pendant que s'élève et s'accentue la pression intravésicale : alors même que celle-ci se maintient égale, l'azotémie monte encore, monte toujours tant que durera la rétention et jusqu'à la mort.

Un grand nombre de malades, en effet, mal traités, ou soignés trop tard, meurent ainsi par insuffisance rénale.

Mais chez d'autres, alors que la rétention ne dure pas depuis trop longtemps et que les troubles, dont l'azotémie traduit l'existence, ne sont pas devenus des lésions définitives ; il suffit d'évacuer la vessie, de la soumettre à des cathétérismes répétés, de rétablir en un mot un fonctionnement vésical régulier pour que, de suite, l'azotémie soit arrêtée dans son ascension et ébranlée dans sa continuité.

Sans doute nous soumettons tous ces malades à un régime spécial, mais toutes mes observations montrent que le régime en ces matières a infiniment moins d'importance que l'évacuation régulière et méthodique de la vessie. Et il en est certainement de même pour les malades dont l'azotémie est inférieure à 1 gramme. Chez ceux-là les variations de la constante sont beaucoup plus en rapport avec le traitement que nous imposons à la vessie qu'avec le régime qui est en même temps donné à ces malades, et ainsi l'efficacité du traitement éclaire la pathogénie de ces azotémies.

Il ne peut s'agir, en effet, ici, de lésions définitives du parenchyme rénal, puisque la seule évacuation de la vessie permet de les faire disparaître. Il s'agit de troubles développés sous l'influence de la distension vésicale, ou du moins de cette tension sur laquelle Guyon insistait tant dans ses cliniques.

C'est la pression vésicale chronique, la pression sur les orifices urétéraux qui est le facteur principal du trouble sécrétoire : la tension s'étend aux uretères et par leur intermédiaire jusqu'au rein lui-même, qui est troublé dans son fonctionnement. En supprimant la rétention, on supprime la pression urétérale, et quand les lésions de dilatation de l'uretère, du bassinet et des reins ne sont pas devenues, elles-mêmes, définitives ou trop considérables, on peut encore, en supprimant par le sondage la pression vésicale, ramener le fonctionnement du rein à un taux compatible avec l'existence.

*
* *

Quoiqu'il en soit, Messieurs, ces faits comportent quelques conclusions en ce qui concerne le pronostic et la thérapeutique des rétentionnistes urinaires.

En ce qui concerne le *pronostic*, ils démontrent une fois de plus la nécessité de la recherche, chez ces malades, de l'azotémie, et de la constante lorsque l'azotémie est inférieure à 1 gramme, pour définir un état d'intoxication dont la clinique constate la réalité, mais ne permet pas toujours de fixer exactement l'importance.

Ils montrent aussi que le pronostic de ces azotémies hautes n'a qu'une gravité relative, temporaire, puisqu'il dépend de la rétention vésicale et qu'il va suffire d'en assurer l'évacuation pour modifier, peut-être très rapidement et très heureusement, une azotémie, qui, chez une autre et dans d'autres conditions, pourrait, avec le même chiffre, devenir mortelle.

Et quand vous constaterez un chiffre aussi élevé, vous n'aurez pas le droit, à première vue, de repousser toute perspective d'opération ; sans doute, de ce fait qu'il y a un trouble profond de la fonction uréique, le malade est fragile et reste suspect. Mais, si toute intervention immédiate est impossible, les exemples que j'ai rapportés vous montrent que l'opération sera possible un jour, lorsque par le traitement méthodique de la rétention vésicale vous aurez soustrait le malade aux dangers d'une forte rétention uréique.

En ce qui concerne la *thérapeutique*, mes conclusions sont également d'une très haute importance. Si nous admettons qu'une opération a d'autant plus de chance de réussir que le malade, qui va la subir, se trouve dans les meilleures conditions possibles, il y a toujours avantage chez les gens qui présentent une azotémie élevée à préparer le malade avant l'opération et à ne pas se précipiter dans une intervention qui serait susceptible par elle-même d'augmenter les troubles de l'organisme.

Et ces données générales, basées sur le bon sens, méritent aujourd'hui encore d'être prises en considération à une époque où l'on a l'habitude, pour assurer cette préparation, de procéder à la prostatectomie en deux temps.

La division en deux temps de la gravité d'une prostatectomie ne dispense pas de préparer le malade à subir le choc de la première intervention. Un rétentionniste qui a eu une forte azotémie supportera d'autant plus facilement le traumatisme opératoire qu'il aura été plus complètement désintoxiqué à l'avance.

Or, c'est l'azotémie, seule, qui, par l'abaissement de son chiffre, va mesurer le niveau de cette préparation : on devra donc suivre les abaissements progressifs de l'azotémie et de la constante jusqu'à un taux où il sera possible d'imposer impunément à l'organisme le traumatisme, même léger, que constitue le premier temps de la prostatectomie, c'est-à-dire la cystostomie.

Ce précepte est formel chez les gens qui atteignent les degrés d'azotémie que j'ai indiqués plus haut et qui succomberaient fatalement à une cystostomie, même faite à l'anesthésie locale. Chez les malades qui, au contraire, ont une azotémie favorable, l'opération pourra, et même en un temps, être faite d'emblée et sans préparation antérieure, puisqu'ils n'ont plus d'intoxication ; mais, pour les zones moyennes d'azotémie, il sera encore bien préférable de donner à la vessie un traitement préalable, avant de commencer chez ces malades la période des traumatismes.

Et c'est ainsi que l'étude de l'azotémie, dans ses hautes étapes, nous ramène à une notion qu'on aurait une certaine tendance à oublier aujourd'hui : la nécessité de l'évacuation vésicale, progressive et méthodique, pour la préparation des malades à une opération prostatique.

XVII

RÉSULTATS ÉLOIGNÉS DE LA PROSTATECTOMIE

Messieurs,

La prostatectomie est une opération courante ; ses résultats sont très favorables, mais de temps à autre il est bon tout de même de jeter un coup d'œil d'ensemble sur ses suites, et de voir comment nous pourrons modifier à l'avenir quelques défectuosités.

La question a été soumise au *Congrès d'Urologie de* 1920 : j'ai pris part à la discussion et exposé mon opinion personnelle.

Je veux aujourd'hui reprendre cette question et en tirer pour vous les enseignements nécessaires.

I

Cette opération donne toujours, à part quelques exceptions, que je vais dire, un bon résultat fonctionnel, et c'est la raison de sa supériorité.

C'est une opération qui peut faire mourir, mais elle guérit à peu près toujours ceux qu'elle ne tue pas ; elle n'apporte jamais à un individu ce résultat imparfait, incomplet, que donnent certaines opérations.

Ainsi, avant la prostatectomie hypogastrique, nous avions, il y a 15 ans la prostatectomie périnéale. Les malades ne mouraient pas de l'opération, mais ils n'étaient pas guéris complètement, ils conservaient de la rétention ; de la rétention complète ils passaient à la rétention incomplète ; ils conservaient un résidu et souvent une fistule.

Aussi, quand la prostatectomie hypogastrique a commencé avec des résultats parfaits, elle a triomphé malgré sa gravité initiale.

Une opération, en effet, ne s'implante que par la perfection des résultats thérapeutiques qu'elle donne.

Or, en ce qui concerne la prostatectomie hypogastrique, ses résultats sont parfaits : l'individu qui était en rétention complète vide après l'opération sa vessie complètement ; celui qui était en rétention incomplète la vide aussi complètement, celui qui souffrait de dysurie urine facilement et sans effort ; je n'ose pas dire que l'individu qui n'avait que de la pollakiurie perd sa pollakiurie, mais on peut cependant dire que les fonctions sont toujours améliorées.

Voilà la règle. Elle comporte cependant des exceptions. Il y a des malades qui n'ont pas, dans les suites éloignées de la prostatectomie hypogastrique, ces résultats satisfaisants qu'on était en état d'attendre pour eux de cette opération. Essayons de passer en revue ces quelques défectuosités qui succèdent parfois à l'opération, et voyons dans quelle mesure nous pouvons y remédier.

Il y a d'abord les malades qui conservent une *fistule hypogastrique ;* la sonde à demeure échoue ; les petits moyens sont sans résultats ; les semaines, les mois passent et la fistule se maintient. Quoi faire ? Il faut la fermer. Les causes de cette persistance de la fistule sont multiples, mais elles cèdent toutes à un acte opératoire bien conduit, et cette opération de la fermeture de la fistule est à faire toutes les fois que l'écoulement dure et se répète au-delà des limites normales. Sans faire une trop grande incision, on sépare la vessie de la paroi, on fait une suture solide de la vessie, de la couche musculaire et de la peau. Ainsi la fistule est définitivement fermée.

Une autre complication consécutive à la prostatectomie

hypogastrique est l'*éventration ;* c'est un inconvénient, car chez un individu vieux, qui a quelquefois deux hernies, qui est obligé, par conséquent, de porter deux bandages, quand il lui faut en plus un autre au milieu, c'est désagréable. La fréquence et l'importance de l'éventration est proportionnelle à la longueur de l'incision musculo-cutanée ; il ne s'agit donc pas de proclamer l'utilité d'une prostatectomie hypogastrique au grand jour, avec une longue incision. Il faut, au contraire, faire une incision petite, car plus vous la réduirez, moins vous serez exposé à l'éventration. Aussi vous me voyez chaque jour pratiquer cette opération avec une incision de la largeur d'un doigt, au plus deux doigts. Sans doute cela complique un peu l'opération, mais, pour les suites ce procédé a une grande importance.

Parmi les suites opératoires plus ou moins éloignées, il faut compter avec le *rétrécissement.*

J'ai vu trois ou quatre malades qui ont eu un rétrécissement urétral et chez lesquels la sonde n'a pas pu passer : l'un avait été opéré par Freyer, un autre par Albarran, le troisième est un de mes opérés, que je connais et qui urine très bien, mais je n'ai jamais pu passer chez lui aucun instrument

Récemment, j'ai vu un autre rétrécissement chez un malade opéré en province ; devant l'imperméabilité de l'urètre et la rétention progressive, j'ai dû intervenir à nouveau et j'ai trouvé un col vésical absolument fermé : j'ai dû l'exciser complètement.

Il me semble qu'il peut y avoir deux sortes de rétrécissement à la suite de la prostatectomie.

Il peut se produire des rétrécissements à l'union de la loge prostatique et de la vessie, mais cela est rare. Il peut aussi, et plus souvent, se produire une sténose à l'union de l'urètre et de la cavité prostatique.

On peut s'étonner que ces rétrécissements ne soient pas plus fréquents avec une opération jusqu'ici aussi aveugle.

Pour les éviter, il faut autant que possible ne pas déchirer l'urètre membraneux sur une trop grande longueur et aussi conserver une bande de muqueuse sur la paroi antéro-supérieure de la loge prostatique : c'est une sage mesure pour éviter le rétrécissement.

La tare la plus courante, la plus habituelle, après la prostatectomie, c'est *l'infection persistante* dans des cas où la rétention a été totalement supprimée, car quand il y a rétention, il est tout naturel qu'il y ait une vessie infectée.

Voici, par exemple, ce qui se passe chez quelques individus : ils urinent bien, mais les urines restent troubles. Vous conseillez de faire des lavages ; mais, après des mois, les urines restent troubles. Et l'on se demande pourquoi cette infection persiste. Je me souviens d'un général que j'ai opéré de la prostate il y a dix ans. Il a, depuis, conservé des urines troubles ; la santé générale est parfaite, mais il subsiste cette tare toujours désagréable.

Les causes de cette infection sont multiples. Il y a d'abord des malades qui ont certainement de l'infection parce qu'ils ont une pyélonéphrite. Mais chez beaucoup d'autres la santé parfaite et maintenue pendant des années ne permet pas de penser que le rein est touché. Y a-t-il là une virulence microbienne spéciale favorisée par un mauvais terrain ?

N'y a-t-il pas d'autres fois une cause locale concomitante ou consécutive à la prostatectomie et qui soit susceptible d'entraîner la permanence de la suppuration ?

Telles sont les cellules vésicales, dont je parlerai plus loin : elles sont fréquentes, primitives ou secondaires, chez ces malades et sont même parfois l'occasion d'erreurs de diagnostic ; elles rendent en tout cas la désinfection impossible.

Une autre cause réside dans la *vésiculite* suppurée, celle-ci le plus souvent consécutive à l'opération.

J'ai vu un de mes malades, dont les urines étaient très troubles après la prostatectomie, montrer dans le champ du cystoscope de Mac Carthy un large orifice fistuleux ; quand on pressait sur la vésicule séminale, on faisait sortir par cet orifice une grosse suppuration. Il est mort ici deux ou trois mois après la prostatectomie que je lui avais faite. L'autopsie montra la réalité d'une grosse vésiculite qui avait entraîné une suppuration et favorisé les accidents infectieux dont mourait le malade.

Il faut donc compter avec la vésiculite dans les suites opératoires éloignées de la prostatectomie. Il faut y penser, la rechercher et la traiter par le massage et la désinfection de l'urètre.

L'inconvénient de la pyurie persistante ne réside pas seulement dans la nécessité de continuer les lavages. Une conséquence plus grave réside dans la formation de *calculs secondaires*. Il m'arrive, trois ou quatre fois par an, de voir des malades qui, à la suite de la prostatectomie, présentent ainsi des calculs dans la cavité vésicale, sous l'influence de l'infection. Ces calculs passent quelquefois de la vessie à la loge prostatique, mais il est toujours facile de les refouler dans la vessie, et la lithotritie permet aisément d'en débarrasser les malades sans opération sanglante.

Quoiqu'il en soit, vous voyez que la pyurie persistante après la prostatectomie est un gros ennui pour les malades. Elle n'est pas négligeable : il faut la poursuivre d'une façon continuelle par des lavages, mais surtout s'attacher à préciser les conditions qui la favorisent et l'entretiennent. Et c'est surtout par cela qu'on pourra plus facilement la combattre.

II

J'arrive maintenant à un point plus difficile et plus complexe de ces suites opératoires.

Il y a des malades qui ne retirent pas de l'opération le résultat très bon que j'ai dit tout à l'heure : ils ont un *résultat imparfait* ; il persiste de la rétention.

Il est très difficile de dresser une statistique et de préciser le quantum de cette proportion ! Mais le fait est incontestable.

Quelle est la cause et quelles sont les raisons de cette défectuosité dans le résultat thérapeutique ?

1° Un certain nombre de ces insuccès s'expliquent par ce fait que la prostatectomie a été *incomplète*, c'est-à-dire qu'à la suite de l'ablation de l'adénome prostatique le malade a conservé une partie, un morceau d'adénome qui continue à se développer et à provoquer les mêmes troubles qu'avant l'opération. Pour ces cas on a tendance à parler de *récidive :* on croit volontiers qu'un fragment de l'adénome s'est reproduit après l'opération. Eh bien non, il n'y a pas de récidive ; la récidive dans la prostatectomie ne peut pas se produire quand l'opération a été complète.

Je vous ai dit que l'adénome naît des glandes péri-urétrales, et quand celles-ci sont enlevées, il n'y a plus de raison pour que l'adénome se reproduise. Donc, quand on retrouve un adénome après la prostatectomie, dites-vous que la protatectomie a été incomplète.

Il est d'ailleurs assez difficile de faire une opération complète.

Bien souvent il m'est arrivé de voir des malades opérés par d'autres chirurgiens et que je réopérai parce que je trouvai chez eux un adénome d'une telle proportion qu'il était impossible, devant ce fait, de croire à une récidive.

Dernièrement, je voyais un malade de Calais, qui avait été opéré six mois auparavant ; il me disait : « on m'a enlevé une prostate de 30 grammes ». Mais il persistait de la rétention, et une nouvelle opération me paraissait indiquée. Je l'opérai à nouveau et je trouvai un adénome très volumineux de la prostate (60 gr.). Soixante gr. représentent un adénome de la grosseur d'une noix : c'est énorme. Le confrère qui l'avait opéré avant moi avait cru enlever tout, il n'avait enlevé qu'un lobe médian, et le malade n'en avait obtenu aucun résultat. A la suite de mon opération, il a guéri complètement et vidé parfaitement sa vessie.

Les prostatectomies incomplètes sont donc très communes. Pourquoi ? Eh bien, les adénomes ne sont pas toujours faits d'un seul lobe et on peut en laisser un fragment.

Même quand ils sont faits d'un seul lobe, vous êtes souvent obligé de les morceler. Par ailleurs il y a quelquefois dans la loge prostatique une coque qu'on découvre avec étonnement quand on a enlevé 30 ou 40 gr. Si on veut regarder avec plus d'attention, on retrouve un nouveau plan de clivage et on ramène encore quelque chose. Pour que la prostatectomie donne un bon résultat, il ne faut pas qu'il reste la moindre parcelle d'adénome et, pour ne pas en laisser, il faut mettre le doigt dans le rectum et explorer la loge, avant et après l'opération par le palper bi-manuel, et c'est là un excellent moyen de contrôle. Grâce à lui, grâce au palper combiné, on peut et on doit, après l'ablation de l'adénome, faire la révision de la loge et poursuivre inlassablement et sans hâte les noyaux que votre première énucléation a respectés.

2° D'autres malades ont un mauvais résultat parce qu'ils font de la *dégénérescence cancéreuse* dans la prostate à la suite de la prostatectomie ; il se fait, dans cette loge, du cancer, et j'ai vu quatre ou cinq malades mourir ainsi de cancer de la loge prostatique après l'opération. D'où vient ce cancer ? Bien souvent il existait déjà au moment de la première opération ; l'opération a été faite pour un adénome déjà dégénéré, et dès lors il est tout naturel que se produise vite dans la loge une dégénérescence cancéreuse à laquelle il n'y a malheureusement rien à faire.

Peut-il se produire d'emblée un cancer de la prostate alors que l'adénome enlevé était indemne de dégénérescence ? C'est possible, mais je n'ai aucun document qui me permette de l'affirmer.

3° Enfin d'autres malades ont un résultat défectueux parce qu'ils ne sont prostatiques qu'en apparence et parce qu'ils ont en réalité un ou plusieurs *diverticules vésicaux*. Ces diverticules commandent la rétention plus que l'adénome, et la rétention persiste comme le diverticule après la prostatectomie.

Chaque fois, en effet, que nous voyons un individu en rétention nous le disons prostatique et nous pensons que la prostate est la cause de cette rétention. C'est un tort. Il y a des malades qui ne sont rétentionnistes que parce qu'ils ont un diverticule vésical. On peut leur enlever la prostate, ils n'en conserveront pas moins à la suite de l'opération, de la rétention et de l'infection. C'est que l'adénome joue ici un rôle secondaire ou nul ; c'est le diverticule qui est la cause de la rétention et qui en persistant entraîne la permanence de tous les symptômes antérieurs.

En pareil cas, c'est au diverticule qu'il faut s'adresser : c'est lui qu'il faut enlever. Et si on ne peut y parvenir, l'opération de la prostatectomie ne donne aucun résultat.

C'est donc à parfaire le diagnostic que doivent tendre tous nos efforts : il faut étudier à fond nos prostatiques avant de les opérer, et c'est ainsi que nous pourrons éliminer de l'opération quelques malades qui n'en sont pas justiciables et donneraient sûrement un mauvais résultat s'ils étaient opérés.

4° Chez d'autres enfin il m'est apparu que la *contractilité de la vessie* pouvait être en défaut et expliquer certains résultats défectueux.

Ainsi, chez un homme que j'opérais il y a quelques années, je ne trouvais qu'un adénome insignifiant, mais une vessie, grande, flasque, ridée comme un papier mouillé. Le résultat fut mauvais : le résidu a persisté.

Je pense donc qu'il faudrait tenir compte quelquefois de la contractilité vésicale, même en dehors des cas où on opère des syphilitiques et des ataxiques au début : il y a là un point à reprendre et à approfondir.

III

Tels sont, Messieurs, les principaux points aibles des suites de la prostatectomie.

Je termine maintenant par une conclusion qui comporte une orientation.

Il ne faut plus se contenter d'établir une équation entre le prostatisme et la rétention. Il faut savoir que d'autres causes que l'adénome peuvent causer la rétention, et ces causes il faut les rechercher par des explorations plus minutieuses ; et de cette façon, nous arriverons à éliminer des malades à qui nous aurions tort de donner l'opération sans une étude plus approfondie.

Quand vous leur faites la cystoscopie pour voir les déformations du col, recherchez dans la vessie ces diverticules qui peuvent jouer un rôle considérable ; faites la cysto-radiographie pour être sûr qu'un petit orifice de la vessie ne vous conduit pas à une grande cellule rétro-vésicale. Faites aussi la radiographie du rein pour voir s'il n'y a pas de calculs. Il faudrait aussi faire un Wassermann.

Il y a avantage à multiplier ainsi les explorations dans une large mesure, et quand on aura fait tout cela minutieusement, je pense qu'on éliminera de l'opération des malades qui ont une syphilis en puissance et qui n'ont encore rien de médullaire ; nous éliminerons encore ces ndividus qui ont un diverticule vésical et qui sont justiciables d'une autre opération.

Et ainsi, Messieurs, en approfondissant le diagnostic, nous arriverons à assurer aux malades que nous opérons un résultat meilleur, je ne dis pas seulement immédiatement, mais ultérieurement.

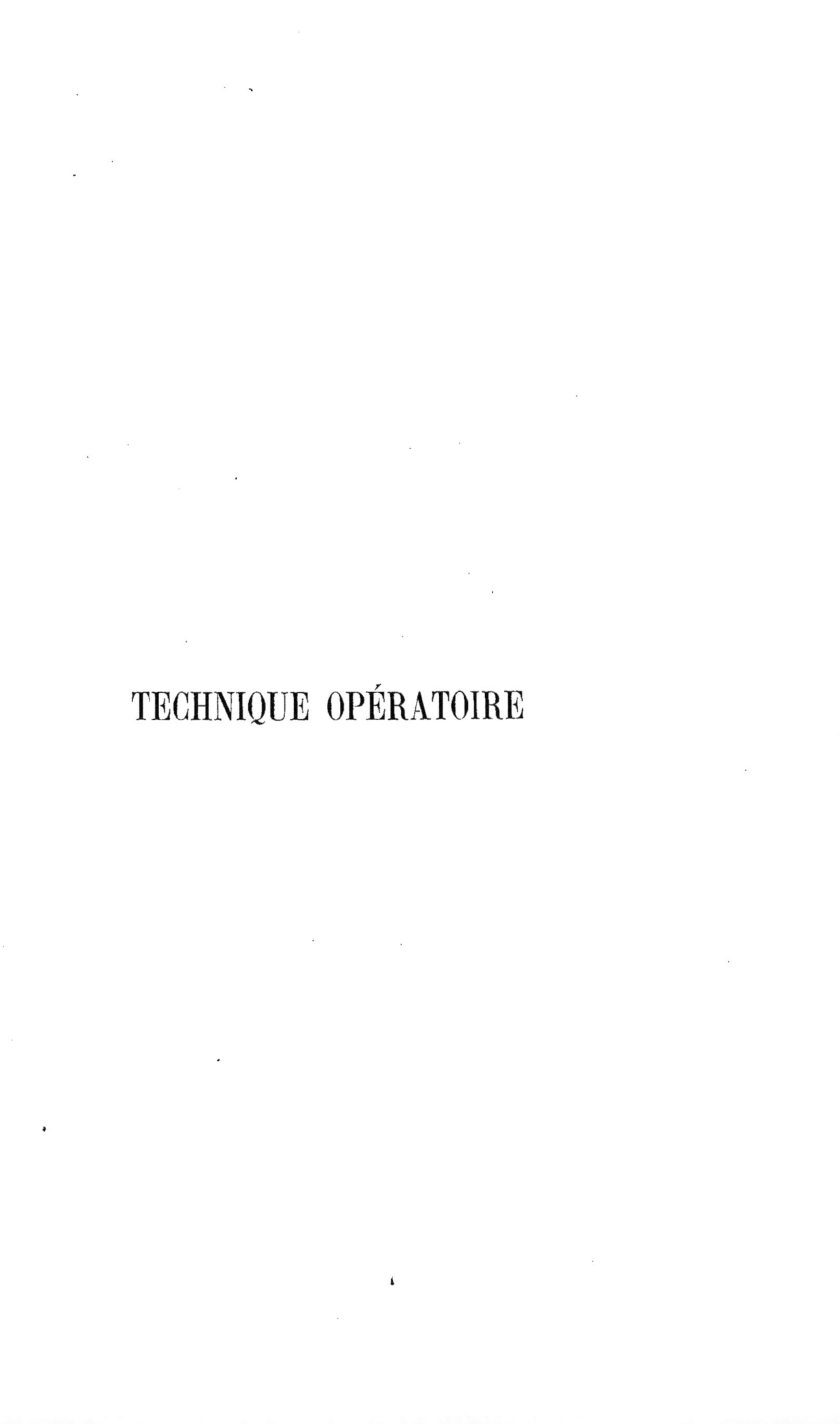

TECHNIQUE OPÉRATOIRE

XVIII

LA NÉPHRECTOMIE PARTIELLE

Messieurs,

Nous devons chercher par tous les moyens possibles à conserver au malade que nous opérons le maximum de parenchyme rénal ; et lorsque la lésion que nous abordons sur le rein est une de celles qu'il faut enlever, il y a incontestablement avantage à chercher à ne supprimer que ce qui est malade, et à conserver au reste du rein son intégrité relative.

Sans doute, tout individu est pourvu d'une quantité de tissu rénal infiniment supérieure à celle dont il a besoin ; mais nous devons escompter aussi les besoins de l'avenir et penser au jour où des altérations plus étendues viendront à se produire sur les reins ; à ce moment-là il sera bon d'avoir le plus possible de parenchyme rénal, et c'est de cette prévision qu'est née la *néphrectomie partielle.*

Elle consiste à ne supprimer que ce qui est malade dans le parenchyme rénal : voilà son principe.

Mais lorsque l'on passe de la théorie à la pratique on s'aperçoit que les occasions de pratiquer cette opération sont très rares. Depuis le travail de Gervais de Rouville et Soubeyran, publié en 1902 (1), avec une quinzaine d'observations, très peu de faits de ce genre ont été publiés tant en France qu'à l'étranger, et c'est cette rareté qui donne un certain intérêt aux observations que je vais rapporter.

Mais, auparavant, il me paraît utile de classer les faits

(1) De Rouville et Soubeyran. Des néphrectomies partielles. *Archives Provinciales de Chirurgie.* Septembre et novembre.

en trois catégories suivant que la néphrectomie partielle a été faite : 1° dans un rein à un seul uretère ; 2° dans un rein à deux uretères, ou 3° dans un rein en fer à cheval. Ici, il est vrai, il s'agit d'une néphrectomie totale, mais la section qui sépare les deux reins rapproche, par certains côtés, cette opération de la néphrectomie partielle.

Jusqu'ici on n'a guère pratiqué la néphrectomie que dans les faits de la première catégorie. Je crois au contraire que c'est dans les faits de la seconde qu'elle sera la plus utile, la plus heureuse et, par conséquent, la plus indiquée.

Et c'est pourquoi je propose cette classification dont je vais établir l'utilité et le bien fondé, par les trois observations personnelles qui vont servir de base à cette clinique.

I

Voici d'abord une observation qui appartient à la première catégorie : *des lésions partielles dans un rein à un uretère.*

Il s'agit d'une malade de 31 ans qui entra à la Clinique de Necker le 6 novembre 1915 pour des hématuries.

Il y a 6 ans qu'elle urine du sang d'une façon intermittente ; les crises durent parfois de 8 à 10 jours.

En outre, dans ces derniers temps, les urines sont devenues purulentes et la malade a présenté en même temps de la pollakiurie nocturne sans douleurs vésicales ; elle n'a encore jamais souffert du rein et n'a jamais rendu de calculs.

Il y a 20 jours, sans cause apparente, les urines sont redevenues sanglantes, et depuis lors l'hématurie a persisté.

Et, devant la ténacité du symptôme, la malade s'est décidée à entrer à la Clinique.

A son arrivée on constate, en effet, des urines sanguinolentes à toutes les mictions. La coloration n'est pas plus marquée à la fin qu'au commencement ; l'hématurie est donc totale et semble provenir du rein. A la cystoscopie on voit, en effet, le sang s'échapper de l'orifice urétéral droit alors que du côté gauche les urines ne présentent aucune coloration suspecte.

Pour rechercher la cause de ces hématuries qui n'étaient expliquées par aucune augmentation de volume du rein droit, je demandai une radiographie et celle-ci montra à droite un calcul assez volumineux logé à la partie supérieure du rein, un peu au-dessus de la 12e côte ; le calcul est arrondi avec une extrémité supérieure en pointe.

Nous avons fait le cathétérisme de l'uretère pour voir quelle était la valeur comparée des deux reins.

En voici le résultat :

		Rein droit	*Rein gauche*	*Vessie*
Eau		284	260	110
Chlorures	Concentration	10,6	10,5	2,2
	Débit	1.14	1,03	0,24
Urée	Concentration	8,2	8,2	1,8
	Débit	0,91	0,89	0,19

L'examen comparatif des deux reins montrait donc des deux côtés un fonctionnement égal et, par ailleurs, assez médiocre.

L'opération indiquée était, en tout cas, possible : je la pratiquai le 12 novembre sous le chloroforme et dans les conditions que voici :

Le rein droit est découvert ; son pôle inférieur ne présente aucune altération, mais à la partie supérieure je trouve une zone amincie, séparée du reste du rein par un rétrécissement un peu semblable à ceux que l'on voit dans les amputations spontanées par tuberculose. C'est dans cette poche amincie que siège le calcul.

La poche est ouverte ; elle contient, avec le calcul, du pus et de l'urine ; le calcul est enlevé ; il a la forme d'une grosse noisette avec quelques pointes qui s'enfoncent dans le calice inférieur. La poche est nettoyée, désinfectée, et je m'aperçois alors qu'elle communique avec le reste du rein par une cavité dans laquelle le doigt s'enfonce difficilement. Il s'agissait d'une dilatation du calice supérieur : la lésion était nettement partielle.

J'avais à choisir entre trois attitudes en présence de cette altération.

Il était possible de supprimer la totalité du rein, mais cette conduite n'était guère défendable puisque les trois quarts du parenchyme se présentaient dans de bonnes conditions et que, par ailleurs, je n'étais pas très certain de la valeur fonctionnelle du côté opposé. La néphrectomie totale était donc à la fois inutile et imprudente.

Par ailleurs, je pouvais me contenter de l'ouverture de cette poche et de l'ablation du calcul : je pouvais remettre le rein en place après avoir pratiqué la suture et terminer en somme par une néphrolithotomie, avec suture et drainage. Mais je ne profitais pas alors de la tendance naturelle de ce rein à limiter et à exclure sa lésion : je laissais une poche limitée et mal drainée par le bassinet.

Il y avait donc intérêt à adopter une troisième attitude ; c'était de faire une néphrectomie partielle, c'est-à-dire de compléter l'œuvre de séparation commencée par la nature, d'autant plus que chez cette femme l'autre rein n'avait pas une valeur fonctionnelle très favorable.

Je me décidai donc pour la résection de toute la partie supérieure du rein ; elle n'était alimentée par aucun vaisseau anormal, sa nutrition était assurée par les vaisseaux du hile ; je pus donc me dispenser de faire une ligature, et me basant exclusivement sur les limites extérieures de l'altération, j'excisai un coin de la partie supérieure du rein : je le taillai aux dépens de la face antérieure et de la face postérieure en me basant sur l'étendue approximative et la profondeur de la poche ; le bassinet fut ouvert à sa partie supérieure. Sans tenir compte de cette brèche je fermai complètement le rein à ce niveau par une suture avec trois points de catgut et sans drainage.

Les vaisseaux du parenchyme rénal ne donnèrent presque rien : je n'eus pas de ligature à faire sur le rein, il y avait incontestablement de la sclérose.

L'opération avait donc été très simple ; les voies excrétrices ayant été ouvertes, une fistule urinaire était non seulement possible, mais probable. Aussi, malgré ma suture, je mis un drain au contact du rein et terminai l'opération par la suture de la paroi.

Les suites de l'opération furent normales ; la courbe des urines oscilla pendant les quatre premiers jours un peu au-dessous de 1000 pour tomber le 5e jour à 500 grammes ; mais elle se releva aussitôt au-dessus de 1000 et atteignit 1500. Le drain fut supprimé le cinquième jour et la réunion s'effectua par première intention. Il n'y eut pas de fistule urinaire.

L'opération avait eu lieu le 12 novembre et la malade quitta l'hôpital complètement guérie le 4 décembre.

Voilà donc un cas type de ces néphrectomies partielles pratiquées sur un rein pourvu d'un seul uretère. L'opération a donné un bon résultat et conservé à la malade une étendue très importante de parenchyme.

Malheureusement, les occasions de pratiquer de semblables opérations sont très rares.

Ainsi, il ne peut en être question dans la tuberculose, car jamais on ne peut affirmer que les lésions sont localisées en un seul point et qu'il n'y en a pas ailleurs, sauf dans les cas dont je vais parler et où il y a deux uretères.

Dans les tumeurs, c'est la même chose ; il est impossible de pratiquer avec sécurité l'ablation partielle d'un cancer ou d'un sarcome, comme le fit Albarran en 1897, car on ne sait jamais s'il n'en restera pas quelques éléments ailleurs. Et, dans le cas d'Albarran, il y eut, dans l'année suivante, une récidive qui montra qu'on avait eu tort de faire ici de la conservation à outrance.

D'ailleurs, le siège fréquent de la tumeur à la partie moyenne du rein rend presque toujours l'exérèse partielle impossible. Il faudrait que la tumeur siégeât dans l'une des extrémités, et ce n'est que dans les traumatismes avec déchirure partielle, que dans certains kystes avec implantation plus ou moins sessile sur les extrémités supérieures ou inférieures, ou encore sur les bords, qu'il sera possible de faire des ablations partielles dans des reins pourvus d'un seul uretère.

II

C'est pour les reins à deux uretères que la néphrectomie partielle trouvera surtout ses indications et cela d'autant plus heureusement que, dans les reins à deux uretères, il n'y a souvent, sinon presque toujours, qu'un uretère de lésé, ou du moins il n'y a dans le rein à être altéré que la partie correspondant à un seul des deux uretères. S'il y a de l'hydronéphrose, par exemple, il n'y en a que dans l'un d'eux, ou s'il s'agit de tuberculose, chose plus difficile à comprendre, la tuberculose se localise également dans un seul des territoires uretéraux : il y a là un fait vérifié par toutes les autopsies et les pièces opératoires, et qui invite, depuis longtemps, à recourir à la néphrectomie partielle.

Malheureusement, jusqu'alors, le diagnostic de ces lésions était extrêmement difficile. Le plus souvent, ce n'est que sur la pièce enlevée qu'on s'apercevait de la limitation des lésions.

En 1908, j'ai rapporté à la Société de Chirurgie une observation de Marion dans laquelle la néphrectomie partielle aurait pu être pratiquée ; il s'agissait d'une pyonéphrose partielle dans un rein à deux uretères (1). L'examen du rein enlevé par néphrectomie totale montrait que l'un des uretères était enflammé et l'autre normal, le premier aboutissait à une poche purulente et le deuxième à un rein normal.

Les deux bassinets étaient distincts : la pyonéphrose était réellement limitée, et je faisais remarquer que c'était un de ces cas rares où on aurait dû faire une néphrectomie partielle.

Mais est-il toujours possible de poser à l'avance le diagnostic de ces altérations partielles ?

Même avec le cathétérisme urétéral, le diagnostic n'était pas toujours possible ; mais aujourd'hui, avec la pyélographie, nous avons une manière simple et à la portée de tous de faire le diagnostic, de reconnaître la dualité de l'uretère et la répartition de ses deux conduits.

Mais il faut tout d'abord reconnaître qu'il y a trois uretères : c'est une question de cystoscopie. D'autres fois comme dans l'observation suivante, l'analyse chimique

(1) F. Legueu. Pyonéphrose partielle ; rapport sur une observation de Marion. *Bulletins et Mémoires de la Société de Chirurgie*. Paris, t. XXXIV, 1908, p. 905.

permet, même avant la cystoscopie, de soupçonner l'existence d'un orifice urétéral supplémentaire.

Il s'agissait d'une malade qui avait trois uretères et chez laquelle il y avait une tuberculose du rein droit et une tuberculose partielle dans un des deux uretères du côté gauche. J'ai pu, chez cette femme, faire la néphrectomie à droite, et à gauche la néphrectomie partielle, et cette observation est une de celles que je peux le plus heureusement montrer à l'appui de la néphrectomie partielle. La voici d'ailleurs avec ses détails — je l'ai déjà rapportée l'année dernière à l'Académie de Médecine (1).

Agée de 17 ans, Melle B. H... entra à la Clinique de Necker le 29 mars 1920 ; elle venait pour de la pollakiurie et des douleurs à la fin de la miction.

Réglée à 14 ans, elle avait eu une coxalgie à l'âge de 9 ans, et elle était restée assez bien portante jusqu'à ces derniers temps, lorsqu'il y a deux mois elle fut prise subitement de douleurs dans la région hypogastrique, sous forme d'élancements accompagnés d'envie d'uriner ; elle avait en même temps une sensation de brûlure au commencement et à la fin de la miction : les besoins se faisaient sentir jusqu'à huit fois le jour, et la nuit de cinq à six fois ; elle n'a pas eu d'hématuries, mais les urines sont troubles et elles le sont restées jusqu'à ces jours derniers en même temps que tous les symptômes que présente cette malade, et se sont surtout accentués lorsqu'elle est debout.

L'examen montre une vessie douloureuse à la palpation, sensible au toucher vaginal. Les deux cornes vésicales sont très douloureuses : au toucher on sent le pôle inférieur du rein droit. Le rein gauche n'est pas senti et n'est pas douloureux. Les urines sont nettement troubles et, en présence de ce syndrome vésical de cystite chronique spontanée, il est facile d'établir le diagnostic d'une tuberculose rénale.

Dans ces conditions, nous faisons un examen cystoscopique le 31 mars 1920 : il montre le résultat suivant :

(1) F. Legueu. La chirurgie des uretères doubles. *Bulletin de l'Académie de Médecine*, n° 35, 9 novembre 1920, p. 213.

Les deux orifices urétéraux en situation normale sont tuméfiés, boursouflés, œdématiés.

La vessie est malade avec fond rouge, gros œdème bulleux dans le bas-fond ; mais on ne voit ni tubercule, ni ulcération tuberculeuse.

Deux sondes urététales n° 12 sont introduites dans chacun des uretères, et les résultats sont les suivants :

	Rein droit	*Rein gauche*	*Vessie*
Eau en 2 heures	302	120	256
Concentration de l'urée	13,7	9,82	26,48
Débit de l'urée en 2 heures	1,20	0,44	1,26

Ainsi, les résultats de ce premier examen étaient déconcertants ; ils montraient, en effet, que les urines de la filtration vésicale étaient supérieures comme concentration d'urée à celles de chacun des deux reins.

Par ailleurs, la constante était : 0,073 et l'azotémie à 0,36.

Dès ce moment nous soupçonnions qu'il y avait un troisième uretère.

Le 19 avril, c'est-à-dire quelques jours plus tard, nous refaisions un autre examen.

En ce qui concerne la vessie, les résultats sont les mêmes : les deux uretères sont gonflés par l'œdème et à peu près égaux, mais on voit, au-dessous de l'orifice uretéral gauche, un troisième orifice dans lequel on peut mettre une sonde, et cette sonde va donner les résultats que voici :

	Rein droit	*Rein gauche*	3me *uretère*
Eau en 2 heures	291	90	264
Chlor. concentration	9,4	7,9	19,1
Concentr. de l'urée au litre	8,06	6,4	16,01
Débit de l'urée en 2 heures	0,70	0,18	0,68

Voici le résultat de l'examen bactériologique :

Rein droit	*Rein gauche*	*Uretère suppl.*
Rares cellules. Nombreux polynucléaires. Prés. de bacilles de Koch.	Quelques cellules. Prés. de nombreux bacilles de Koch isolés et en amas.	De rares cellules. Nombr. hématies. Pas de pus. Pas de bacilles de Koch.

Ainsi le troisième uretère correspondait à ce qui, dans le premier cathétérisme, avait représenté la filtration vésicale ; le rein droit était donc tuberculeux mais le rein gauche était fait de deux parties, l'une tuberculeuse et l'autre qui ne l'était pas. Nous devions contrôler ces don-

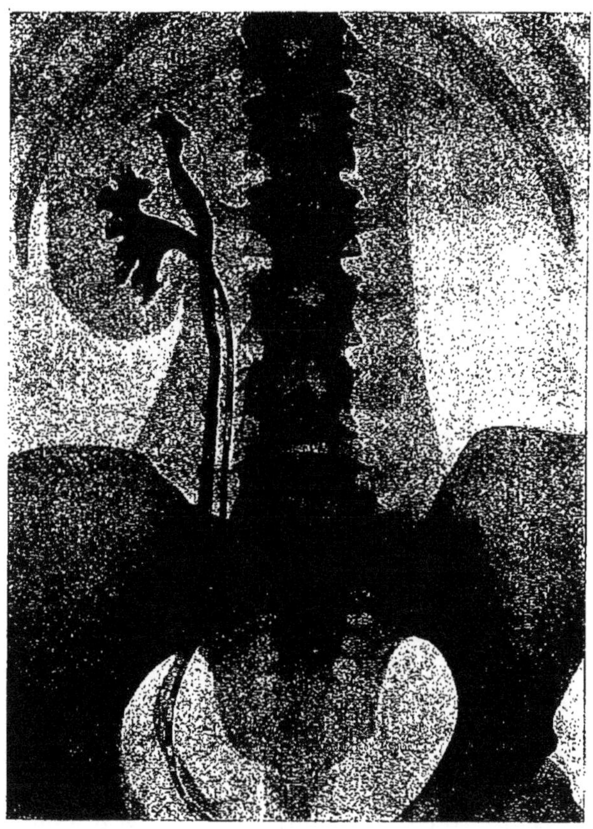

Fig. 28. — Pyélographie d'un rein tuberculeux à deux uretères. (Cliché Papin.) L'uretère supérieur était seul tuberculeux.

nées par la pyélographie ; celle-ci fut faite quelques jours après par M. Papin ; elle donna le résultat que voici (fig. 28) :

Du côté gauche, il y a deux uretères. L'un, celui de l'orifice inférieur, conduit dans la partie inférieure du rein, ainsi que le montre la figure 28, et les deux uretères sont séparés sur presque toute leur longueur. L'autre, celui qui contient des bacilles et donne une déficience en concentration, s'en va au contraire, dans la partie supérieure du rein ; il ne présente qu'un calice. Cet uretère est dilaté dans toute son étendue.

Dès lors, le diagnostic était parfaitement établi : à gauche, la partie supérieure du rein correspondant à l'un des uretères était tuberculeuse ; la partie inférieure ne l'était pas.

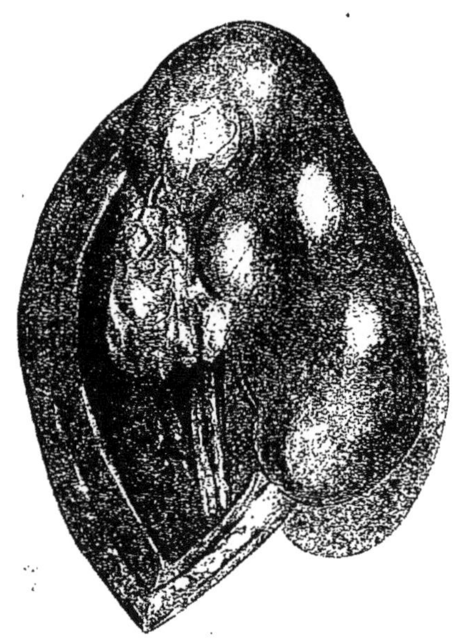

Fig. 29. — Néphrectomie partielle d'un rein à deux uretères.

Et ce rein inférieur devait être assez développé pour donner à la constante le chiffre favorable qu'il présentait.

Que fallait-il faire chez cette malade ?

Le rein droit tuberculeux était condamné ; il devait être enlevé.

Le rein gauche, pourvu de deux uretères, devait être enlevé lui aussi, mais partiellement, et ne devait être débarrassé que de sa partie supérieure.

C'est ce programme que je me proposai d'exécuter

en deux temps. Je voulais d'abord faire la néphrectomie partielle du côté gauche et procéder plus tard à la néphrectomie totale du côté droit. Cette conduite me paraissait plus sage que celle qui aurait consisté à supprimer d'abord le rein droit, car si j'avais fait la néphrectomie à droite d'abord, la néphrectomie partielle du côté gauche sur un rein unique aurait présenté plus d'inconvénients. Il me paraissait préférable de mettre d'abord en état le rein, qui allait entretenir l'existence et de faire après, sur une

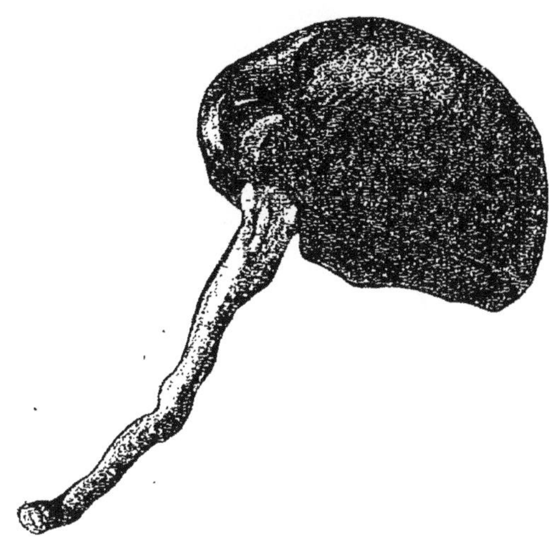

Fig. 30. — Néphrectomie partielle d'un rein à deux uretères. L'uretère supérieur tuberculeux excisé avec la partie correspondante au rein.

malade rétablie, l'opération de la néphrectomie du côté droit.

La première opération, la néphrectomie partielle du côté gauche, fut faite le 12 mai 1920. Sous l'anesthésie à l'éther le rein gauche est découvert : il présente une partie supérieure tuberculeuse : je cherche les uretères et les trouve (fig. 29). Je reconnais l'uretère supérieur, qui est dilaté et légèrement épaissi : je le sectionne et le fais passer, non sans difficulté, à travers le pédicule vasculaire du rein. J'excise alors la partie supérieure après avoir lié les vaisseaux spéciaux qui la nourrissent (fig. 30 et 31). J'exécute cette néphrectomie partielle en taillant un coin dans cette extrémité supérieure du rein : la tranche rénale ne saigne pas ou peu. La suture est faite par trois points de catgut ; le rein n'est pas drainé, mais je laisse un drain dans la plaie (fig. 32).

Les suites opératoires furent très simples, et cette malade guérit sans incident.

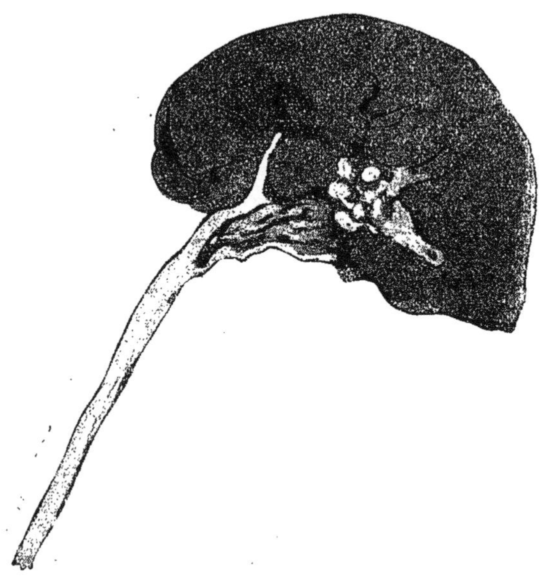

Fig. 31. — Le même fragment incisé et vu en coupe.

Le 9 juillet, je pouvais alors procéder à la néphrectomie du rein droit ; celle-ci fut faite correctement : le rein était tuberculeux, l'uretère également ; la plaie ne fut pas drainée, mais remplie de sérum glucosé, comme je le fais d'habitude.

La malade a guéri. Nous l'avons revue depuis : elle est très bien, et nous montre le bénéfice de la néphrectomie partielle chez les malades qui présentent deux uretères pour le même rein et dans lesquels la tuberculose, fait particulier, se localise souvent sur un seul territoire du rein atteint.

C'est bien la pyélographie qui, ici, nous a renseignés, avec une précision rigoureuse, et c'est bien à cette exploration que nous devrons désormais la renaissance de la néphrectomie partielle dans les reins à deux uretères.

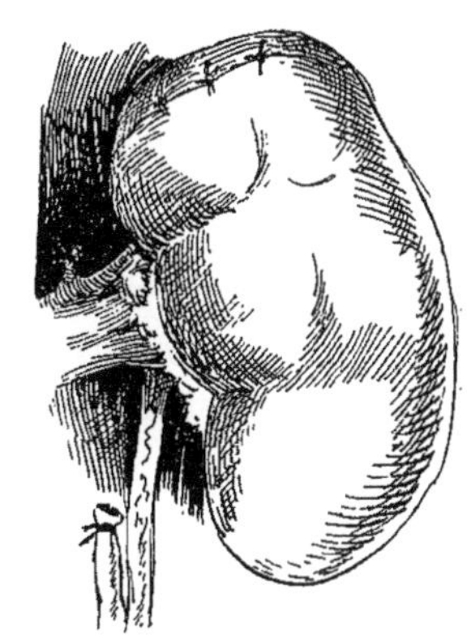

Fig. 32. — Le rein après la néphrectomie partielle avec les sutures de son parenchyme.

Je signale les difficultés techniques de la néphrectomie partielle dans ces reins à deux uretères ; il faut, en effet, faire passer l'uretère au milieu des vaisseaux du hile, sans les blesser, et ce n'est pas une tâche facile.

Quant à la section, elle doit être faite à peu près aux limites des deux reins accolés, et c'est une difficulté que nous rencontrerons encore dans la néphrectomie des reins en fer à cheval.

III

La néphrectomie partielle en effet peut encore trouver son application d'une façon très heureuse dans les reins en fer à cheval. J'ai eu plusieurs fois l'occasion de pratiquer cette opération ; en voici un exemple.

Au mois d'avril 1918, entrait à la Clinique de Necker une malade âgée de 25 ans qui, depuis un an, se plaignait de souffrir dans le ventre et dans la région rénale droite.

Depuis quelques mois, les urines étaient devenues troubles ; la malade présentait de la pollakiurie diurne et nocturne ; elle urinait quatre à six fois la nuit et à peu près autant dans le jour.

Elle n'a jamais eu d'hématurie, mais a maigri depuis un certain temps de douze livres.

A son entrée à la Clinique de Necker, on constate des urines troubles, une vessie sensible à 80 cc., un rein droit perceptible et sensible. Le rein gauche n'est pas augmenté de volume, ni douloureux.

Au toucher vaginal, l'uretère droit est appréciable et induré.

Le cystoscope montre une muqueuse rouge, un orifice gauche en fente, normal; l'orifice droit, au contraire, disparaît au milieu d'un zone d'œdème.

On fait le cathétérisme bilatéral jusqu'en haut ; du côté gauche sortent des urines claires, du côté droit elles sont particulièrement troubles.

Voici le résultat du cathétérisme :

		Rein droit	*Rein gauche*
Eau		326	354
Chlorures	Concentration	5	9,5
	Débit	0,26	0,52
Urée	Concentration	8,5	23,7
	Débit	0,61	1,40
Albumine au litre		0,50	Traces.

L'azotémie est de 0,40 et la constante de 0,105.

Dans ces conditions je reconnais une tuberculose du côté droit, et je pratique l'opération le 24 avril sous anesthésie générale à l'éther.

Je fais une incision sur le bord externe du carré lombaire ; j'arrive à la loge lombaire et je fais l'extériorisation du rein ; mais je m'aperçois que le bord inférieur tient très fortement en dedans, ne se laisse pas attirer et qu'il y a là un rein en fer à cheval. Je reconnais l'uretère induré passant au-devant de l'isthme, j'extériorise tout le rein droit et une partie de l'isthme de façon à reconnaître le point de jonction des deux reins, la zone où les altérations font défaut et au niveau de laquelle il faudra faire la section.

La région de l'isthme me paraît disposée de telle sorte que chaque rein a son pédicule vasculaire particulier, mais il n'existe aucun signe indiquant la délimitation des deux reins. Je choisis une zone qui me paraît saine et qui correspond à peu près à la ligne médiane et, avant de procéder à la section de l'isthme, je place avec l'aiguille un catgut perforant sur l'autre côté pour éviter sa rétraction et aussi être à même d'arrêter le saignement s'il était nécessaire. Je pratique alors la section de l'isthme et m'aperçois que je me trouve justement dans une caverne qui appartient au rein droit, mais doit correspondre à la zone de partage des deux reins. La section est faite en fente ; comme une partie de la caverne reste sur le moignon conservé, je la cautérise au thermocautère et je pratique la suture complète par trois points de catgut. Le rein droit, séparé du gauche, est alors enlevé par section de son uretère et par ligature de son pédicule vasculaire. La figure ci-jointe montre le rein enlevé (fig. 33) ; sa forme est anormale ; son hile est étalé sur la face antérieure plutôt que sur le bord externe ; il montre en bas la tranche de section avec une partie de la caverne qui lui correspondait.

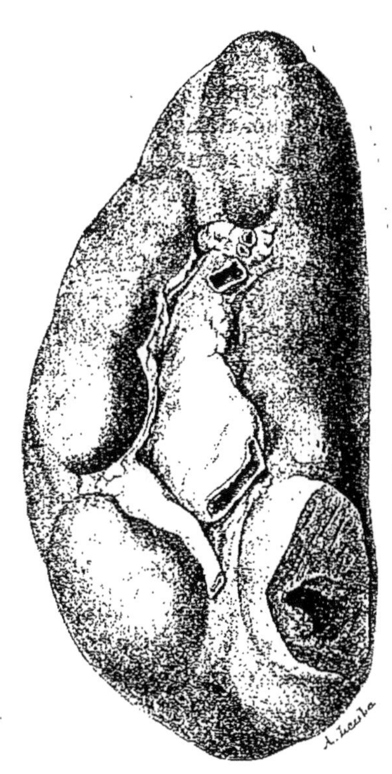

Fig. 33. — Néphrectomie d'un rein en fer à cheval pour tuberculose.
En bas, on voit la tranche de section qui a porté sur une caverne tuberculeuse.

Fort heureusement, le pont qui réunissait les deux reins était de petites dimensions.

La malade a présenté des suites très favorables malgré qu'elle ait eu une broncho-pneumonie due vraisemblablement à l'éther. Les fils furent enlevés le 4 mai 1918, et le drain retiré le 12 ; la malade quitta l'hôpital le 31 mai dans un état très satisfaisant.

Ici donc il y a eu néphrectomie dans un rein en fer à cheval ; c'est la plus haute expression de la néphrectomie partielle, puisqu'il y a eu ablation de la valeur d'un rein entier. Évidemment, dans un rein en fer à cheval, on peut faire une néphrectomie partielle vraie, c'est-à-dire qu'on peut sectionner une partie seulement de la zone malade ou que l'on croit malade, dans le rein que l'on aborde. Ainsi, Carlier (1) a fait une néphrectomie partielle pour tuberculose dans un rein en fer à cheval, et l'opération sectionna le rein en pleine lésion tuberculeuse de sorte que, vraisemblablement, des lésions de même nature sont restées dans la partie conservée de ce rein.

Mais ce qui caractérise la néphrectomie partielle, c'est l'ablation de tout le territoire d'un uretère et la section du rein en plein parenchyme rénal. Et c'est pour cela que l'on peut après tout considérer ocmme une néphrectomie partielle la néphrectomie totale dans un rein en fer à cheval.

Dans ce cas, comme il y avait deux uretères, il y avait deux reins fusionnés sur la ligne médiane et il n'y a pas une grande différence entre l'opération que j'ai faite dans ce cas et l'autre que j'ai rapportée dans cette clinique. Il y a dans ces deux cas ablation de tout le territoire rénal d'un uretère.

Je signale en passant que l'opération a donné un bon résultat en ce sens que tous les foyers tuberculeux ont été enlevés vraisemblablement, parce qu'il n'y avait pas de communication entre les deux territoires urétéraux.

De plus, aucune voie excrétrice n'a été ouverte, donc il n'y eut pas de fistule à craindre.

Enfin, en troisième lieu, la section ayant été faite sur une zone de parenchyme où les territoires vasculaires se juxtaposent, j'ai eu la chance de ne voir ni hémorrhagie au niveau de la section, ni sphacèle important à la suite des sutures.

Ce sont là les caractéristiques et les conditions les plus heureuses de la néphrectomie partielle.

(1) Carlier. Néphrectomie partielle dans un rein en fer à cheval. *Journal d'Urologie. Mémoires* 1912.

Je puis les résumer ainsi : la néphrectomie partielle est indiquée pour les territoires urétéraux indépendants ; elle doit être faite autant que possible sur la zone avasculaire de partage des reins fusionnés, et lorsque ces conditions seront réalisées, soit dans un même rein, soit dans un rein en fer à cheval, on aura toutes les chances d'enlever la totalité des lésions et de ne voir à la suite de l'opération aucune fistule.

XIX

L'AUTOPLASTIE VEINEUSE DE L'URÈTRE

Messieurs,

Je veux, aujourd'hui, vous parler de l'autoplastie veineuse de l'urètre.

J'ai encore dans mes salles, depuis trois ans, un blessé à qui j'ai fait l'implantation d'une veine à l'urètre. Je vais vous dire ce que j'ai obtenu chez ce malade et sur les autres, et j'établirai ainsi le bilan actuel de cette question intéressante et relativement nouvelle.

I

Voici d'abord l'observation de notre blessé.

Il s'agit d'un blessé du mois de septembre 1916. A cette date, ce soldat reçut un éclat d'obus qui entra à la partie supérieure de la cuisse droite, traversa la racine de la verge et alla se loger dans la cuisse gauche.

Une rétention complète d'urine fut la conséquence de cette blessure urétrale ; et quand, à l'ambulance, après avoir assuré le pansement de ces plaies, on voulut pousser une sonde dans l'urètre, on ne put y parvenir. On lui fit alors le lendemain, une cystostomie sus-pubienne de dérivation. Et quand il nous fut envoyé à Necker le 14 novembre, il était déjà très amélioré de ses blessures. Mais il présentait une oblitération complète de l'urètre au niveau de l'angle de la verge.

Le 21 je lui fis l'excision d'un noyau induré urétral et péri-urétral correspondant à l'angle péno-scrotal : j'en profitai pour faire une urétrostomie du bout antérieur en avant du scrotum et du bout postérieur en arrière.

Le 5 février 1917, je trouvais le blessé en assez bon état pour tenter une greffe de muqueuse vaginale entre les deux orifices dans la partie supprimée de l'urètre ; mais la greffe de muqueuse vaginale ne prit pas : elle s'élimina quelques jours après et, une fois les dégâts de cette opération infructueuse réparés, nous nous trouvions dans la même attitude qu'auparavant.

Quelques mois plus tard, le 27 juin 1917, je me décidai à tenter l'autoplastie veineuse et je procédai à l'opération de la façon suivante :

1° Sur la jugulaire externe, entre deux ligatures, je prélevai un segment de 8 centimètres environ et constituai ainsi un boudin veineux rempli de sang que je détachai.

2° Mise en place de ce segment, par tunnellisation au trocart courbe, d'un orifice d'urétrostomie à l'autre : enfouissement sous un crin de Florence de chaque extrémité veineuse.

3° Le 9 juillet, sous chloroforme, j'établis la suture à la peau des bouts de la veine jusqu'alors fermée, et je mets une bougie filiforme à demeure dans la veine.

Le 31 juillet, on peut commencer à dilater l'urètre rétabli par l'autoplastie veineuse à l'aide de bougies 15, 16, 17.

Le 10 septembre 1917, on arrive à passer une bougie 26 dans le trajet de la veine, mais elle ressort au travers du périnée.

Le 11 septembre, l'orifice postérieur de l'urètre, mal joint à la vessie, s'est oblitéré, et il est nécessaire de faire une nouvelle stomie pour aboucher l'urètre à la peau.

Le 15 avril 1918, fermeture de la fistule périnéale par une petite autoplastie cutanée.

Cette opération ne donne pas encore un bon résultat et, à plusieurs reprises, plus tard, il sera nécessaire de travailler sur cette petite fistule pour arriver à la fermer.

La dernière opération a lieu en novembre 1919 ; le

blessé se passe une bougie 15 assez facilement, mais il y a toujours un accroc au niveau de l'entrée du bout postérieur.

Telle est cette observation. Si ce n'est pas là un résultat excellent, c'est, du moins, un résultat bon de l'autoplastie veineuse de l'urètre.

Cette autoplastie, vous le savez, Messieurs, a été très discutée : le cas que je viens de vous exposer constitue un résultat suffisant pour qu'on soit en droit de conserver cette opération dans la thérapeutique chirurgicale. Déjà en 1914 j'avais obtenu, sur un traumatisé de l'urètre, avant la guerre, un résultat étonnant et, bien que cette observation ait été déjà publiée dans la première série de ces cliniques, je tiens à en redire ici le résultat éloigné.

Il s'agissait d'un enfant qui avait eu une rupture traumatique de l'urètre périnéal, suivie d'urétrorragie, mais la suture n'avait pas réussi et j'avais dû faire l'autoplastie veineuse suivant la technique que voici.

Le malade est endormi : découverte de la saphène externe au triangle de Scarpa sur une longueur de 15 cm. Ligature aux extrémités du tronçon ainsi libéré et section en deçà des ligatures.

Une sonde-béquille n° 20 est introduite dans la lumière de la veine qu'on vient d'isoler : deux ligatures à la soie fine maintiennent le tronçon veineux très étalé autour de la sonde.

Ensuite, à l'aide d'un trocart d'assez gros calibre, je creuse un canal sous la peau du périnée d'avant en arrière en pénétrant dans l'orifice antérieur de l'urètre ; je ressors en arrière au contact et immédiatement au-devant de l'orifice postérieur.

Dans ce canal ainsi constitué, je glisse la sonde et son transplant veineux ; je retire la sonde et régularise la partie de la veine qui dépasse le néo-canal ainsi formé.

Les orifices antérieur et postérieur du segment veineux sont adaptés soigneusement aux deux orifices cutanés, au contact, je le répète, des orifices muqueux dans lesquels ils sont presqu'inclus.

Comme il n'y a pas eu de dérivation urétrale hypogastrique, je glisse dans la vessie, par l'urètre postérieur, une sonde à demeure.

Le 14 juin, ablation des fils de la plaie crurale, la réunion s'est faite par première intention.

Je retire la sonde périnéale et le malade va uriner par le périnée pendant quelques jours.

Pendant six jours, je laisse le malade au repos.

Le 18 je passe le n° 10. La bougie passe bien ; il n'y a aucune inflammation périnéale ; aucune élimination n'a été constatée ; il est donc certain que le transplant a pris et que c'est à son travers que la bougie passe. Les urines passent à la fois par la verge et par la fistule.

Je continue, les jours suivants, la dilatation très régulièrement en montant très prudemment d'un numéro chaque fois : la dilatation s'effectue régulièrement.

Et maintenant, comme il est certain que le résultat est acquis, je puis compléter le résultat thérapeutique par l'avivement des deux fistules que présente le malade ; cette opération complémentaire est faite à la fin de juillet.

Quelques jours après, le malade quitte l'hôpital ; on passe dans son canal le béniqué 45 très facilement, sans ressaut ; le périnée est souple, sans induration ; il ne persiste qu'une toute petite fistulette qui laisse passer quelques gouttes d'urine, au cours de la miction, dans le segment antérieur du transplant.

Un an après, le 13 juin 1914, voici quel était le résultat chez ce malade.

Le périnée est parfaitement souple.

D'emblée je passe le béniqué 44, avec un seul ressaut au périnée ; mais les autres instruments, le 46 et le 48, passent sans ressaut.

Il persiste encore une fistulette de la dimension d'une aiguille presqu'invisible à gauche ; elle laisse passer au cours de la miction trois ou quatre gouttes d'urine.

Je fais au galvano-cautère la cautérisation de cette petite fistule.

La guerre survient et je perds le malade de vue.

Je le retrouve en mars 1915. Il a été pris par le service

militaire et c'est légitime, car il est de taille à faire au moins un bon auxiliaire.

Mais, pour sa fistulette qui persiste encore, il a été envoyé dans un service où on veut lui faire une opération. Il refuse de la subir sans mon autorisation et il vient me demander mon avis.

Le résultat s'est maintenu vingt mois après l'opération aussi favorable : l'urètre est parfait comme calibre et reçoit du premier coup les béniqués 44, 46 et 48 ; il n'a donc aucune tendance à la rétraction, et c'est là un point qui mérite d'être souligné.

Dans la troisième observation, il s'agit d'un jeune homme de 17 ans, porteur d'un hypospadias pénien.

Il déclare avoir subi à l'âge de 3 ans trois interventions : une pour obtenir la libération et le redressement de la verge qui était rétractée et infléchie. Les deux autres pour créer un canal.

La première opération réussit : les autres échouèrent.

Quand le malade vient à l'hôpital, le 3 mai 1917, il a un méat hypospadias de bon calibre et bien constitué dans l'angle péno-scrotal. L'urètre manque totalement en avant ; le prépuce manque aussi au niveau de la face inférieure de la verge et, sur la face dorsale, il est court et ne recouvre que la moitié du gland.

Le 8 mai 1917, je fais, sous chloroforme, une cystostomie de dérivation.

Le 30 mai nous pratiquons l'opération suivante :

Sous l'anesthésie générale à l'éther on prélève un segment de la veine saphène interne gauche long de dix centimètres, fermé aux deux bouts et contenant un peu de sang. Le greffon est déposé immédiatement dans du sérum tiède.

Tunnellisation à l'aide d'un trocart droit qui est introduit tout à côté du méat hypospade et dirigé vers le sommet du gland où il émerge. Mise en place dans le tunnel qu'on vient de perforer, du segment veineux. Fixation des deux bouts du segment, l'antérieur au gland, le postérieur tout près du méat hypospade. Suture hermétique par-dessus les points d'entrée et de sortie du tunnel.

Suites très favorables ; pas d'hématome et pas de suppuration ; température toujours normale.

Le 14 juin on pratique l'abouchement en entonnoir à l'extrémité du gland et à l'angle péno-scrotal des deux bouts veineux précédemment enfouis. Cathétérisme facile du segment veineux avec une bougie n° 10 qui est laissée à demeure pendant trois jours. Au delà, tous les deux jours on passe une bougie dans le nouveau canal qui se dilate assez facilement. Au niveau des deux stomies, la résistance est plus grande. Vers la fin de juillet on passe facilement une bougie n° 21. Le canal est souple.

En novembre on ferme la fistule par autoplastie cutanée.

En décembre je ferme la fistule hypogastrique et, au départ, en juin 1918, le canal reçoit fidèlement la bougie 21 ; celle-ci n'est pas très serrée, et la greffe se continue avec l'urètre postérieur.

Le méat a dû être élargi en novembre par une méatotomie.

Il est actuellement parfait de souplesse, de forme et de calibre.

Malheureusement, le malade, tuberculeux, est obligé de quitter le service pour aller se soigner dans un sanatorium. Il m'envoie en avril de ses nouvelles et me dit ceci :

« Depuis que je suis à la campagne j'urine beaucoup mieux ; le jet par la verge est beaucoup plus gros et beaucoup plus fort ; de plus, j'ai constaté que moins je me dilatais, mieux j'urinais; c'est ainsi que je suis arrivé à ne me dilater qu'une fois par semaine. Comme bougies, ce sont toujours les n°s 19 et 20 que je passe. Ma fistule urétrale n'est toujours pas bouchée. »

Une deuxième lettre datée du 4 novembre 1919, dit ceci :

« Jusqu'en octobre 1919, j'ai uriné assez normalement, mais, pendant tout l'hiver, cette fonction ne s'est accomplie que par ma fistule. Je me dilate cependant régulièrement et il n'y a qu'après la dilatation que j'urinais par le canal ; puis, brusquement, sans en connaître la cause, j'ai uriné par la verge. Depuis mai, j'ai constaté cette amélioration et ne souhaite que la conserver.

« Après chaque dilatation, je reste un ou deux jours saus uriner par la verge, tout passe par la fistule ; puis, sans rien y faire, l'urine passe par le canal. Je me dilate tous les deux ou trois jours, régulièrement, avec des bougies 16 ou 18. S'il m'arrive cependant de me dilater avec une bougie 16 ou 17, c'est-à-dire inférieure à 18, j'urine normalement par la verge jusqu'à la dilatation suivante.

« Il me reste toujours cette fistule à fermer ; si je n'étais pas obligé de me soigner pour la tuberculose, je me remettrais entre vos mains pour terminer cette opération. »

Voici un résultat conforme aux deux autres que je vous ai énoncés précédemment ; il est peut-être incomplet, mais il est cependant assez favorable.

Ces faits, d'ailleurs, ne sont pas absolument isolés : on trouve dans la littérature 23 autres faits semblables.

Tous ces résultats ont été analysés et commentés dans un important travail que M. Morel a publié sous le titre de « *Etude Critique et Expérimentale de l'Urétroplastie veineuse* », dans le fascicule 3 du tome II des *Archives Urologiques de la Clinique de Necker*. Il y a dans ce travail toute l'étude de la question qui nous occupe ; c'est, non seulement une étude de bibliographie complète, mais c'est aussi un mémoire tout à fait original par les idées nouvelles qui y sont développées.

Les 23 cas en question ont servi à 11 autoplasties terminales et à 12 autoplasties intermédiaires. Mais il est beaucoup plus facile de faire une autoplastie terminale qu'une autoplastie intermédiaire ; dans la première il y a peu de chances de voir un rétrécissement se produire au méat, et s'il s'en produit un, on peut facilement le dilater. Dans l'autoplastie intermédiaire, au contraire, on peut voir et on voit souvent un rétrécissement se faire au point de jonction avec l'urètre. La dilatation est difficile, j'en ai la preuve dans ma deuxième observation.

Quoi qu'il en soit, sur 23 cas, 19 ont parfaitement réussi.

Mais, l'intérêt est de savoir ce que ces malades ont donné ultérieurement au point de vue du calibre.

A ce point de vue, voici ce qu'il en est : sur 10 autoplasties veineuses terminales, il n'y a pas eu rétrécissement dans 5 cas sur 10 et, dans 5 cas sur 10 il y a eu un rétrécissement. Sur six urétroplasties intermédiaires, il y a rétrécissement dans 2 cas ; pas de rétrécissement dans 1 cas, et, dans 3 cas, le résultat est inconnu.

En somme, les résultats, quoique bons, ne sont pas encore parfaits, et nous devons chercher sur quels points nous devons apporter des améliorations.

III

Une première condition d'amélioration est maintenant formellement établie, c'est la nécessité de la *dérivation systématique et préalable des urines.*

Il y a, pour la faire, deux façons de procéder : 1° la dérivation à l'hypogastre qui emporte les urines du côté de l'abdomen, et 2° la dérivation au périnée, en mettant une sonde dans le bout postérieur de l'urètre ; la cystostomie est préférable puisqu'elle éloigne sensiblement la région de la dérivation du territoire de l'autoplastie.

Une seconde condition fondamentale est la *tunnellisation.* Dans toutes ces greffes, il y a intérêt à adopter ce principe de la tunnellisation, comme pour l'autoplastie muqueuse (voir p. 269).

Mais ce n'est pas tout ; il est encore une précaution indispensable dont je vais vous montrer l'importanec.

Jusqu'ici, dans tous les cas, on a fait l'autoplastie avec un segment de veine vide de sang ; et, le plus souvent, dans ce segment on mettait une bougie à demeure pendant quelques jours ; plus tard, on retirait la bougie, mais la bougie entraînait souvent l'élimination de la veine. Et si, par ailleurs, vous ne mettez pas de bougie, la veine s'affaisse, et des espaces morts se constituent entre elle et la gaine cruentée dans laquelle elle a été implantée.

Les espaces morts ouvrent la porte à l'infection, et vous avez de grandes chances de voir s'éliminer votre greffe.

Pour qu'une veine prenne, il faut qu'*elle soit greffée, pourvue du sang qu'elle a dans son intérieur.* En 1914, Moure avait, sur ce point, donné des indications précises, et les expériences de Morel ont confirmé ses vues : pour qu'une veine puisse prendre sûrement, il faut qu'elle soit enlevée en boudin et pleine du sang qu'elle avait au moment où vous l'avez coupée ; et c'est dans cet état qu'elle doit être transplantée. Le sang qu'elle contient va donner au transplant la nourriture, la substance, et la veine prendra toujours. Il n'y aura pas d'élimination.

Nous avons suivi sur les animaux l'évolution de cette opération ; la veine transplantée subit un processus d'endophlébite oblitérante tendant à l'oblitération du canal transplanté : à 40 jours on ne trouve plus de traces de la veine ; c'est du tissu conjonctif. A 30 jours la veine est reconnaissable, mais inutilisable ; il n'y a plus de calibre. A 20 jours l'utilisation est encore possible, mais la paroi est défectueuse parce que trop dure : à 15 jours, au contraire, il y a encore possibilité d'évacuer le contenu et d'établir un calibre.

Il faut donc en quelque sorte procéder en deux temps. On fait d'abord l'implantation de la veine pleine de sang ; on enfouit sous la peau ses extrémités, et ce n'est que 8 à 10 jours après que, dans un deuxième temps, on vient rechercher ses deux extrémités ; on les ouvre, on les unit à l'urètre et, en introduisant une bougie dans la veine, on établit sa perméabilité.

Il y a cependant là une réelle difficulté. Quand, au bout de 7 ou 8 jours, vous rendormez votre patient, pour aller chercher dans la profondeur les deux bouts de la veine, tout est transformé ; vous avez de grandes difficultés pour retrouver le calibre, et l'abouchement secondaire de la veine à l'urètre court le risque d'être défectueux ; il y a là une cause de rétrécissement et une difficulté incontestable dans la technique.

Voilà une première difficulté.

Il y en a une seconde, c'est celle de la dilatation. Les

veines auxquelles je me suis adressé, qu'elles soient jugulaires ou saphènes, ne sont pas suffisamment larges et je pense que si je pouvais tout de même mettre quelque chose de plus ample comme calibre, je n'aurais pas autant de difficultés à dilater le transplant.

J'aimerais donc mieux avoir des veines plus grosses. Mais je regarde, cependant, à prendre une veine fémorale, ce qui pourrait avoir de la gravité ; quoi qu'il en soit, il y a peut-être de ce côté une orientation pour l'avenir.

Par ailleurs, il faut voir si, avec des greffes mortes de veine ou d'artère, on ne pourrait pas arriver au même résultat.

C'est ce que je vais rechercher : je veux voir si nous pouvons substituer à des vaisseaux vivants des vaisseaux morts en les prenant sur l'animal, et si nous ne pourrions pas ainsi donner à nos malades, avec ces greffes, le résultat complet et satisfaisant que nous en attendons.

XX

DE L'AUTOPLASTIE DE L'URÈTRE PAR GREFFE TUBULAIRE DE MUQUEUSE VAGINALE INTÉGRALE

Messieurs,

Il y a plusieurs manières de réparer les pertes de substance de l'urètre. Mais, parmi celles-ci, l'une des plus intéressantes et des plus nouvelles est celle qui a pour but de réparer l'urètre traumatisé avec des greffes de muqueuse vaginale intégrale.

Cette méthode d'origine française a été inaugurée en 1910 par Tanton (1) sur un malade de mon service à l'hôpital Laënnec et avec ma collaboration ; le résultat avait été excellent.

J'ai eu, depuis, l'occasion d'appliquer plusieurs fois cette méthode sur des blessés de guerre ; deux résultats sont déjà assez éloignés pour avoir subi l'épreuve du temps, et j'ai publié ces deux observations dans la première série de mes Cliniques (2).

Depuis lors, j'ai eu l'occasion de pratiquer deux nouvelles greffes, et je suis à même, avec ces observations

(1) Tanton. Autoplastie de la totalité de l'urètre pénien par greffe tubulaire de muqueuse vaginale intégrale, rapport par F. Legueu. *Bulletins et Mémoires de la Société de Chirurgie de Paris*, t. XXXVI, p. 1256, 1910.

(2) F. Legueu. L'autoplastie de l'urètre. *Cliniques de Necker*, Paris, Maloine, 1917, p. 358.

personnelles, d'envisager aujourd'hui la *technique*, les *résultats* et les *indications* de cette méthode.

I

Voici d'abord mes deux nouvelles observations.

La première a trait à un soldat de 36 ans qui entra dans notre service le 18 décembre 1917. A la suite d'un chancre en 1905, il contracta un rétrécissement cicatriciel sur une partie importante de l'urètre pénien. Dès la cicatrisation de son chancre, il éprouva des difficultés pour uriner et bientôt après, le jet se faisait en tire-bouchon ; il a pu cependant vivre dans ces conditions pendant quelques années, mais, depuis un certain temps, le jet devient filiforme et la miction très difficile.

Entré à Necker le 18 décembre 1917, voici ce qu'il présentait : autour de l'urètre pénien on voit et on sent une zone d'induration faite à la fois d'altération de l'urètre et de périurétrite. Cette induration s'étend sur une longueur de 3 ou 4 cent. et le canal de l'urètre, au même niveau, ne dépasse pas une bougie n° 10. Toutes les tentatives de dilatation qui ont été faites dans ces derniers temps ont échoué.

En pareille circonstance l'urétrotomie ne peut rien donner ; je me décidai de suite pour la résection de l'urètre.

Le 26 décembre 1917, je faisais, sous le chloroforme, une résection de l'urètre pénien, sur une étendue de 5 centimètres.

L'urètre fut enlevé intégralement, avec toute la partie indurée voisine. Les deux bouts de l'urètre furent soigneusement abouchés à la peau, et je fis, en outre, une cystostomie de dérivation.

Au bout de quelques mois, je fus en état de procéder à une autoplastie. Le 22 avril 1918, sous le chloroforme, je faisais à ce malade une greffe de muqueuse vaginale intégrale. La greffe fut prise sur une malade que j'opérai dans la même séance pour une cystocèle, et suivant la technique qui sera décrite plus loin.

Les deux bouts de l'urètre furent libérés ; entre eux, la greffe fut glissée par tunnellisation, réunie aux deux bouts de l'urètre, et quelques crins de Florence furent mis sur la peau au niveau des points de jonction de la greffe avec l'urètre. Dix jours après les fils étaient enlevés : la greffe avait bien pris, il y avait simplement une petite fistule au niveau de la jonction de la greffe avec le bout antérieur. On pouvait faire la dilatation du canal juste avec une bougie n° 10.

Quelques jours après, une petite fistule se produisait dans les mêmes conditions au niveau de l'abouchement de la greffe avec le bout postérieur.

Malgré cela, le 7 juin 1918, le malade partait à l'hôpital 48 avec une dilatation qui atteignait le n° 22.

Le 28 juillet 1918, je ferme les deux fistules péniennes par le procédé de l'inversion : la réunion ne fut que partielle, et le malade conserva deux petites fistules, mais cependant le calibre de l'urètre était favorable.

Le 15 novembre 1918, je pouvais fermer la fistule hypogastrique et le malade quittait l'hôpital avec un urètre dans lequel on passe une bougie n° 20, mais encore avec deux petites fistules au point de jonction de la greffe.

L'une de ces fistules se ferma dans le courant de janvier, et l'autre existait encore au moment du départ du malade de notre service, mais il ne voulait plus entendre parler d'opération, et la fistule était d'ailleurs de très petites dimension.

Voici l'autre opération.

Il s'agit d'un malade entré dans nos salles le 27 janvier 1918. Il avait, depuis sa naissance, un hypospadias balanique.

Le 26 novembre 1917 on lui faisait, dans un hôpital militaire, une opération pour son hypospadias, vraisemblablement, par le procédé de Beck — von Hacker. L'opération ne réussit pas : il y eut désunion, et, à la suite, le malade urina par trois orifices : l'un postérieur avec rétrécissement, correspondant au siège de l'ancien méat ; l'autre antérieur méatique, très induré et un troisième entre les deux.

Quand je vis le malade, il me parut évident qu'on ne pouvait le laisser dans cet état ; mais les opérations à faire étaient très complexes ; il n'était plus possible de tenter un avancement de l'urètre : il fallait faire maintenant une opération beaucoup plus sérieuse et en plusieurs temps.

Le 19 mars 1918, sous le chloroforme, je commençai par faire la résection de l'urètre pénien et des trois fistules correspondantes ; j'abouchai à la face inférieure du pénis le bout postérieur de l'urètre antérieur ; je fis une urétrostomie pénienne et le nouveau méat correspondait ainsi à la partie moyenne de la verge. Je fis en même temps une cystostomie complémentaire de dérivation.

Le 10 mai 1918, je pratiquai l'autoplastie avec un lambeau de muqueuse vaginale. Ayant détaché d'une malade atteinte de cystocèle un carré de muqueuse vaginale, je le glissai dans un canal creusé sous la peau par tunnellisation depuis l'urétrostomie jusqu'au sommet du gland. A l'extrémité du gland la muqueuse du nouveau méat fut suturée à l'extrémité de la verge. En arrière, le bout postérieur de l'urètre fut abouché au segment correspondant de la greffe, et la peau fermée par-dessus.

Le premier cathétérisme eut lieu le 27 mai. Je passai facilement une sonde 15 d'avant en arrière et la laissai à demeure.

La greffe avait certainement pris, mais il y eut tout de même une désunion à la partie postérieure, à l'union de la greffe et de l'urètre.

Les jours suivants nous continuâmes la dilatation : celle-ci fut poussée jusqu'au 24 et 25, et le 25 juin 1918, on laissait une sonde à demeure et on levait le tube de la cystostomie.

Le 19 juillet 1918, sous chloroforme, on ferme la fistule hypogastrique, complètement et sans drainage, et le malade pouvait quitter le service le 15 août, se passant dans le canal une sonde n° 23, mais conservant encore une fistulette sur la partie inférieure de la verge ; il préférait, pour l'instant, ne pas subir de nouvelles opérations complémentaires.

Telles sont mes observations ; voyons maintenant les détails de la technique.

II

Nous devons tout d'abord indiquer certaines conditions générales préliminaires à l'opération et de l'exécution desquelles va dépendre cependant le résultat de l'opération.

Ces conditions sont les suivantes :

a) Il est nécessaire de réaliser d'abord une *urétrostomie temporaire ;* j'entends ainsi l'abouchement à la peau des deux bouts de l'urètre détruit. De la correction de cette opération dépendra plus tard la qualité du résultat thérapeutique à obtenir.

Sur un de nos blessés, en effet, nous avons constaté, à l'union de la greffe et du bout postérieur de l'urètre, un rétrécissement qui nous a gêné beaucoup et a entaché légèrement le résultat thérapeutique.

Une fois cette urétrostomie faite, il faut attendre encore plusieurs mois avant de passer à la réparation par la greffe : il est, en effet, nécessaire de laisser la plaie se désinfecter, la greffe devant être faite en tissu aussi stérile que possible ; il faut, en outre, dilater les orifices de la stomie et s'assurer qu'ils fonctionnent bien, qu'ils ne sont le siège d'aucune sténose.

b) Une deuxième condition réside dans l'établissement d'une *cystostomie hypogastrique temporaire et prolongée ;* celle-ci doit même être faite avant l'urétrostomie qui, elle, est, en général, contemporaine de l'époque de la blessure, et elle me paraît infiniment préférable à la dérivation périnéale des urines, qui établirait une zône d'infection dans une région trop rapprochée de la greffe.

c) Enfin, pour la greffe, il faudra procéder toujours par *tunnellisation ;* c'est un principe général de ces greffes de tissu étranger à l'urètre.

Elles doivent toujours être faites sous la peau et nous avons eu avec des veines des échecs à plusieurs reprises lorsque nous procédions par l'incision de la peau. Un canal creusé, au contraire, sous la peau fermée ne peut se désunir : c'est un cause d'échec en moins.

Voilà les conditions fondamentales et préexistantes à toute opération ; abordons maintenant la technique : elle se compose des temps suivants :

1er *Temps. — Taille de la greffe.* — Sur une malade endormie, non syphilitique et de bonne santé, on procède à l'opération de la colpo-périnéoraphie.

Sur la paroi postérieure du vagin, on résèque un lambeau de muqueuse vaginale de longueur égale à la perte de substance de l'urètre et de largeur suffisante pour entourer complètement une bougie 17 ou 18.

Pendant que le chirurgien termine l'opération de cette malade, le greffon est confié à un aide qui, sur un champ opératoire et sous des imbibitions répétées de sérum, prépare ce dernier de la façon suivante :

Il commence par le débarrasser de toute la couche de tissu cellulograisseux qui le double et forme sa face cruentée. Il s'agit de le rendre le moins épais possible, car la surface épithéliale seule compte et le reste n'est qu'accessoire.

Ensuite, l'aide enroule ce morceau de muqueuse vaginale autour d'une bougie olivaire n° 17 ou 18. Pour cela, plusieurs points à la soie extrêmement fins ferment ce manchon de muqueuse autour de la sonde ; les deux extrémités sont liées par un catgut autour de la bougie, et c'est avec ces fils de catgut, conservés, qu'on arrivera à passer tout à l'heure le manchon de muqueuse dans le tunnel creusé sous la peau.

2e *Temps. — Tunnellisation.* — Le malade est endormi et préparé à son tour. On commence par libérer les deux bouts de l'urètre sur une faible étendue à l'aide d'une incision cutanée, circulaire, qui libère leurs contours. Cette libération des deux bouts urétraux est effectuée sur une longueur pour chacun de un demi-centimètre.

Puis, avec un trocart spécial, pourvu de plusieurs chemises, de longueur et de calibre variables, on crée un tunnel sous-cutané entre les deux bouts de l'urètre (fig.34).

Le trocart sera enfoncé dans la place qu'occupait un des orifices libérés de l'urètre : il sortira dans la place libérée par la mobilisation de l'autre.

La tunnellisation faite, le trocart est retiré et la chemise reste en place ; dès lors la greffe peut être introduite.

3e *Temps.* — *Mise en place de la greffe.* — Ce temps est toujours très délicat ; la greffe est toujours trop grosse pour le trocart ; d'autre part, celui-ci ne pourrait prendre

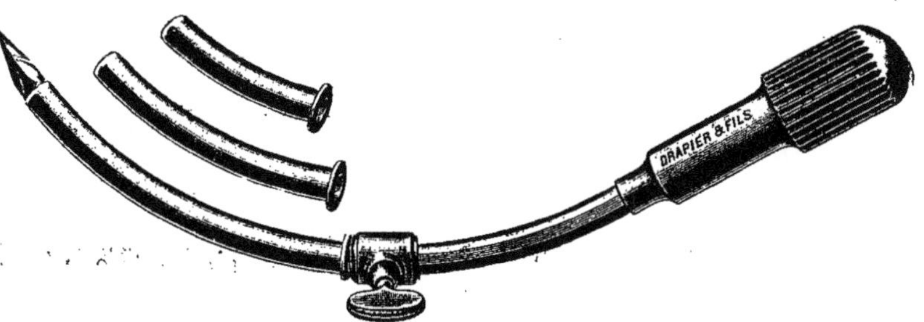

Fig. 34. — Trocart courbe de Morel pour les tunnellisations urétrales.

des dimensions trop considérables sans compromettre la vitalité de la peau.

Il faudra donc souvent retirer la bougie conductrice et introduire sans conducteur le cylindre muqueux seul dans la canule du trocart. Pour cela on passe au travers du trocart un petit crochet en platine, et nous arrivons ainsi à accrocher le catgut terminal de la greffe pour l'attirer dans le trocart et le passer dans le canal ainsi créé.

Une fois la greffe passée, le trocart est retiré et la greffe se trouve en place dépassant légèrement l'urètre.

4e *Temps.* — *Suture.* — Les deux bouts de l'urètre sont suturés chacun séparément et très exactement aux deux bouts de la greffe par une série de points à la soie fine. La suture doit être aussi exacte que possible, mais on doit aussi s'attacher à faire le moins de manipulations afin de ne pas altérer la vitalité du greffon et de ne pas favoriser par des pressions et des traumatismes inutiles, sa nécrose et son élimination.

5e *Temps.* — *Fermeture des fistules.* — Il reste à fermer les deux fistules cutanées par le décollement des parties voisines et le rapprochement de la peau sur la gaine urétrale par autant de points de crin de Florence qu'il est nécessaire.

Soins ultérieurs. — Un pansement hermétique est maintenu pendant huit jours.

Il y a bien souvent à ce moment une petite désunion partielle au niveau des points de jonction de la greffe et de l'urètre. Jusqu'ici, nous n'avons jamais eu qu'une fois une élimination complète.

On attend huit jours pour passer une petite bougie avec prudence, et à partir de ce moment la dilatation se fait progressivement jusqu'à ce qu'elle s'effectue régulièrement.

Il y a souvent quelques retouches à faire, mais ce sont là de petites opérations secondaires sans importance, qui n'ont que l'inconvénient de prolonger la durée du traitement, et elles la prolongent quelquefois pendant très longtemps.

III

Résultats. — Ces opérations de greffe de l'urètre sont, en effet, toujours extrêmement longues d'abord parce qu'elles supposent une blessure de l'urètre, qui demande déjà plusieurs mois en général pour elle-même, ensuite parce qu'elles exigent une urétrostomie. Enfin des désunions partielles se produisent toujours ; les autoplasties secondaires nécessitent également quelque temps et les malades que nous avons opérés sont restés plus de deux ans dans notre service.

Quoi qu'il en soit, la perfection du résultat thérapeutique est, sur certains points, en rapport avec la longueur de la préparation et de l'urétrostomie en particulier.

Ainsi, quand l'urétrostomie a été correcte, il y a des chances pour que la réunion se fasse dans de bonnes conditions. Or, pour obtenir la correction de l'urétrostomie, il faut souvent y revenir à plusieurs reprises.

Les résultats que nous avons obtenus doivent être envisagés au point de vue de la *prise de la greffe*, de son *calibre* et des *fistules.*

En ce qui concerne *la prise de la greffe* , elle a réussi dans presque tous les cas. Je n'ai jamais vu qu'une fois l'élimination de la partie implantée ; dans les autres, elle est restée dans les tissus et elle y a subi les modifications nécessaires.

Il est probable que, dans ces greffes, la muqueuse ne sert que de conduit et que ce n'est pas la greffe qui constitue le nouveau canal.

Nous n'avons pas eu, malheureusement, le temps de poursuivre sur ce point les recherches expérimentales commencées avant la guerre avec notre assistant M. Morel, mais les premiers résultats nous avaient montré que ces greffes de l'urètre ne sont que des charpentes sur lesquelles s'édifie la réparation aux dépens de l'épithélium de l'ancien canal. La greffe disparaît peu à peu par élimination histologique pendant qu'un néourètre se substitue à elle.

Il en est de même d'ailleurs pour les veines avec lesquelles nous avons fait des canaux. C'est une loi générale de l'implantation dans l'économie des corps étrangers ; ils servent de tuteurs à une réparation spontanée.

Pour éclairer cette question très intéressante, nous avons d'ailleurs un document clinique de haute valeur : le second des malades, dont l'observation précède, est mort de grippe dans un service de médecine à Necker, au cours de 1919. Nous avons pu prélever l'urètre, M. Verliac l'a examiné minutieusement et voici la note qu'il m'a remise.

Les points importants de cet examen nous paraissent être les suivants :

Examen histologique d'une autoplastie vaginale de l'urètre balanique. — L'urètre traverse un peu obliquement le gland ; de la partie médiane et inférieure de la verge, il se dirige vers le méat en se rapprochant de la partie dorsale du gland et un peu à droite de la ligne médiane.

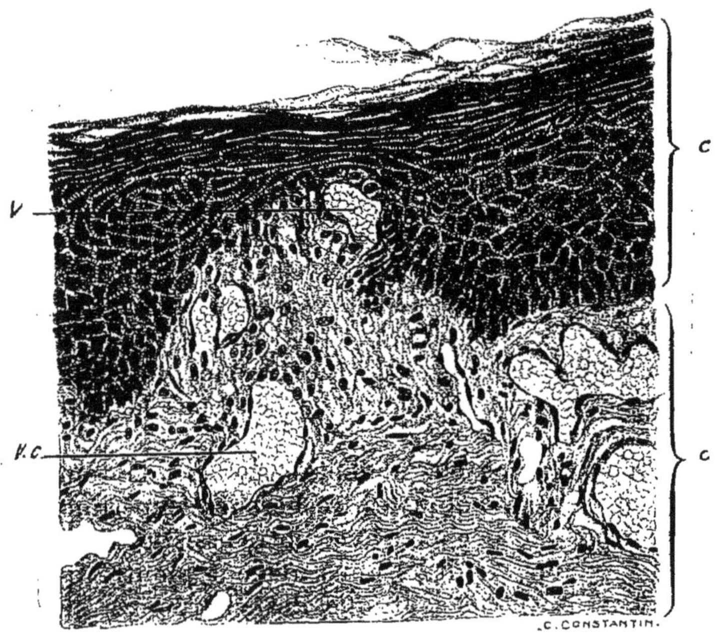

Fig. 35. — Autoplastie muqueuse de l'urètre. Résultats éloignés. Coupe transversale. On voit sur la coupe un épithélium (*c*) pavimenteux stratifié sans couche granuleuse et sans éléidine. Il est très aminci au niveau d'une papille où les vaisseaux (*v*) à paroi mince arrivent au contact même de la couche épithéliale profonde. Le tissu conjonctif du chorion (*c*) est parcouru par de nombreux vaisseaux (*v. c*) à paroi mince.

A l'œil nu, on ne reconnaît l'urètre vaginal qu'à cette situation anormale : son aspect ne diffère pas de celui que présente le reste de l'urètre (fig. 35).

L'examen histologique a porté sur la totalité de l'urètre transplanté L'aspect de l'urètre s'est montré sensiblement le même dans tous les points. Il se présente comme une couche fibreuse recouverte d'épithélium. La couche épithéliale est formée de couches stratifiées, de cellules plates unies par des filaments d'union ; à la surface, les cellules sont plus particulièrement aplaties, et, en certains points, surtout près du méat, les couches superficielles présentent des grains d'éléidine : il se constitue ainsi une très mince couche cornée.

L'épithélium repose sur une couche fibreuse mince, intimement unie au tissu caverneux par l'intermédiaire d'une couche conjonctive fibreuse qui n'envoie aucune expansion dans le corps caverneux lui-même. La couche sous-épithéliale est très abondamment vascularisée par des vaisseaux à parois très minces, presque purement cellulaires, qui forment des papilles longues et minces pénétrant dans l'épithélium presque jusqu'à la surface. Les vaisseaux forment presque partout une petite couche sous-endothéliale ; la paroi urétrale se trouve donc ainsi constituée : couche épithéliale et papilles vasculaires, couche vasculaire irrégulière, très mince. Couche fibreuse comprenant la paroi vaginale et sa zone d'union avec le tissu caverneux ; enfin tissu caverneux normal.

L'union du néourètre avec la surface du gland se fait insensiblement, et on ne peut en reconnaître le siège précis ; il n'en est pas de même de l'union avec l'urètre normal, où la transformation épithéliale indique le brusque passage entre les régions vaginale et urétrale.

Les points importants de cet examen nous paraissent être les suivants :

1° L'adhérence intime de la greffe vaginale au corps caverneux *n'a pas entraîné de lésions de celui-ci*, au delà de la mince couche fibreuse qui entoure la greffe ; donc, pas de sclérose autour du greffon.

2° *L'abondante vascularisation* de la greffe est un fait très important et auquel il faut certainement rapporter pour une grande part le bon résultat fonctionnel de l'opération.

3° *L'aspect de l'épithélium* est curieux ; il *ressemble beaucoup à l'épithélium vaginal ;* mais c'est tout ce que nous en dirons, car on pourrait nous faire remarquer d'une part qu'il se continue sans transition avec l'épithélium du gland ; d'autre part, qu'il est des affections urétrales dans lesquelles l'épithélium revêt le même type que nous trouvons ici.

Dès lors, il n'est plus étonnant que le *calibre* soit toujours favorable ; les tissus qui se constituent sur le stroma de la muqueuse, ou à sa place, sont des tissus souples, et ils se maintiennent dans des conditions très favorables.

Sur le premier malade de Tanton, longtemps après, j'ai pu passer un béniqué très gros et très facilement, et cependant l'abouchement avait été fait au méat, et le méat avait une cicatrice absolument parfaite.

Chez le deuxième malade, qui reste encore dans mon service comme infirmier, le calibre, après trois ans, se maintient parfait et permet sans difficulté le passage d'une bougie n° 23.

Chez un autre, le troisième, parti un peu prématurément, le calibre était un peu moins favorable, et il est possible que chez ce malade, un peu difficile à soigner, il y ait eu quelques difficultés.

Mais, chez les deux derniers, le calibre a été parfait, la dilatation s'est maintenue favorable pendant toute la période où j'ai eu les malades sous les yeux et dans des conditions telles que j'ai toutes raisons de penser que, s'ils veulent bien entretenir personnellement leur canal, ils n'auront pas dans la vie de nouveaux déboires de ce côté.

Le seul ennui de ces autoplasties, lequel est commun à celles que je préconise et à toutes les autres, ce sont les *fistules* qui correspondent aux zones d'abouchement, aux extrémités de la tunnellisation. Je les ai vues presque dans tous les cas. La réunion complète est difficile à obtenir et il y a là presque toujours une petite désunion partielle. Il reste une ou deux fistules, et, pour terminer ces deux fistules, on est obligé de multiplier les opérations et de varier les procédés. Mais, à un moment, le malade fatigué de son séjour à l'hôpital, fatigué des opérations préliminaires et qu'il n'a pas toujours considérées comme nécessaires, se refuse à la fin à subir de nouvelles tentatives d'opération, et c'est ainsi que les derniers sont partis en emportant une petite fistule ; mais, avec un peu plus de patience de part et d'autre, on serait arrivé tout de même à les oblitérer.

Quoi qu'il en soit, l'autoplastie urétrale avec la muqueuse vaginale intégrale, se présente aujourd'hui dans des conditions excellentes et de nature à lui donner une place de plus en plus importante dans la thérapeutique des pertes de substance de l'urètre.

IV

Indications. — Il nous paraît absolument prématuré d'établir dans l'état actuel les indications de cette méthode ; cependant nous pouvons formuler sur ce point quelques impressions provisoires.

Dans les pertes de substance très minimes, il nous semble que la réparation de l'urètre par l'urètre est meilleure. Malheureusement, dans les plaies de guerre, il est exceptionnel de trouver une perte de substance si minime que l'on puisse, par une suture, rapprocher les deux bouts de l'urètre.

Mais, lorsque la suture de l'urètre est impossible et que la perte de substance est peu étendue, il nous paraît plus simple de faire l'autoplastie avec la peau.

Quand, au contraire la perte de substance est très étendue, l'autoplastie cutanée ne vaut rien, car il peut se former une urétrocèle, comme nous l'avons vu à plusieurs reprises, et il y a donc tout intérêt à employer une autre méthode.

C'est pour ces cas où la perforation dépasse 3 ou 4 centimètres qu'il est bon de faire l'autoplastie vaginale ou veineuse.

Mais la greffe de muqueuse vaginale étant plus favorable, c'est à cette dernière que nous avons tendance à donner la préférence.

Cependant, je ferai remarquer que nous n'avons qu'un très petit nombre d'observations et nous-mêmes sommes prêts à modifier nos appréciations suivant les observations que la pratique nous permettra de rencontrer.

Quoi qu'il en soit, l'autoplastie par greffe de muqueuse vaginale est, dès maintenant, une excellente méthode et susceptible de permettre, pour l'avenir, les plus grandes espérances.

XXI

L'AUTOPLASTIE ARTÉRIELLE DE L'URÈTRE

Messieurs,

Je viens d'ajouter une nouvelle méthode à celles, déjà si nombreuses, qui sont utilisées pour la réparation de l'urètre masculin. Je viens de réparer un urètre avec une greffe artérielle provenant d'une aorte de chien. Le succès a été complet : il était d'ailleurs préparé depuis longtemps par des expériences réalisées dans mon laboratoire avec le concours de mes internes, MM. Gouverneur et Garcin.

J'ai déjà communiqué mes résultats à la *Société de Chirurgie* dans la séance du 11 janvier 1921, et je voudrais aujourd'hui vous exposer les résultats déjà obtenus et vous signaler l'orientation suivant laquelle ces recherches doivent être poursuivies et complétées.

I

J'avais, depuis longtemps, le désir d'utiliser des greffes d'artère pour l'autoplastie de l'urètre. Ce désir était né de l'insuffisance du calibre des veines, car bien que l'autoplastie veineuse m'ait donné d'excellents résultats, je n'ai jamais eu dans la main un greffon de veine saphène ou de jugulaire externe à transplanter, fut-il plein de sang, sans être inquiet de l'exiguïté que présente le segment veineux, et je pensais qu'une artère serait plus indiquée par son calibre, sa résistance et son élasticité.

D'autre part, l'autoplastie muqueuse qui m'a donné pendant la guerre et me donne encore de très bons résultats, n'est cependant pas toujours possible. La muqueuse vaginale, même débarrassée de sa couche celluleuse périphérique, forme un manchon souvent trop volumineux pour pouvoir être introduit, enroulé autour d'une sonde, dans un canal de transfixion creusé dans un pénis trop exigu.

Il y a donc des cas où cette autoplastie n'est pas possible.

Et puis, il faut savoir innover, il faut alimenter le progrès et toujours chercher à faire mieux.

Et c'est pour ces diverses raisons que je me sentais depuis longtemps attiré vers l'autoplastie artérielle et cela d'autant plus que personne à ma connaissance n'avait encore essayé cette méthode.

Des impossibilités assez sérieuses semblaient, en effet, au premier abord s'y opposer. Où peut-on, en effet, prendre sur l'individu une artère à greffer ? Une humérale, c'était trop petit ; une fémorale, c'était trop dangereux. Je ne pouvais donc avoir recours qu'aux greffes animales. Or, les tentatives de Moure (1) n'étaient guère encourageantes et aucune de ses expériences, d'ailleurs, ne concernait l'application d'artère à la reconstitution et à la réparation d'un canal urinaire. Mais les expériences de Nageotte et de Sencert sur les greffes mortes ouvraient de nouveaux horizons : il y avait de nouvelles recherches à faire dans cette voie. Je m'y suis engagé !

Mon programme comportait trois parties. 1° Il fallait d'abord établir sur l'animal que des greffes d'artères pouvaient être tolérées et servir à la reconstitution de l'urètre ; 2° il fallait chercher ensuite, en cas de succès, à appliquer à l'homme cette méthode ; 3° il était indiqué d'observer sur des pièces déjà anciennes les transformations biologiques qui devaient se passer dans un transplant de cette nature.

(1) Moure. Les greffes vasculaires, thèse de Paris, 1914.

II

Nous avons fait d'abord un certain nombre d'expériences sur des chiens pour étudier la tolérance de l'urètre pour les greffes artérielles.

Les greffes *fraîches* ont été prises sur la carotide du même chien, lavée au sérum, débarrassée de son adventice et mise à la place de l'urètre, réséqué dans une partie plus ou moins étendue de sa longueur.

Les greffes *mortes* ont été prises sur un animal étranger : nous avons utilisé des carotides de mouton et de porc, pour les implanter sur le chien. Les artères du porc sont plus élastiques, elles ont des parois plus minces, elles se détachent plus facilement et elles nous ont paru plus favorables.

Ces greffes étaient prélevées par nous aux abattoirs, placées pendant cinq jours dans l'alcool à 90°, puis dans l'alcool à 60°. Nous avons utilisé ces greffes jusqu'à un mois après leur prélèvement.

Au moment de s'en servir, on place le greffon dans du sérum salé physiologique.

Toutes nos expériences ont été faites de la même façon : une urétrostomie périnéale établissait, sur le chien, une dérivation en arrière du scrotum ; l'urètre était réséqué dans une partie de sa portion pénienne et, à ce niveau, dans le lit cruenté, ouvert par la résection de l'urètre, nous placions la greffe vivante ou morte ; nous la suturions exactement à l'urètre avec des soies floches : l'artère devenait ainsi une partie de l'urètre, le canal artériel continuait et remplaçait le canal urétral.

Des chiens, au nombre de cinq, opérés avec des autogreffes artérielles vivantes, trois sont restés vivants assez longtemps pour nous intéresser. L'un, opéré le 5 mars, urinait par la verge, avec un jet faible : nous n'avons pu le cathétériser, son urètre était imperméable.

Sur six chiens opérés avec des hétérogreffes de porc mortes, deux seulement ont survécu. L'un, opéré le 1er avril, guérit en quinze jours sa fistule périnéale ; il urinait parfaitement par la verge et l'urètre est resté perméable : nous l'avons tué le 3 novembre, soit sept mois après l'opération. L'autre, opéré le 20 avril, est complètement cicatrisé au 1er mai ; il urine par la verge et l'urètre est perméable : il fut sacrifié le 25 août.

La tolérance des greffes était donc prouvée par cinq expériences et, dans quatre de ces expériences, la facilité du cathétérisme de ces urètres, nouvellement formés, nous permettait de constater un résultat fonctionnel aussi parfait que possible. Par ailleurs, les examens histologiques ultérieurs nous ont toujours montré, dans tous les cas, les éléments élastiques, caractéristiques de l'artère en voie de modification. Il ne pouvait donc pas être question d'une élimination faite à notre insu.

Dans ces conditions, nous étions autorisés à appliquer à l'homme cette technique.

III

J'avais, l'année dernière, dans mon service, un blessé de guerre qui n'avait pas encore obtenu la cure définitive de sa blessure.

Il avait été blessé le 30 mars 1918 à Fontaine, près Montdidier, par une balle tirée à 300 mètres environ, celle-ci avait passé transversalement entre la verge et le scrotum et détruit l'urètre pénien. Ramassé deux heures après par les Allemands, il fut opéré à la Capelle : on fit une restauration de la verge tant bien que mal ; on mit une sonde dans le bout postérieur de l'urètre. Cette sonde sortait par une fistule située sur le côté droit de la racine de la verge. Un mois après la sonde était enlevée, mais le malade urinait par deux ou trois fistules, situées à la face antérieure de la racine de la verge. Il eut à plusieurs reprises des poussées d'œdème, de l'inflammation ; des abcès se formèrent et s'ouvrirent spontanément en janvier 1919.

Il rentre en France : un véritable clapier se forme à la face antérieure de la verge et une fistule à l'angle, par laquelle sortent presque toutes les urines. La fistule se rétrécit elle-même, et il n'urine plus qu'avec un jet insignifiant. A l'hôpital de Troyes, où il est soigné, on doit débrider cette fistule pour lui permettre d'uriner plus facilement. Il passe ensuite par des hôpitaux où on lui fait des opérations partielles et il arrive enfin à Necker en juin 1919.

La dilatation de la fistule est déjà très difficile. Quant à la portion pénienne de l'urètre, elle est complètement perdue : il faut en toute nécessité tenter une opération complète d'autoplastie.

Le 26 septembre 1919, un de mes assistants fait à ce malade une greffe de muqueuse vaginale avec cystostomie préalable, mais la greffe ne réussit pas.

Je vois le malade en octobre, mais toute la région est empâtée, enflammée. Je le laisse en repos jusqu'en janvier. A ce moment, je commence la préparation d'une opération que je ne lui ferai que dans quelques mois. Une longue expérience, en effet, m'a appris que ces opérations de réparations urétrales ne se gagnent que par une préparation longue, minutieuse.

Je commence par sacrifier toute la portion scrotale de l'urètre ; je supprime aussi tout ce qui peut rester de la portion pénienne jusqu'au méat. En outre, je pratique à ce malade une urétrostomie périnéale rétro-scrotale, décidé à sacrifier systématiquement quelques centimètres de son urètre, pour me mettre dans des conditions meilleures pour la réussite de la greffe.

De janvier à juin j'assure, sous la cystostomie hypogastrique, la constitution de l'urétrostomie périnéale : je surveille son asepsie, son calibre, et, le 26 juin, je juge le malade dans des conditions favorables : la cystostomie sus-pubienne à bords cutanéo-muqueux fonctionne normalement, l'orifice de l'urétrostomie périnéale est légèrement vulviforme, souple ; il admet la bougie n° 25 : le méat est occupé par une fossette complètement imperméable ; la longueur de l'urètre à réparer, du méat à l'orifice périnéal, est de 10 centimètres.

L'*opération de la greffe artérielle* a lieu le 27 juin 1920. Sur un chien d'assez haute taille, endormi au chloralose, dans le laboratoire de physiologie de ma Clinique, mes internes, Gouverneur et Garcin, abordent, par la laparotomie, l'aorte abdominale : ils en prélèvent le plus long segment possible, depuis l'origine des rénales jusqu'à la naissance des iliaques primitives ; ils font à la soie floche la ligature des petites branches artérielles collatérales, placent le greffon dans du sérum physiologique tiède et l'apportent à la salle d'opération où je l'attends.

Cependant, j'ai déjà commencé l'opération sur le malade, endormi à l'éther et placé en position de la taille.

Les temps de l'intervention sont les suivants :

1° *Libération de l'orifice de l'urétrostomie périnéale.* — Je libère les deux ou trois premiers centimètres de l'urètre ; j'en résèque un demi-centimètre, de façon à avoir une section franche du canal et une tranche nettement cruentée ;

2° *A l'aide du trocart de Morel, je fais une tunnellisation*, depuis l'orifice de l'urétrostomie périnéale jusqu'au méat, passant sous le scrotum et sous la peau de la verge, le plus près possible de la ligne médiane.

3° *Je retire le trocart et laisse le manchon en place*, puis j'introduis, dans le manchon, la greffe artérielle ;

4° *Le manchon est, lui-même, retiré et la greffe reste en place ;* je fais la suture du bout postérieur de la greffe à l'urètre avivé, par un surjet à la soie floche et avec des aiguilles à suture vasculaire.

L'adaptation est assez exacte, le calibre assez égal ; je ramène le tissu cellulaire autour du greffon et je ferme presque complètement cette plaie périnéale.

5° *Je reviens au méat ; je perfectionne un peu son adaptation* et suture bout à bout ses lèvres avec l'extrémité de la greffe, coupant les parties qui dépassent légèrement.

Le malade est pansé.

Les jours suivants, les choses se passent de façon très heureuse : il n'y a pas de suppuration ; nous ne voyons rien qui indique une élimination.

Douze jours après, nous ne constatons aucun incident, et le moment est venu de passer dans le nouveau canal : j'introduis une bougie n° 9 et la laisse une demi-heure en place.

Deux jours plus tard, je passe une bougie n° 10 ; elle passe par le périnée, mais je la remets et elle passe facilement dans la vessie.

Deux jours après, j'introduis une bougie n° 14, qui passe parfaitement ; puis, deux jours plus tard, une bougie n° 15, qui passe toute seule et, enfin, deux jours après, une bougie n° 16 qui reste deux heures.

Depuis ce moment, je fais la dilatation régulièrement jusqu'au n° 19. Le 17 juillet, au moment où le blessé quittait mon service pour aller passer un mois dans son pays, le nouveau méat acceptait le passage de la bougie n° 19, lequel s'effectuait tous les jours assez facilement.

Le malade est revenu dans mon service, jusqu'au mois d'octobre, pour la fermeture de sa fistule hypogastrique. A ce moment, le résultat était très favorable. Je l'ai laissé repartir le 20 octobre, avec un méat d'apparence muqueuse et bien constitué, avec une verge souple et un canal qui recevait facilement la bougie n° 19, qui était seulement un peu serrée au méat.

Il n'y eut aucune fistule périnéale et, on ne trouve même pas, avec un explorateur à boule, ce rétrécissement qu'on sent souvent en pareille circonstance à la jonction de la greffe et du canal.

Le succès a donc été complet. J'ai déjà pu suivre le malade pendant quatre mois et j'ai lieu d'espérer que ce résultat se maintiendra dans l'avenir si le blessé a la précaution d'entretenir de temps en temps la perméabilité de son canal.

IV

Voilà donc réussi le premier cas de reconstitution d'un urètre avec une hétérogreffe artérielle, et le cas est d'autant plus intéressant que la suture a été faite d'emblée et complète entre l'urètre et l'artère et sans qu'on se soit préoccupé des conditions dans lesquelles se ferait la nutrition du segment. Et alors se pose la question suivante :

Que va devenir, qu'est devenue la greffe de notre malade ?

Nous avons étudié les transformations de ces greffes

sur le chien, l'un tué à 70 jours (greffe vivante), l'autre à quatre mois (greffe morte) et le troisième à sept mois (greffe morte). Nous pouvons ainsi suivre tous les stades de la transformation du segment artériel.

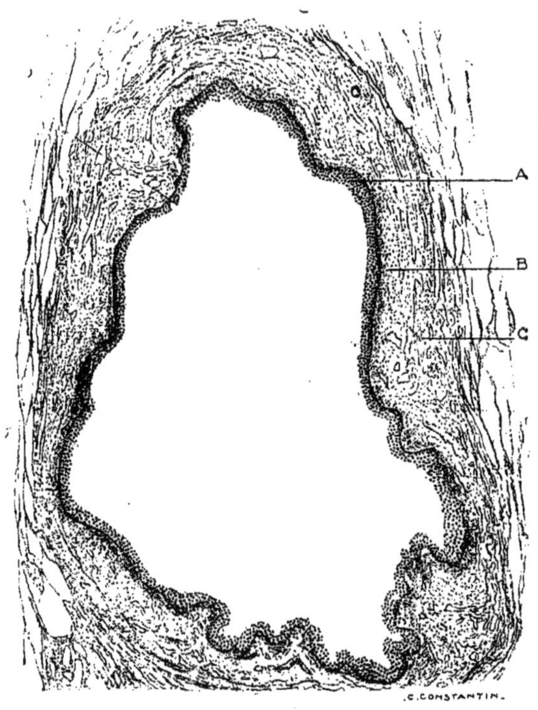

Fig. 36. — Coupe circulaire de la greffe : cas n° 2. (Greffe morte : de 70 jours).

Aspect irrégulier, plissé de la lumière du canal avec un diverticule remarquablement profond. L'épithélium forme un revêtement complet d'épaisseur inégale, mais partout à disposition pavimenteuse stratifiée (*A*).

Tissu sous-jacent formé de fibres collagènes à disposition circulaire ; dans ce tissu, on trouve par place, juste au-dessous de l'épithélium, des traînées importantes de tissu élastique — reliquat évident de la paroi artérielle (*B*), infiltration leucocytaire abondante, surtout dans les zones où existent encore des fibres élastiques. Noter la reconstitution de la structure spongieuse des couches profondes de la sous-muqueuse sous forme de lacunes ; ces dernières sont revêtues d'un endothélium (*C*).

Nous voyons se réaliser ici, comme toujours, une transformation par substitution cellulaire. La greffe agit comme une charpente, mais dont les éléments vont être incorporés à l'organe hétérogène et, modifiés, adaptés par les cellules adjacentes.

Nous pouvons suivre ces transformations sur l'*épithélium* et sur le *tissu élastique.*

A la surface interne de l'artère, nous voyons peu à peu

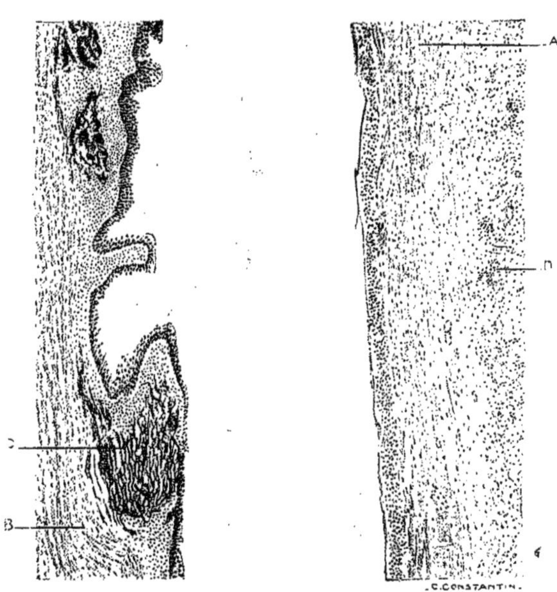

Fig. 37. — Coupe longitudinale de la greffe : cas n° 2. (Greffe morte : 70 jours).

Différence d'aspect de la paroi inférieure, à gauche tapissée par un épithélium pavimenteux stratifié présentant des diverticules de la paroi supérieure ; à droite, lisse et sans épithélium apparent. Des deux côtés l'épithélium repose sur du tissu conjonctif pauvre en fibres collagènes, mais infiltré de leucocytes. Dans la paroi inférieure on note des amas volumineux de fibres élastiques en voie de dissociation, au-dessous la paroi est formée par des trousseaux de fibres conjonctives collagènes à disposition longitudinale. Quelques rares cavités lacunaires avec endothélium ; dans la partie profonde de la paroi supérieure, on retrouve le tissu spongieux normal de l'urètre.

A, paroi supérieure ; — B, paroi inférieure ; — C, trousseaux de fibres élastiques avec infiltration leucocytaire ; — D, tissu spongieux de l'urètre normal.

l'endothélium disparaître, faire place à une couche d'épithélium pavimenteux, et cette couche est d'autant plus étendue qu'on l'observe à une date plus éloignée de l'opération ; à quatre mois elle est presque complète (fig. 36). A deux mois, l'endothélium n'est pas encore disparu partout ; l'épithélium n'est pas encore avancé A sept mois, tout le canal est tapissé par une couche continue

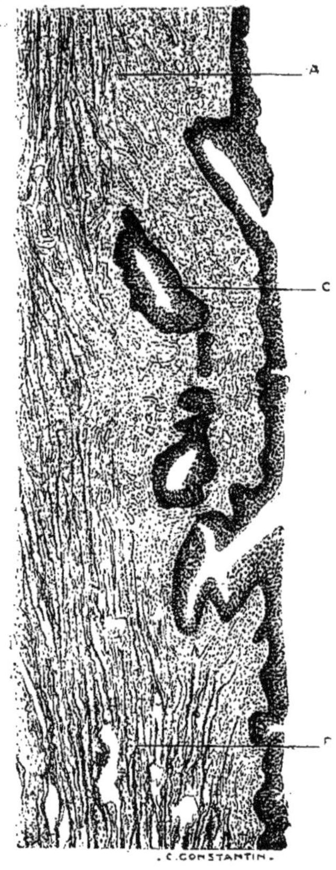

Fig. 88. — Coupe longitudinale de la partie postérieure de la greffe au niveau du raccord avec l'urètre normal : cas n° 3. (Chien sacrifié sept mois après la greffe morte).

Les deux tiers supérieurs sont occupés par l'urètre, le tiers inférieur par la greffe. L'épithélium a partout la même structure, la paroi urétrale se reconnaît à l'abondance des lacunes du tissu spongieux et à sa pauvreté en fibres élastiques longitudinales, sauf dans sa partie profonde. La greffe se distingue par l'abondance des fibres élastiques entre lesquelles existent des lacunes moins nombreuses mais plus grosses.

Noter la disposition sur cette greffe, de date ancienne, de la couche élastique qu'on trouvait sous l'épithélium dans le cas n° 2, récent. En résumé, peu de différence dans la structure des deux parois de l'urètre et de la greffe.

Cette régénération d'un épithélium pavimenteux est un caractère commun à toutes ces greffes urétrales.

Plus intéressantes sont les modifications des *fibres élastiques :* on les voit d'abord se dissocier et écarter leurs faisceaux ; elles sont envahies par un processus leucocytaire ; elles perdent leur caractère et leur coloration ; elles sont remplacées par des fibres collagènes (fig. 37).

Au niveau de la suture de la greffe et de la paroi urétrale, la fusion est tellement intime que, sur certains points, on ne la reconnaît, sur des pièces assez fraîches, qu'à la cessation de l'épithélium urétral qui n'a pas encore eu le temps de remplacer l'adventice et qui s'arrête à cet endroit ; là le tissu cellulaire de l'urètre et de l'artère est en fusion intime et directe ; il y a comme une identification des deux zones qui montre bien la perfection avec laquelle cette suture a réussi. On ne retrouve nulle part la trace des sutures : les fils ont, sans doute, été éliminés par l'urètre (fig. 38).

Il y a plus : sur les pièces les plus anciennes, sur celles de sept mois, on trouve dans la partie extérieure du néo-urètre des lacunes analogues à celles du tissu spongieux et dont quelques-unes sont tapissées d'endothélium. La première hypothèse qui se présente est que la résection du tissu spongieux urétral a été incomplète et que nous nous trouvons en présence de restes de tissu spongieux laissés par nous. Cette hypothèse n'est pas admissible : dans nos opérations, la résection fut absolument totale.

Par ailleurs, les apparences de tissu spongieux auxquelles nous faisons allusion font partie intégrante du néo-urètre, elles sont exactement en fusion avec lui ; enfin, elles ne se produisent qu'aux extrêmes de la préparation, c'est-à-dire dans les zones qui confinent à la partie urétrale conservée.

J'ajoute encore qu'elles ne sont visibles que sur le chien dont l'opération remonte à sept mois.

Pour toutes ces raisons nous nous demandons si nous ne sommes pas en présence d'une ébauche de néoformation de tissu spongieux.

J'ajoute que, jusqu'ici, nous n'avons pas trouvé de différence d'évolution entre les greffes mortes ou vivantes.

Ainsi, notre greffe artérielle constitue une charpente

qui va servir à la constitution d'un nouvel urètre, et l'artère se transforme pour prendre plus ou moins les caractères et la constitution d'un canal urétral.

Tels sont, Messieurs, les faits que nous voulions vous signaler. Ils constituent un pas en avant dans la voie des greffes mortes et nous permettent cette constatation pleine d'espérance, c'est que des artères peuvent servir chez l'homme à la reconstitution de l'urètre et peut-être d'autres canaux membraneux.

XXII

DE LA VOIE TRANSPÉRITONÉO-VÉSICALE POUR LA CURE DE CERTAINES FISTULES VÉSICO-VAGINALES

Messieurs,

Quand on a à traiter une fistule vésico-vaginale opératoire, ce n'est ni par la voie vaginale, ni par la voie vésicale hypogastrique qu'il y a lieu de l'opérer : c'est par la voie abdominale, c'est à travers le péritoine qu'il faut l'aborder.

Voilà la thèse que je viens défendre dans cette clinique.

En abordant en 1914, et pour la première fois, une fistule vésico-vaginale opératoire par la laparotomie, je me proposais un triple but.

Je voulais d'abord me rapprocher le plus possible de la fistule, or, celle-ci étant une fistule opératoire, — et j'entends par opératoire, consécutive à l'hystérectomie abdominale totale, — est nécessairement située au fond du vagin, c'est-à-dire le plus loin possible de la vulve.

Par ailleurs, cette fistule est difficilement abaissable, puisque les ligaments larges ont été raccourcis par l'opération antérieure et ont en outre perdu une grande partie de leur élasticité.

Aussi, par la voie vaginale, on reste éloigné de la fistule. par la voie abdominale, on peut s'en rapprocher davantage:

Je me proposais ensuite, grâce au jour considérable que peut donner la laparotomie sur le territoire de la fistule, de faire, non seulement, le dédoublement de deux orifices, mais de réaliser même la séparation de deux organes.

Je me proposais en troisième lieu d'utiliser pour la cure d'une fistule vésico-vaginale opératoire les propriétés adhésives de la taille intra-péritonéale.

Celle-ci est une excellente opération qui n'est pas à mon avis assez souvent pratiquée chez nous. Pour ma part, j'y ai recours quelquefois dans les cas où elle me paraît bien indiquée, et elle est la seule des ouvertures vésicales qui donne toujours une réunion par première intention, qui guérit sans fistule et sans désunion, et sans même qu'il soit nécessaire de mettre une sonde à demeure. Et, frappé depuis longtemps des avantages de cette opération, je voulais en utiliser le bénéfice pour la cure chirurgicale d'une fistule vaginale.

Ma première opération date de 1914 ; j'en ai déjà publié le résultat et le commentaire dans les *Archives Urologiques* (1) : elle fut un succès complet.

Pendant un certain temps je restai avec ce seul succès entre les mains et il m'était impossible, dans ces conditions, de faire une généralisation.

Mais, la guerre est venue et m'a apporté un assez grand nombre de fistules vésico-vaginales opératoires à réparer ; elles venaient toutes, bien entendu, de services étrangers au mien et s'expliquent aisément par ce fait que des mains chirurgicales trop jeunes furent souvent pendant la guerre chargées d'opérations chirurgicales trop lourdes.

Quoi qu'il en soit, j'ai pu réparer toutes ces fistules vésico-vaginales opératoires par la voie que je préconise et, aujourd'hui, pourvu d'un plus grand nombre d'opérations, je suis à même de donner quelques précisions sur la

(1) F. Legueu. De la voie transpéritonéo-vésicale pour la cure de certaines fistules vésico-vaginales opératoires, *Archives Urologiques de la Clinique de Necker*, Paris, Maloine, 1914, t. I, p. 1.

technique que j'ai suivie, de parler de *résultats* et de poser des *indications*.

I

En ce qui concerne la *technique* que j'ai suivie, j'avais été précédé dans cette voie par Dittel en 1893 et par Forgue en 1906. Je n'ai aucun renseignement sur l'opération de Dittel, mais je suis renseigné sur l'opération de Forgue.

Forgue (de Montpellier) avait à traiter une fistule vésico-cervicale avec conservation de l'utérus ; il fit une laparotomie, incisa transversalement le cul-de-sac vésico-utérin, sépara les deux orifices et en fit la suture isolée : il obtint un succès, mais seulement un succès partiel.

L'opération que je préconise est beaucoup plus large ; tout en m'inspirant, en effet, du même principe et en empruntant la même voie, je me donne, en effet, un jour beaucoup plus étendu, car je fais d'abord une ouverture intra-péritonéale de la vessie, pour voir, explorer, comprendre et réparer.

Voici comment je procède :

La malade est endormie et placée en situation déclive, l'abdomen est ouvert, les écarteurs sont placés, le champ opératoire est constitué. A ce moment on aperçoit la face postérieure du dôme vésico-vaginal sillonné, comme on le voit sur la figure ci-jointe (fig. 39), par un tissu de cicatrice, vestige de l'hystérectomie. A ce moment je plonge le bistouri dans le milieu de la face postérieure péritonéale de la vessie, le tranchant dirigé vers le sacrum, la pointe vers le vagin : et je coupe et la vessie et le vagin dans son segment supérieur.

Comme la fistule est presque toujours médiane puisqu'elle est une fistule opératoire, elle est toujours ouverte dans ce trait de bistouri ; son segment postérieur est sectionné, et l'orifice que l'on voit à ce moment montre en haut la brèche faite à la vessie, en bas l'ouverture faite au vagin, et, entre les deux, le segment antérieur de la fistule dont le segment postérieur est incisé et sectionné : c'est le *premier* temps.

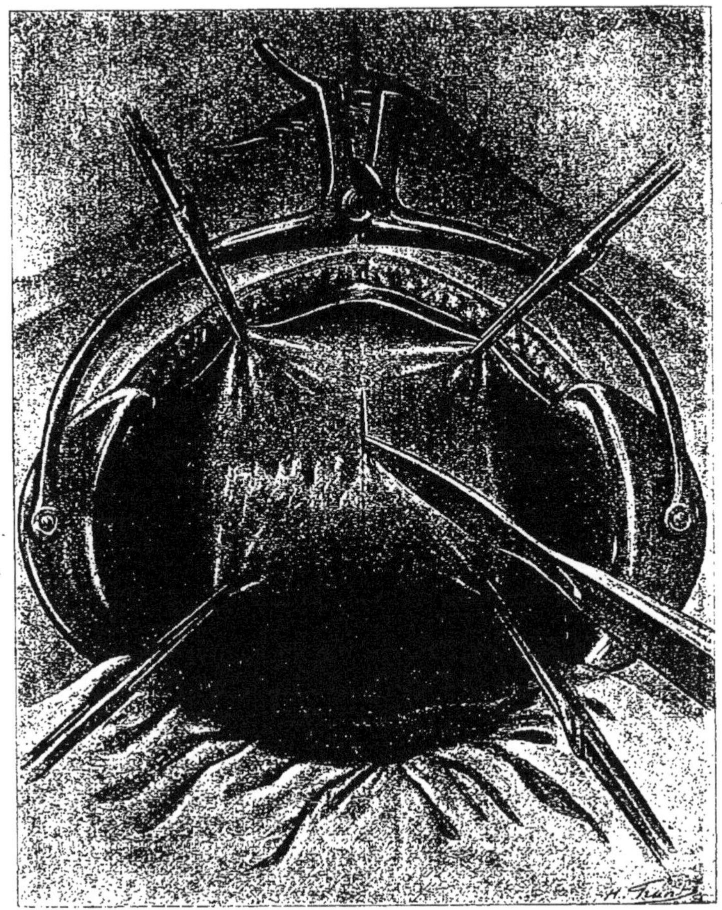

Fig. [illegible]9. — Voie transpéritonéo-vésicale.

1er *temps*. L'abdomen ouvert en position de Trendelebourg, on voit la face postérieure péritonéale de la vessie ; elle se continue sans ligne de démarcation avec la face postérieure du vagin. C'est dans cette adhérence pathologique que se trouve sans doute la fistule. Le bistouri se prépare à fendre cette paroi vésico-vaginale largement.

Dès lors, le *deuxième* temps peut se réaliser facilement. Il consiste dans la séparation des deux organes à l'aide du bistouri, ou même à l'aide de la compresse (fig. 40). On sépare le vagin de la vessie dans toute l'étendue que l'on croit nécessaire. Ce décollement, grâce au jour très

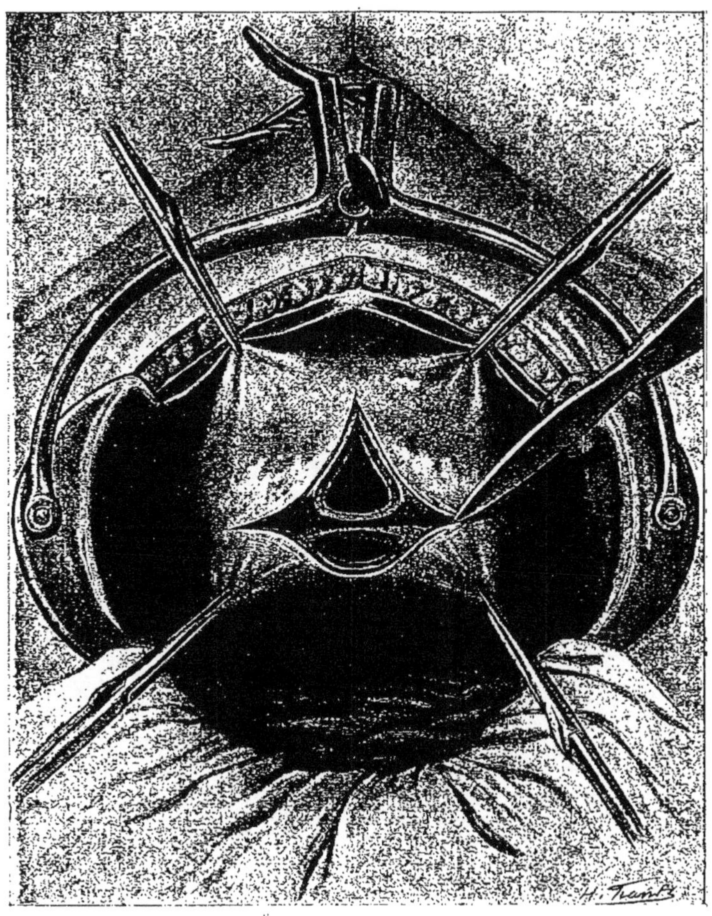

Fig. 40. — Voie transpéritonéo-vésicale.
2e *temps*. Séparation des deux orifices.

étendu qui est fourni, peut s'exécuter aussi loin que possible ; il n'a pour ainsi dire pas de limites.

Une fois le décollement réalisé, on passe au *troisième* temps : c'est la suture des deux orifices par quelques points de soie ou de catgut (fig. 41). La suture est faite, pour la vessie, à l'aide de trois plans, dont le profond destiné à la muqueuse est fait avec du catgut ; le moyen, destiné à la

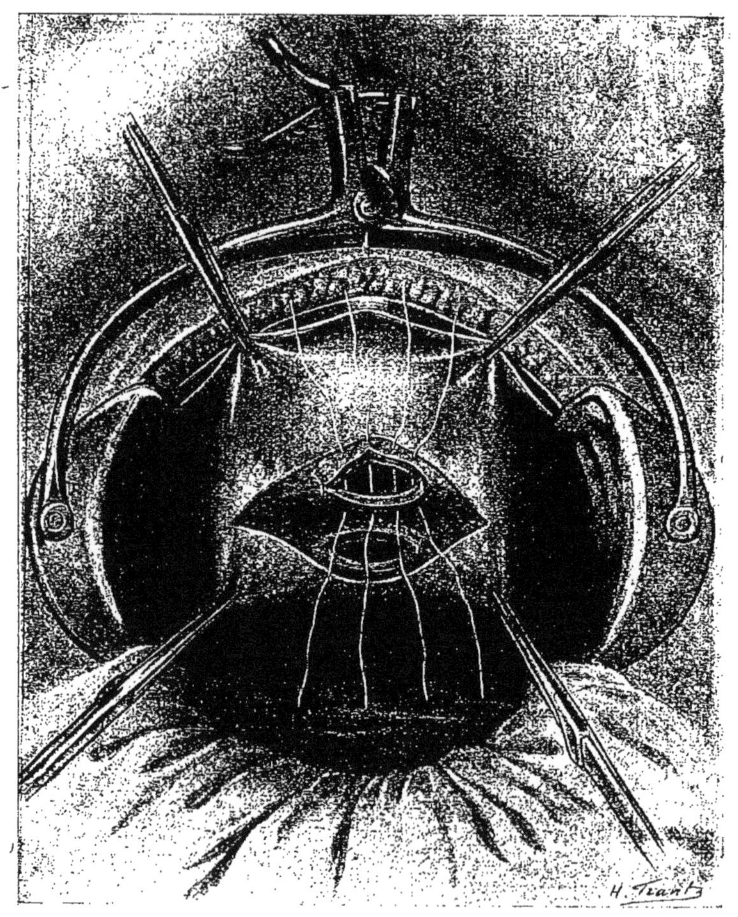

Fig. 41. — Voie transpéritonéo-vésicale.
3e *temps*. Suture isolée de la vessie.

couche musculaire, et le superficiel, destiné au péritoine, sont faits avec de la soie fine (fig. 42).

Dans ces sutures, on a soin d'assurer le plus complètement possible l'indépendance des deux orifices. La vessie est refoulée sur la paroi antérieure du vagin ; s'il est pos-

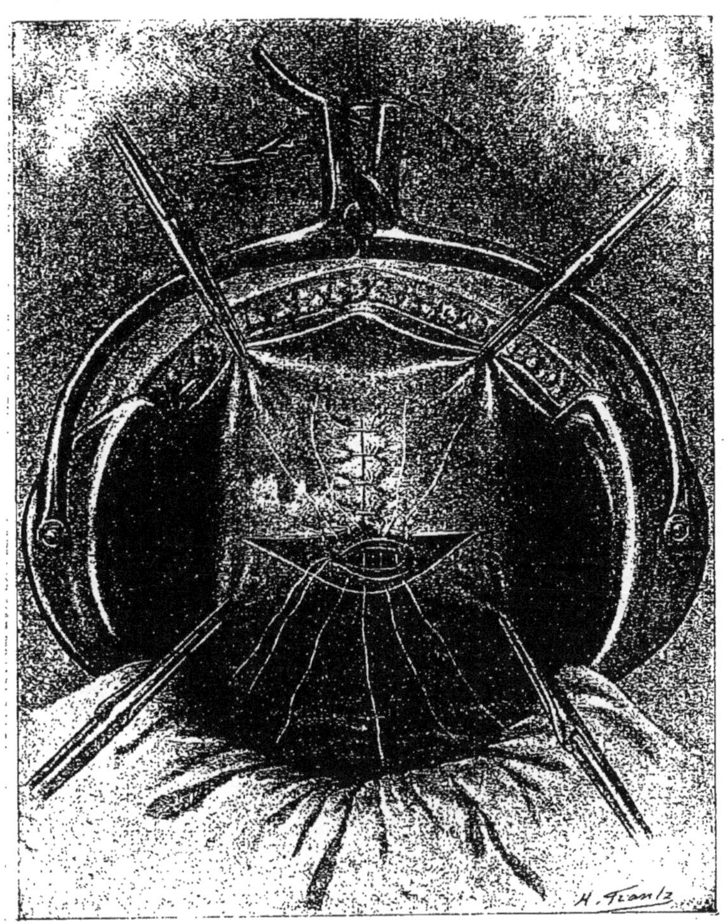

Fig. 42. Voie transpéritonéo-vésicale.
4e *temps.* Suture isolée du vagin. La vessie, plus haut, est déjà fermée et recouverte de péritoine.

sible, du péritoine, dont, à l'opération antérieure, on a laissé une certaine partie, est ramené à droite et à gauche de la face inférieure de la vessie. Il m'est arrivé même d'interposer l'S iliaque sur la face antérieure du vagin, de façon à établir une sorte de péritonisation (fig. 43).

Bref il y a là quelques variantes qui tiennent aux par-

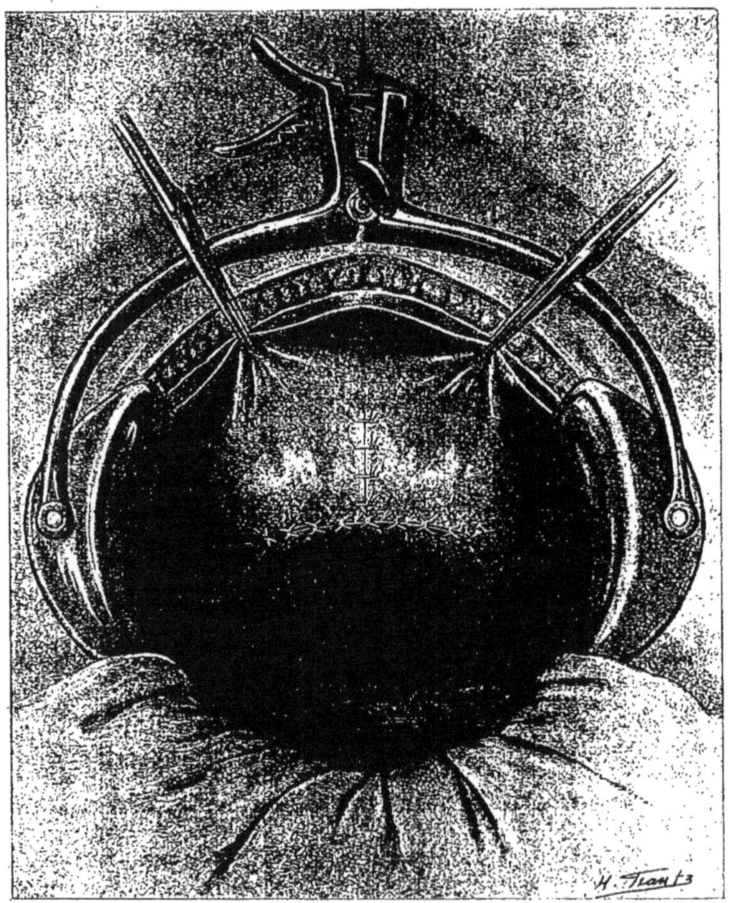

Fig. 43. — Voie transpéritonéo-vésicale.
Aspect des sutures terminées. Les deux orifices fistuleux sont suturés et recouverts de péritoine.

ticularités de chaque cas, et plus particulièrement à ce que l'opération antérieure a laissé de ces organes ; mais, dans tous les cas, on peut obtenir la suture complètement avec indépendance des deux orifices, et c'est là la chose importante. Et quand on sort de cette opération telle que je la préconise, il paraît impossible, même si une désunion venait à se produire, qu'une nouvelle communication se produise entre le vagin et la vessie.

La laparotomie est ensuite terminée comme à l'ordinaire, avec ou sans drainage.

Lorsque, par extraordinaire, la fistule à traiter sera une fistule vaginale obstétricale, une modification légère doit être apportée à la technique opératoire. La fistule qui serait assez haute pour être justiciable de cette voie sera presque toujours latérale ; elle correspond alors à un des culs-de-sac du vagin et il faut à l'avance s'assurer exactement de la situation de cette fistule pour préciser son siège, et alors, une fois le ventre ouvert, au lieu de pratiquer l'incision de la vessie sur le milieu de sa face postérieure, on fera l'incision à droite ou à gauche, là où se trouve la fistule. On aura soin d'éviter les uretères qui sont très voisins de cette région. Mais, par ailleurs, la technique se réalise dans les mêmes conditions : c'est la même opération qui va se dérouler dans ses temps successifs.

II

A procéder de cette façon, il y a incontestablement de grands avantages.

Le premier c'est d'être relativement près de la fistule, d'avoir un très grand jour pour l'aborder et exécuter les manœuvres extrêmement délicates et complexes que nécessite la cure chirurgicale d'une fistule vésico-vaginale ; c'est encore de pouvoir faire un dédoublement plus large que ne nous le permet aucune autre voie d'accès, des sutures très exactes et d'utiliser même le péritoine pour leur réunion. Mais il y a un inconvénient, c'est de mettre en communication avec le péritoine le milieu vésical, toujours quelque peu septique ; c'est ainsi d'exposer plus ou moins au danger de la péritonite. Mais j'ai toujours pensé que, pour un chirurgien habitué aux manœuvres intraabdominales, à la protection minutieuse du champ opératoire, cette objection ne pouvait entrer sérieusement en ligne de compte. On doit et on peut éviter la péritonite dans le plus grand nombre des cas et, en l'évitant, on conserve pour la réparation de la fistule les bénéfices du péritoine en tant que propriétés adhésives. D'ailleurs les résultats sont là pour trancher la question.

Jusqu'ici (décembre 1921), j'ai opéré vingt fistules vésico-vaginales par cette voie, sur lesquelles il y a dix-neuf fistules opératoires et une fistule obstétricale ; sur ces vingt fistules j'ai eu une mort chez une malade qui avait une très large fistule, une très large perforation du bas-fond de la vessie, une perforation de la largeur d'une pièce de cinq francs.

Par la voie inférieure, l'opération eût été très difficile sinon impossible. Je l'abordai par la voie supérieure ; les deux uretères étaient heureusement conservés intacts juste à la limite de la fistule. L'opération fut correcte, mais longue : elle dura une heure un quart, et cette malade mourut quelques jours après d'oligurie et d'anurie. Elle est morte par les reins, d'intoxication chloroformique ; les uretères n'avaient pas été touchés, ni liés, et il n'y eut pas de péritonite, et, par conséquent, ce cas de mort n'est pas un échec de la voie suivie : la malade est morte de l'opération et non pas de la voie ; elle serait morte de la même façon si l'opération avait été faite par la voie vaginale.

Les dix-neuf autres malades ont guéri et dans des conditions très heureuses, c'est-à-dire sans autre incident que ceux que l'on peut voir à la suite de toute laparotomie qui se termine heureusement. Ces malades ont guéri sans une désunion, sans un suintement, et sans que j'aie jamais été obligé de faire une opération itérative pour une de ces fistules.

Peut-être l'avenir nous réservera-t-il chez quelques-unes de ces malades quelques éliminations de fils et des calculs secondaires ! C'est possible.

J'ai, en effet, en ce moment, dans mes salles, une femme à laquelle j'ai fait cette opération l'année dernière et qui, à plusieurs reprises, a rendu des calculs et présente encore aujourd'hui un calcul assez volumineux qui est, sans l'ombre d'un doute, développé autour d'un fil de soie. Je me propose de lui enlever d'abord ce calcul par la lithotritie et ensuite je rechercherai s'il n'y a pas quelques fils visibles au cystoscope dans la vessie : je les enlèverai alors avec des ciseaux endoscopiques. Ce n'est pas la première fois, d'ailleurs, que je procède à cette extraction par cette voie ; il est facile de repérer les fils à la surface interne de la vessie, de sectionner l'anse qui se montre et de les extraire avec assez de facilité.

Pour éviter cette élimination de fils de soie par l'intérieur de la cavité vésicale, j'ai remplacé pour mes dernières opérations les fils de soie par du catgut chromé. Cette substitution à laquelle je ne vois pas d'inconvénient immédiat me mettra désormais à l'abri du désagrément tenant à l'élimination des fils à l'extérieur.

III

Malheureusement, les *indications* de cette opération sont assez rares, et, pour ma part, je le regrette. On ne peut faire par cette voie que les fistules qui sont relativement très hautes, c'est-à-dire qui siègent au-dessus d'une ligne inter-urétérale. Or, les fistules qui sont si hautes seront, exceptionnellement, des fistules obstétricales et presque toujours des fistules opératoires.

Pour les fistules obstétricales, il est rare, en effet, qu'elles siègent aussi haut et qu'elles correspondent au fond du vagin ; en général elles sont plus basses, siègent au voisinage du col vésical et sont relativement et facilement accessibles par la voie vaginale ou par la voie vésicale. Pour ces fistules, ces deux voies resteront les voies normales d'accès ; mais, pour les fistules hautes, correspondant au fond du vagin, je pense que la voie nouvelle que je préconise sera de nature à rendre de grands services.

Mais c'est surtout pour les fistules vésico-vaginales

opératoires que je crois devoir revendiquer et réserver en quelque sorte cette voie, Sans doute, pour ces fistules, toutes les voies sont bonnes et ont donné des succès. Je ne récuse ni la voie vaginale pour les cas où elle pourra être pratiquée à l'aide de ces artifices que chaque chirurgien pourra imaginer, ni la voie vésico-hypogastrique ; mais l'inconvénient de toutes ces méthodes, c'est de ne jamais donner une parfaite sécurité.

Quelle que soit la satisfaction que vous éprouviez au sortir de cette opération, quelle que soit l'adresse que vous ayez déployée et la perfection, si je puis dire, de la technique opératoire utilisée, vous n'avez jamais la certitude de la guérison thérapeutique.

C'est là un point qui m'a beaucoup frappé, après une expérience longue de toutes les voies possibles de traitement de ces fistules. On a des séries très heureuses ; on croit avoir trouvé un procédé définitif et sûr, et quelques échecs successifs viennent vous montrer l'insécurité de ces moyens et l'incertitude de ces méthodes. Et voilà pourquoi je me suis adressé et je continuerai à m'adresser à une voie dont la condition même est de vous donner, au prix de quelques dangers immédiats, la certitude d'un résultat thérapeutique ; cette certitude est basée sur la largeur du décollement, sur la perfection des sutures et sur l'utilisation du péritoine pour protéger la vessie contre toute communication anormale. Pendant la période où j'exécutai les vingt opérations dont j'ai parlé tout à l'heure, j'ai opéré un très grand nombre de fistules vésico-vaginales par d'autres moyens, et j'ai été très, très loin, d'avoir obtenu les mêmes résultats qu'avec la voie transpéritonéo-vésicale.

Et, par conséquent, je reste et resterai fidèle, jusqu'à plus ample informé, à cette voie nouvelle, plus sûre en ses résultats, pour le traitement de toutes ces fistules opératoires qui, par leur situation et leur largeur, sont de nature à présenter des difficultés plus grandes à l'application de n'importe quelle autre voie.

SUITES OPÉRATOIRES

XXIII

LES FISTULES INTESTINALES LOMBAIRES

Messieurs,

J'ai eu l'occasion de traiter avant et pendant la guerre un certain nombre de fistules intestinales de la région lombaire ; toutes étaient la conséquence d'une maladie du rein ou d'une opération sur cet organe.

Je crois le moment favorable pour rapporter et commenter devant vous ces différentes observations, et je les classerai en trois catégories suivant que la fistule a été : 1° traumatique ; 2° opératoire et 3° spontanée.

I

Il est des fistules qui sont directement liées aux *traumatismes* de guerre, sans qu'une opération ait été nécessaire pour les réaliser.

J'ai vu trois fois des fistules traumatiques de ce genre, et je vais vous en donner rapidement l'énumération.

L'une fut observée sur un général qui avait reçu dans le ventre une balle le 25 septembre 1915 à l'attaque de Champagne. La balle entra dans la fosse iliaque gauche et ressortit dans la région lombaire, après avoir traversé le côlon.

Une laparotomie, immédiatement pratiquée par mon chef de clinique, M. Papin, permit de débrider le trajet antérieur. On ne toucha pas à la plaie postérieure de l'intestin et, pendant trois mois, je vis les matières passer par la région lombaire ; la fistule guérit peu à peu et sans aucune opération.

Chez deux autres soldats, qui avaient reçu des balles en avant dans l'abdomen, il y eut également une fistule intestinale lombaire gauche au niveau de la plaie de sortie, mais sans aucune lésion des voies urinaires. Chez ces deux blessés, après avoir attendu longtemps et constaté que ces fistules larges ne présentaient aucune tendance à la guérison spontanée, j'ai fait également l'iléo-colostomie par implantation termino-latérale.

Chez l'un j'obtins la guérison complète, mais l'autre succomba de péritonite, dans les quelques jours qui suivirent l'opération.

II

Plus intéressantes pour nous sont les fistules *opératoires* et immédiatement consécutives à la néphrectomie ou à la néphrostomie.

Je les ai signalées en 1910, comme une des complications possibles de ces opérations (1).

Dans la même séance du Congrès d'Urologie, plusieurs auteurs ont, à la suite de ma communication, rapporté des observations similaires, comme Carlier, Rafin et Nicolich. La plupart de leurs malades avaient guéri spontanément en un temps variable après l'opération.

Je n'avais pas été aussi heureux que mes collègues dans l'observation que je rapportais et pour laquelle cependant j'avais demandé à l'expectation toutes les chances possibles de guérison.

Il s'agissait d'une malade qui, à la suite d'une néphrectomie pour pyonéphrose gauche tuberculeuse avait pré-

(1) F. Legueu. Fistules intestinales après la néphrectomie, *XVI*[e] *session de la Société française d'Urologie,* Paris, octobre 1910. *Procès-verbaux. Mémoires et discussions,* 1911, p. 357.

senté une fistule intestinale lombaire. Je l'avais guérie, par l'iléo-sigmoïdostomie par implantation latérale.

J'ai eu l'occasion, pendant la guerre, de voir un autre cas de fistule intestinale, lombaire, consécutive à la néphrectomie. C'est une observation très compliquée, car il est à remarquer que ces fistules ne se produisent que dans des conditions toutes spéciales et particulièrement difficiles.

Voici l'observation de ce blessé : je vais être obligé de raccourcir les détails, du moins pour la partie qui n'a pas été suivie par moi-même.

C'est un blessé de guerre qui, entré dans nos salles au mois de novembre 1917, avait été blessé quelques mois auparavant ; il avait reçu un éclat d'obus dans le flanc gauche, qui avait traversé la peau, la loge rénale à sa partie externe et produit trois perforations intestinales.

Il fut opéré immédiatement par mon collègue Nogués à l'ambulance 11-18 ; on lui fit une laparotomie, on sutura trois perforations intestinales, et ce n'est que le lendemain que l'on s'est aperçu que les urines coulaient par la plaie du flanc gauche .

Le 27 octobre 1917 on lui faisait une deuxième intervention parce qu'il avait un abcès de la loge rénale gauche ; on lui fit un débridement à l'ambulance de Buzancy 1-38 et on constata une section de l'uretère gauche au niveau du pôle inférieur du rein. On tâcha de faire une suture des deux bouts de l'uretère sans y arriver : les deux bouts se déchiraient quand on serrait les fils.

Le 3 novembre 1919, le malade arrive à Necker, avec une plaie lombaire gauche et une fistule urinaire au même niveau ; la plaie est la résultante en partie du traumatisme et en partie de l'opération récente.

Dans le fond de la plaie on voit au-dessous de la saillie appréciable du rein l'orifice urétéral (bout supérieur) par lequel s'échappe la totalité des urines du rein correspondant. Au bout de quelques jours j'essayais de faire par en bas le cathétérisme de l'uretère afin de me constituer, pour la prochaine opération, un point de repère pour la découverte du bout inférieur de l'uretère.

Mais l'orifice urétéral était punctiforme dans la vessie, et il était impossible d'y enfoncer une sonde, même une sonde bougie.

L'opération devait être pratiquée sans cathétérisme préalable.

Mais, la veille, le malade présenta une hémorrhagie intestinale qui le fatigua beaucoup et rendit l'opération impossible au jour fixé.

Dans les jours suivants, l'écoulement de l'urine par la plaie cessa complètement et, comme je ne pouvais pas penser qu'il y eût un retour spontané de la perméabilité de l'uretère, il fallait bien admettre que le bout supérieur du conduit, lui-même, s'était oblitéré, ou du moins s'était sensiblement rétréci.

Je me décidai donc à pratiquer l'opération.

Sous chloroforme je fis, du pubis jusqu'au bord inférieur de la plaie traumatique, une incision, comme pour la découverte de l'uretère pelvien.

Au milieu de tissus particulièrement infiltrés et durs, au niveau desquels il est difficile de reconnaître les différentes couches, je découvre cependant, quoique difficilement, les deux bouts de l'uretère et en pratique la suture bout à bout à l'aide de quatre points séparés de soie fine et fermai la plaie à peu près complètement.

Mais, dans les jours suivants, il y eut désunion ; les urines passèrent complètement par la plaie lombaire : la suture avait échoué.

C'est alors que je me décidai à faire la néphrectomie.

Elle fut faite le 9 janvier 1918, sous l'éther, au milieu de grosses adhérences consécutives aux trois opérations antérieures ; avant même d'arriver au rein le côlon est déchiré en une brèche assez étendue que je dois d'abord suturer par deux plans de suture à la soie ; j'enlève ensuite le rein et termine l'opération aussi rapidement que possible.

Quoique le malade fût constipé, vers le 12 janvier, des manières fécales commencèrent à passer par la plaie lombaire ; mais à partir du 28 janvier toutes les matières intestinales passèrent par la plaie. Dans ces conditions il n'y avait qu'à attendre pour faire plus tard sur ce malade, dans de meilleures conditions, l'opération nécessaire.

J'envoyai ce malade à l'hôpital 48 et, beaucoup plus tard, comme la fistule se maintenait dans les mêmes conditions, je fis à cet homme, le 17 juin 1918, une laparotomie et une entéro-anastomose par iléo-sigmoïdostomie latéro-latérale.

Pour éviter que les matières ne refluent de mon anastomose vers la fistule, je fis à la soie une ligature du côlon, entre l'anse sigmoïde et la fistule. Pour empêcher que les matières de l'intestin grêle ne viennent à passer par le cœcum, je fis également une ligature sur l'intestin grêle, entre l'anse sigmoïde et le cœcum.

Malgré ces précautions, la fistule ne s'est pas fermée immédiatement. Les matières passent par le rectum, mais il en passe aussi une certaine quantité par la fistule, malgré la double ligature faite au-dessus et au-dessous de l'anastomose : la perméabilité intestinale s'est rétablie entre mon anastomose et la fistule lombaire.

Actuellement, fin décembre 1918, la fistule s'est cependant rétrécie à des proportions extrêmement minimes et j'ai tout lieu de croire qu'elle sera, dans un avenir prochain, fermée et sans nouvelle opération.

III

Il est enfin des fistules *spontanées* : elles se développent dans la région lombaire, à la suite et comme conséquence très éloignée d'une opération faite sur le rein pour tuberculose ou pour pyonéphrose simple et plutôt sous l'influence de l'inflammation ulcéreuse que de l'opération elle-même.

Sur un malade qui est mort il y a quelques jours dans notre clinique, nous avons pu suivre jusqu'à l'autopsie l'évolution rapide d'une *fistule duodénale*, survenue tardivement plusieurs mois après une néphrectomie pour tuberculose.

Voici à grands traits l'observation de cet homme ; il s'agit d'un malade qui entrait au mois d'octobre 1917 dans notre salle Velpeau pour des troubles vésicaux qu'il fut bientôt facile de rattacher à l'existence d'une tuberculose rénale primitive droite.

Depuis longtemps ce malade souffrait du côté droit ; il avait été soigné dans différents hôpitaux pour du lumbago et il était venu en 1915 en notre service avec un phlegmon périnéphrétique du côté droit qui fut opéré le 6 novembre par l'incision lombaire.

La suppuration continua pendant toute une année et en 1916 le malade se présenta à nouveau à notre attention, avec une fistule persistante. Le cathétérisme de l'uretère était impossible, la vessie étant trop altérée et les orifices urétéraux invisibles.

Je fis faire la constante qui donna le résultat suivant :

Az.	0,55
K .	0,091

Dans ces conditions la néphrectomie secondaire était possible : elle fut tentée le 10 janvier 1917.

Je fis la néphrectomie sous-capsulaire d'un rein enveloppé d'une périnéphrite intense : l'opération fut quelque peu difficile et, comme je fais en général dans ces cas-là, pour ne pas laisser de pince à demeure sur un pédicule énorme, je fis la ligature en masse du pédicule avec un gros fil de soie.

Les suites opératoires furent favorables et le malade put quitter le service le 14 mars 1917 en bon état, naturellement avec un drain et une fistule.

Dans le courant de l'année, vers le mois de juillet, il vit un peu de liquide jaune passer par la fistule, en même temps la suppuration augmentait. Ce n'est qu'au mois de décembre que l'on attira mon attention sur cette complication nouvelle, et je reconnus tout de suite à la couleur du liquide qui s'échappait et à l'irritation du pourtour de la plaie qu'il s'agissait bien réellement d'une fistule intestinale.

Je demandai au malade de rentrer dans mon service

pour prendre une détermination à son sujet, et voici ce que j'ai reconnu :

D'abord, j'ai appris que le fil de soie de la ligature du pédicule avait été éliminé dans le courant de l'année, longtemps après l'opération et longtemps avant l'apparition de la fistule. Il n'y a donc pas une relation directe entre la chute de la ligature et la fistule ; la fistule devait résulter bien plus de l'ulcération de l'intestin par la tuberculose de la loge périrénale que de la ligature d'une portion d'intestin par la ligature en masse.

Une grande quantité de liquide jaune s'échappait par la plaie chaque jour, et comme les matières intestinales étaient franchement décolorées, il y avait des raisons de se demander s'il ne s'agissait pas d'une fistule biliaire. Le malade avait une température élevée, oscillant entre 38 et 39°, et il maigrissait d'une façon très sensible, pour ainsi dire, de jour en jour.

L'examen chimique du liquide de la fistule donnait les réactions de la bile ; mais il me semblait cependant difficile de croire à l'existence d'une fistule purement biliaire, et je pensai qu'il s'agissait plutôt d'une fistule portant sur le duodénum.

Je me proposais de pratiquer une intervention sur ce malade, mais le voyant maigrir de jour en jour, je dus surseoir à une opération qu'il me paraissait incapable de supporter. Et le malade succomba le 9 février 1918.

A l'autopsie, la face postérieure de la deuxième portion du duodénum montrait un peu au-dessus de l'angle inférieur de cette portion, une perte de substance intestinale des dimensions d'une pièce de 50 centimes et mettant en communication la cavité du duodénum avec la région périrénale.

C'était donc bien une fistule duodénale post-opératoire qui s'était produite spontanément et longtemps après l'opération. Le fil à ligature du pédicule a-t-il été pour quelque chose dans sa production ? Ce fil n'a-t-il pas porté sur le duodénum ? Ce serait à la rigueur possible ; mais vous observerez cependant que la fistule s'est produite très tard, plusieurs mois après l'opération. Si elle avait été en rapport avec la ligature, elle se serait montrée plus tôt, non pas, sans doute au moment où le fil a été éliminé, mais au moment où le fil a été détaché c'est-à-dire longtemps avant le moment où on l'a vu sortir à l'extérieur. En outre, la fistule siégeait sur la face postérieure du duodénum, et si elle avait résulté d'une ligature, elle aurait siégé plutôt sur le bord externe de l'intestin.

Je n'ai pas eu le temps d'intervenir, la fistule était trop haute : une partie de la bile passait à l'extérieur ; il en est résulté un amaigrissement et une cachexie aiguë. Mais si le malade avait été en meilleur état, j'aurais essayé de suturer la fistule non sans me heurter à de grosses difficultés.

Ainsi, par la voie postérieure, j'aurais eu beaucoup de peine à atteindre à travers les tissus enflammés et infectés de la fistule la brèche intestinale elle-même.

C'est donc par la voie antérieure que j'aurais passé et, ayant reconnu le duodénum, je l'aurais abordé par son bord externe, comme si j'avais voulu faire un décollement pancréatico-duodénal et j'aurais fait une suture sur la brèche du duodénum.

Plus récemment, j'ai vu un autre cas plus intéressant ; il s'agit d'une fistule intestinale lombaire, succédant tardivement à une néphrectomie ; mais cette fistule provenait de l'intestin grêle, et à ce point de vue elle est véritablement intéressante et nouvelle. La voici :

Le 13 avril 1918, entrait à la Clinique de Necker une malade de 21 ans, qui avait une pyonéphrose à gauche. L'affection actuelle avait débuté, huit mois et demi avant. Elle avait à ce moment-là une grossesse de trois mois et demi et commençait à souffrir du rein gauche et à présenter de la fièvre, une fièvre assez élevée, jusqu'à 39°, et une pollakiurie de toutes les heures la nuit.

On lui mit de la glace sur le ventre ; elle resta au repos au lit et, au bout d'un certain temps, tout rentra dans l'ordre. Cependant, les urines restèrent troubles, mais la pollakiurie disparut.

Elle est accouchée à terme d'un enfant vivant, mais,

depuis lors elle ne s'est jamais remontée ; elle présentait toujours des urines troubles avec dépôt, une température allant de 38° à 39°, et on trouvait dans la région rénale gauche une grosse masse, ronde, mobile, un peu sensible, qui dépasse la ligne médiane et descend au-dessous des fausses côtes, presque jusque dans la fosse iliaque.

La radiographie présente une ombre dans la région rénale gauche, ombre qui coïncide avec la tuméfaction et qui fait penser à un calcul.

Le 26 mars 1918, l'azotémie donne 0,35 ; la K. 0,080. Albumine : traces.

La cystoscopie, faite à ce moment, montra une vessie saine, les deux orifices urétéraux égaux.

Le cathétérisme du côté droit est possible jusqu'en haut, avec une sonde 14. Du côté gauche la sonde s'arrête à 10 cent., et il est impossible de la faire avancer davantage. Le rein droit donne un bon fonctionnement, avec un débit, dans les deux heures, de 1 gr. 3.

La malade est très maigre, très fatiguée et il est impossible de lui faire d'emblée une néphrectomie.

Le 3 mai, sous le chloroforme je pratique une néphrostomie. Je retire avec l'aspirateur électrique un litre de pus très fétide, et je mets deux gros drains dans le rein.

Le 11 mai, on enlève un de ces drains, on laisse l'autre. Les fils sont enlevés le 13.

Le malade quitte l'hôpital le 23 mai en bon état, avec un état général remonté.

Elle entre de nouveau à Necker en septembre 1918 pour subir la néphrectomie secondaire ; mais à ce moment nous remarquons qu'il y a dans sa plaie de néphrostomie des matières fécales qui s'écoulent en assez grande abondance et obligent à refaire un pansement trois fois par jour et même la nuit.

A ce moment la constante donne les résultats suivants :

Az. 0,42
K 0,087

En présence de cette fistule intestinale, je n'ose pratiquer la néphrectomie et la remets à plus tard.

Quelques mois plus tard, en effet, la malade revient à l'hôpital, toujours en bon état, vers la fin de janvier 1920 ; elle conserve toujours une petite fistulette stercorale qui donne un peu d'écoulement dans la journée, surtout quand il y a de la diarrhée et quelques gaz, mais il ne semble pas que cette fistule soit de nature maintenant à empêcher la néphrectomie secondaire.

Le 25 février 1920, l'opération est pratiquée sous le chloroforme : incision de la plaie de néphrostomie et extraction d'un rein petit, très atrophié, par décortication sous-capsulaire.

Le rein paraît scléreux et très anciennement suppuré.

Au cours de l'opération j'aperçois une petite perforation du diamètre d'une tête d'épingle dans la coque de néphrectomie sous-capsulaire, et par là, quelques gaz et matières s'échappent et montrent bien le siège de la fistule intestinale. Comme je l'ai sous les yeux et qu'elle est facilement accessible, j'y mets un point de soie fine qui l'oblitère complètement.

Les suites de l'opération furent d'abord favorables. La plaie est parfaite : il n'y a ni gaz, ni matières, mais, le cinquième jour, les matières fécales passent à nouveau par la plaie en très petite abondance.

Le 4 mars, la malade est prise de vomissements verdâtres ; le ventre est ballonné : elle n'a plus de gaz.

Les jours suivants les vomissements se répètent brunâtres, mais non fécaloïdes. Quelques gaz passent par l'anus. L'état général s'aggrave. Les yeux s'excavent. Le pouls est à 110. Il semble que la malade fasse de l'occlusion intestinale post-opératoire chronique. Le météorisme s'accentue ; devant la persistance des vomissements, je me décide à faire un anus contre nature.

L'opération est pratiquée le 11 mars à l'anesthésie locale, car la malade est très faible ; mais le cœcum n'est pas dilaté et j'ai l'impression, devant le ballonnement du ventre, que nous sommes en présence d'une tympanite urémique.

Sept jours après, la malade mourait. Voici son autopsie:

La partie moyenne de l'intestin grêle montre une anse

intestinale, dont le bord adhère à la région urétérale supérieure gauche (fig. 44).

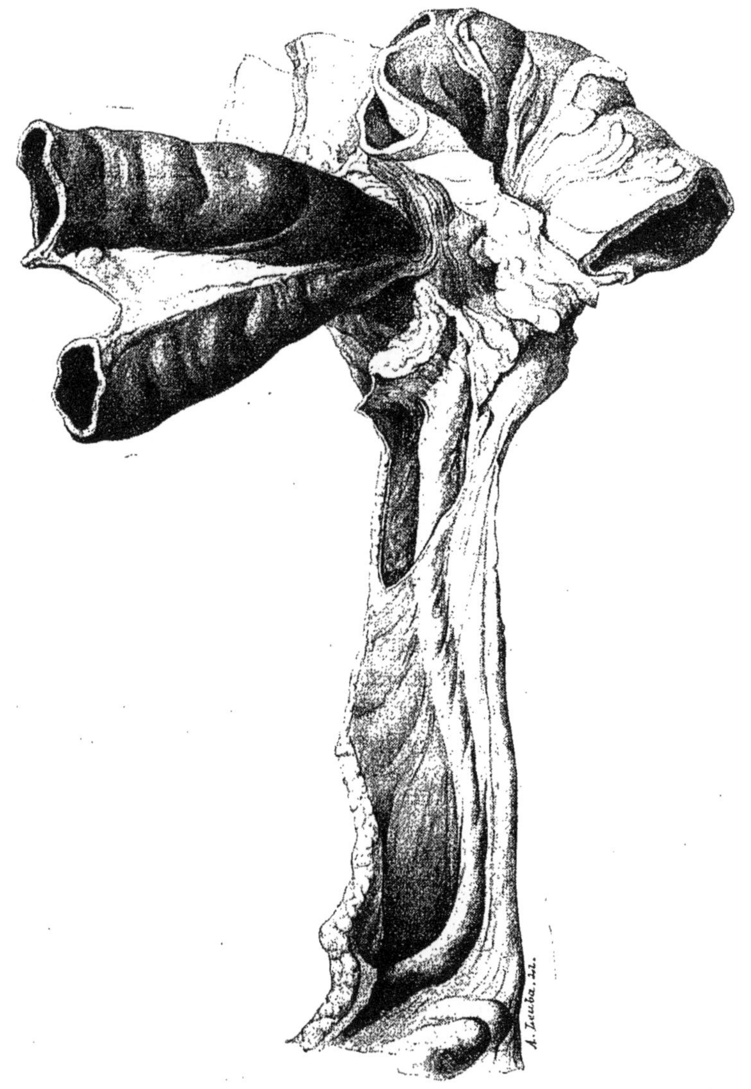

Fig. 44. — Fistule lombaire de l'intestin grêle après une néphrostomie et persistant après la néphrectomie. Le jéjunum fait un coude pour s'ouvrir dans la plaie lombaire en avant de l'angle du côlon, l'uretère se perd dans le tissu fibreux qui avoisine la fistule.

Entre l'attache du mésentère (l'attache verticale du

mésentère est très forte) et ses points adhérents, il s'est constitué un pont mésentérico-intestinal sous lequel passe, de haut en bas et s'étrangle, la moyenne partie de l'intestin grêle, sauf la région voisine du duodénum qui est extrêmement dilatée et pleine de liquide.

L'anus cœcal porte donc très en-dessous des régions oblitérées.

L'uretère gauche, un peu gros, a une extrémité supérieure qui va se terminer dans une région scléreuse, sous-jacente à l'adhérence intestinale signalée plus haut.

L'ouverture de l'anse intestinale et la dissection de la région scléreuse montre que, du sommet de l'anse intestinale part une petite fistule sinueuse qui aboutit à la région supérieure de l'uretère.

L'angle splénique du côlon qui adhère à la même région, un peu à gauche et en haut de l'anse intestinale, ne paraît présenter aucune fistule qui communique avec la région rénale.

En somme il s'agissait d'une fistule jéjuno ou iléo-lombaire et d'un étranglement large de la plus grande partie de l'intestin grêle, entre le mésentère, l'anse adhérente et la paroi postérieure de l'abdomen.

C'est là un fait rare : son originalité réside à la fois dans le point de départ de la fistule qui venait de l'iléon et aussi dans cette occlusion intestinale réalisée au-dessous de l'anse adhérente.

IV

Si le diagnostic exact de cette fistule avait été établi et si elle n'avait pas guéri par l'opération extérieure d'avivement que j'avais essayée au cours de la néphrectomie, elle aurait dû être traitée par la laparotomie, le décollement de l'anse et l'entérorraphie.

Pour les autres fistules lombaires, pour celles qui, surtout à gauche, sont la conséquence d'une brèche ou d'une ulcération du côlon, elles sont pour la plupart justiciables d'une intervention. L'expectation peut, il est vrai, les guérir ; mais quand elles sont larges, que la radioscopie bismuthée les montre amplement ouvertes dans le gros intestin, le mieux est de recourir de bonne heure à l'opération pour les guérir.

Il ne faut pas compter sur la suture directe de la fistule, et l'opération à laquelle on devra recourir en pareil cas sera l'iléo-colostomie par implantation termino-latérale. Mais cette opération ne détermine pas toujours la guérison immédiate : il y a presque toujours du reflux vers la fistule. Ce reflux diminuera peu à peu, comme je l'ai vu dans toutes mes opérations, et on arrivera avec un peu de patience à la guérison, sans avoir touché directement la fistule elle-même.

Peut-être serait-il cependant préférable de procéder autrement : de faire d'abord une colo-colostomie pour réunir les deux segments sus et sous-jacents à la fistule. Et si celle-ci ne s'oblitère pas, de faire ultérieurement la colectomie de la portion fistuleuse. Cette manière de procéder sera peut-être plus favorable pour obtenir rapidement la guérison de ces fistules, et je me propose d'y recourir à la première occasion.

XXIV

PATHOGÉNIE DES HÉMORRHAGIES RÉNALES POST-OPÉRATOIRES (1)

Messieurs,

Les chirurgiens ont parfois l'occasion de voir à la suite d'une opération rénale conservatrice, comme la néphrolithotomie, et plus rarement après la pyélotomie, des hémorrhagies graves qui nécessitent, quelquefois immédiatement, et d'autres fois dans les dix à douze jours qui suivent l'opération, la néphrectomie secondaire.

En général les choses se présentent de la façon suivante : Un calcul du rein a été extrait par la néphrolithotomie, l'hémorrhagie a été, comme toujours, abondante, mais elle est contenue par la compression du pédicule et elle s'arrête d'ordinaire, à la manière d'une pluie d'orage, lorsque la suture du rein a été faite et que l'adaptation des deux lèvres a été réalisée par la suture nécessaire.

Lorsque les suites sont favorables, l'hémorrhagie continue dans la journée, diminue le lendemain. Si le malade a été drainé, c'est par le tube que le sang sort, en même temps que les urines sont sanglantes et, s'il n'y a pas eu de drain dans le rein, le sang se mélange aux urines qui sont teintées fortement le premier jour, le sont beaucoup moins le deuxième et le troisième jour.

La complication de l'hémorrhagie secondaire se pré-

(1) *Journal d'Urologie*, juillet 1921.

sente sous deux formes d'inégale fréquence ; cette hémorrhagie est quelquefois *primitive ;* elle continue alors le premier jour, avec une grande abondance, l'hémorrhagie que l'on a vue au cours de l'opération ; mais c'est rare et en général, l'hémorrhagie secondaire à laquelle je fais allusion, ne se produit que plus tard à partir du troisième ou quatrième jour et souvent après une période intermittente pendant laquelle on a eu le temps de voir les urines presque claires et de considérer le malade comme sauvé.

L'hémorrhagie se reproduit donc : elle se fait par le drain et par les urines à la fois, et quand il n'y a pas de drain, c'est par la vessie exclusivement que se fait l'hémorrhagie. Je n'ai jamais eu à traiter d'hémorrhagie périrénale comme celles qui pourraient résulter de la blessure d'un vaisseau rétropyélique. Les hématuries post-opératoires sont toujours intra-rénales.

Les urines se teintent, des caillots apparaissent très rapidement ; ils vont emplir la vessie, rendre la miction impossible. Il faut, non seulement sonder le malade, mais faire l'aspiration des caillots avec la grosse sonde à lithotritie ; il faut faire cette aspiration deux fois par jour et quelquefois davantage. Le malade souffre énormément de la distension de sa vessie, il souffre également de son rein ; la fièvre augmente s'il en avait déjà, elle paraît s'il n'y en avait pas, et très rapidement une teinte pâle sur les téguments indique la profondeur et la gravité de l'hémorrhagie. Quelquefois, l'hémorrhagie est intermittente et cesse pendant un jour ou deux, puis elle recommence, puis cesse encore pour recommencer comme dans l'observation suivante :

Le 17 février 1921, un officier grec de 36 ans est opéré par moi : il présentait dans le rein droit un calcul de moyen volume ; c'est un sujet gras, assez adipeux qui a depuis quelque temps des hématuries et des douleurs. La radiographie a montré un calcul gros comme une amande.

Le calcul à la radiographie semblait être dans la partie supérieure du rein. Il est peu probable qu'une pyélotomie permette de faire l'extirpation. Sous le chloroforme le rein est mis à nu, découvert et exploré. Je ne trouve pas de calcul appréciable dans le sinus ; mais le malade est gros, le pédicule est court ; il est impossible de songer à obtenir le calcul par la pyélotomie ; c'est à la partie supérieure du rein que je fais l'incision, là où par la palpation extérieure je parviens à sentir le calcul. J'ai bien soin de faire l'incision non pas sur le bord externe du rein, mais sur le segment postérieur, incision petite de 3 cm. environ qui m'amène très facilement sur le calcul ; celui-ci siège ainsi dans les zones supérieures du bassinet : je l'extrais ; le saignement n'est pas très considérable, et je fais une suture avec trois points de catgut qui, sur un rein non décapsulé, amène facilement l'hémostase. Je laisse un drain dans le rein de façon à éviter l'infection et mets une petite mèche périphérique, de façon à maintenir l'hémostase dans la région périnéphrétique au cas où une hémorrhagie viendrait à se produire dans l'intervalle des fils.

L'opération avait été faite un jeudi ; le vendredi, l'hémorrhagie diminuait sensiblement, le samedi de même je pus enlever la mèche périphérique. Le lundi, il n'y a plus de sang dans les urines, il passe par le drain une urine à peine teintée. Le lendemain matin je puis enlever le drain en toute sécurité ; il tient un peu, et je suis obligé d'exercer une légère traction, mais aussitôt une hémorrhagie formidable se produit sous mes yeux : un jet puissant s'échappe par la toute petite plaie ; j'attends une minute, je fais un tamponnement de la plaie, j'attends que l'hémorrhagie soit arrêtée et laisse le tamponnement. Le lendemain, il semble que tout rentre dans l'ordre. Alors j'enlève le tamponnement mis dans la plaie ; tout se passe très bien, mais, le 24 février ,c'est-à-dire huit jours après l'opération, à 11 heures du matin, le malade se plaint de douleurs dans le côté et aussitôt les urines redeviennent sanglantes ; le malade a des envies d'uriner sans résultat, on doit faire l'aspiration avec la grosse sonde à lithotritie.

Les choses s'arrangent : le lendemain jeudi et le vendredi, il semble que l'hémorrhagie soit terminée ; il y a peu de fièvre pendant cette période ; l'état général reste encore très bon, les urines restent encore sanglantes les 26 et 28 février. Mais le 1er mars, une nouvelle hémorrhagie considérable se reproduit à 4 heures de l'après-midi : en quelques instants la vessie est distendue. Je ne résiste à l'intervention que parce que je sens que nous sommes déjà très loin de l'opération et je pense encore pouvoir éviter la néphrectomie. Mais le jeudi 3 mars, quinze jours après la néphrolithotomie, en présence d'une nouvelle recrudescence de l'hémorrhagie, je fais à 6 heures du soir la néphrectomie définitive : il n'y a pas de sang autour du rein ; il présente seulement à sa partie supérieure un infarctus par artère anormale, qui vient se confondre avec la plaie opératoire et la dépasse.

Le malade guérit et il n'y eut aucune conséquence ultérieure.

I

Des hémorrhagies de ce genre, tous les chirurgiens qui font des opérations rénales les ont observées avec une plus ou moins grande fréquence.

Perineau (1), dans son mémoire, a réuni trente-et-un cas qui se terminèrent deux fois par la mort et quatre fois par la néphrectomie.

Depuis, Makkas en rapporte dix cas de mort : trois fois la mort survint le huitième jour, deux fois le septième, une fois le neuvième et, dans quatre cas, le délai n'est pas mentionné.

Une statistique d'ensemble de ces hémorrhagies est très difficile, sinon impossible à établir ; mais ma statistique personnelle peut donner une idée approximative de la fréquence de ces accidents.

Pour moi seul, depuis dix ans, j'en trouve treize dans ma statistique : et dans ces treize cas, je ne compte que les hémorrhagies qui ont été assez graves pour nécessiter

(1) Perineau. A propos d'un cas d'hémorrhagie rénale grave après néphrectomie. — *Annales des Maladies des organes gén.-urin.*, 1909, t. II, p. 1632 et *ibid.*, 1910, t. I, p. 504.

la néphrectomie ; je passe donc toutes celles qui, plus légères, ont guéri spontanément.

De ces hémorrhagies, quelle est la pathogénie ? Quelle est la cause qui fait saigner le rein ? Dans quelle mesure cette cause est-elle dépendante de l'incision du rein ?

C'est ce point seulement que je veux essayer d'approfondir. Il semble d'après les opinions exprimées que la question reste encore aujourd'hui assez confuse.

Albarran, dans son Traité de médecine opératoire de 1909 (1) attribue exclusivement ces hémorrhagies post-opératoires à la mauvaise suture du rein. Il recommande, pour éviter ces hémorrhagies, de passer les points de suture qui traversent le parenchyme rénal, très profondément à la limite du tissu sectionné, et d'appliquer ainsi les deux valves rénales, l'une contre l'autre ; il conseille, avant de faire la néphrectomie secondaire de rouvrir le rein, d'enlever les caillots, de faire un bon drainage et de suturer à nouveau.

Thomson Walker, en 1914, dans son livre (2) signale aux dangers de la néphrotomie l'hémorrhagie, mais il semble n'envisager que les hémorrhagies qui font suite directement à l'opération et sans insister sur leur pathogénie. Il ne donne que des indications pratiques sur la nécessité de rouvrir la plaie dans la journée, de faire le tamponnement à la gaze, après une irrigation chaude à l'eau bouillie.

Rafin (3), dans ses remarques sur les hémorrhagies secondaires, après la néphrolithotomie, signale l'influence du drain, comme susceptible de provoquer la continuation de l'hémorrhagie et reproduit une observation d'hématurie secondaire répétée pour laquelle il fut obligé de pratiquer la néphrectomie ; il invoque, comme condition patho-

(1) Albarran. Médecine opératoire des voies urinaires, *Anatomie normale et Anatom. pathol. chir.*, Paris, Masson, 1909, p. 167.

(2) Thomson Walker. *Surgical diseases and injuries of the genito-urinary organs.* — Casell and company, London, 1914.

(3) Rafin. Calculs du rein et de l'uretère, Paris, Maloine, 1911, p. 118.

génique, l'infection pour expliquer ces hématuries tardives après la néphrectomie.

Dans une clinique faite en 1912 et publiée la même année, je posais la question de l'infarctus rénal comme cause des hématuries post-opératoires après une pyélotomie (1), et mes élèves, Papin et Morel, dans leur article sur *la Physiologie pathologique des opérations rénales*, inséré dans l'Encyclopédie d'Urologie, étudient longuement à propos de la néphrotomie cette question de l'infarctus rénal. Ils rapportent les expériences de Langemak, de Hermann, de Wildbolz, qui établissent dans une proportion variable la fréquence des infarctus à la suite de la néphrotomie, tout en faisant observer que les résultats expérimentaux, obtenus chez le chien et le lapin, ne sont pas toujours applicables à l'homme.

Quoiqu'il en soit, les observations de Frankel, de Kocher, de Langemak, de Korteweld, concernent des infarctus hématuriques à la suite de la néphrotomie. Marwedel, dix jours après une néphrotomie, dut, au contraire, lier une artère qui saignait.

Il semble donc que, à côté des cas dans lesquels il y avait un vaisseau sectionné on ait remarqué, dans d'autres cas, que les hémorrhagies de la néphrotomie étaient en rapport avec un infarctus, sans que pour cela la question soit très précise et très claire.

II

J'ai dû depuis dix années pratiquer seize néphrectomies secondaires à la suite d'une opération rénale conservatrice (néphrolithotomie, pyélotomie, on néphrostomie exploratrice) ; je laisse de côté quatre cas qui concernent des opérations faites pendant la guerre et dont les pièces ne furent pas examinées ou ne furent pas conservées avec le soin nécessaire à leur utilisation.

(1) F. Legueu. Les conséquences chirurgicales de la terminalité des artères du rein. *Cliniques de Necker*, 1917, Paris, Maloine. (Épuisé.)

Les 12 pièces restant concernent huit fois des reins de néphrolithotomie, quatre fois des reins de pyélotomie.

Elles ont toutes été minutieusement examinées au point de vue macroscopique et histologique et fournissent des données intéressantes sur le mécanisme et la pathogénie de ces hématuries post-opératoires.

1° Lorsqu'à la suite d'une néphrotomie, on voit se produire une hémorrhagie secondaire, abondante, la première cause à laquelle il faut penser et à laquelle la plupart des auteurs ont jusqu'alors pensé, c'est la *section d'un vaisseau important :* en effet, si la suture ne s'étend pas à toute l'étendue de la tranche sectionnée, un vaisseau peut rester béant et continuer à saigner, et c'est ainsi que quelques auteurs ont cru devoir, en présence d'une hémorrhagie consécutive à la néphrotomie, rouvrir la plaie et le rein, chercher le vaisseau pour le lier ou, du moins, faire un tamponnement hémostatique.

Cette hémorrhagie vraiment chirurgicale, par section vasculaire, suit immédiatement la néphrotomie, elle se produit avec continuité dans la journée ou le second jour. L'hémorrhagie immédiate, souvent si importante, continue alors jusqu'au moment où le rein sera enlevé, et il serait difficile de comprendre qu'une hémorrhagie due à cette cause puisse s'arrêter, quoique cela ne soit pas impossible, pour reprendre et présenter quelques intermittences pendant une dizaine de jours.

Mais l'examen des faits montre que cette cause est de beaucoup la plus rare. Sur douze cas, qui font la base de ma statistique personnelle, je ne trouve qu'un seul fait dans lequel, à la suite d'une néphrolithotomie, j'ai trouvé sur la pièce de néphrectomie secondaire un vaisseau important sectionné et dont la section donnait l'hémorrhagie (1). Dans ce cas, c'est dans la journée même que la continuation de l'hémorrhagie m'a forcé à faire, le soir

(1) Cette pièce correspond à la figure 363, p. 1000, de mon *Traité chirurgical d'Urologie*, 2e édition, Paris, Alcan, 1921.

même, la néphrectomie secondaire dont la malade a guéri.

2° Une cause beaucoup plus commune de ces hémorrhagies secondaires à la suite de la néphrotomie ou de la néphrolithotomie est constituée *par la production d'un infarctus au niveau du point où le rein a été incisé.*

Les expériences et les observations que nous avons faites avec Verliac ont montré que toute suture du rein avec le catgut déterminait, au niveau du point de passage des fils, une infiltration leucocytaire, une réaction inflammatoire, avec, dans l'intervalle, une anémie pouvant conduire jusqu'au sphacèle, surtout quand il y a infection. D'ailleurs, la disposition des artères dans le segment antérieur et postérieur du rein montre qu'il est nécessaire, pour ne pas avoir d'infarctus, de faire l'incision de la néphrolithotomie un peu en arrière du bord convexe, mais à quelle distance ? Ceci est difficile à préciser et, par conséquent, on a facilement au niveau de la zone de suture de la néphrotomie un infarctus causé en partie par la suture et en partie aussi par la section et, dans ma statistique de 15 cas, je trouve quatre fois cette pathogénie manifestement en cause : l'hémorrhagie secondaire était causée exclusivement par l'infarctus opératoire, il n'y avait pas d'autre cause que cela, et c'est bien l'infarctus lui-même qui était la raison des accidents qui conduisirent plus ou moins rapidement à la néphrectomie secondaire.

Il s'agissait trois fois de néphrotomie pour lithiase et une fois de néphrotomie exploratrice pour tuberculose.

3° Mais, Messieurs, un fait de la plus haute importance m'a frappé ; c'est que je n'ai pas vu ces hémorrhagies secondaires se produire seulement à la suite de la néphrotomie ; je les ai vues se produire aussi à la suite de la pyélotomie.

Il est donc impossible de chercher toujours, pour expliquer ces hémorrhagies, une influence traumatique portant, comme la section, directement sur le parenchyme rénal. Il faut trouver autre chose, et cette autre lésion mes observations la signalent: dans six cas sur douze, c'est bien un infarctus du rein qui faisait saigner, mais un infarctus indépendant du territoire opéré : il siégeait à la partie supérieure, par exemple, quand l'opération de la néphrolithotomie avait porté sur la partie inférieure (1), ou bien il portait sur l'un des pôles quand l'opération avait été une pyélotomie, et la cause de cet infarctus résidait dans la déchirure d'une artère anormale au cours de l'extériorisation du rein.

Je rappelle que les artères du rein sont terminales et correspondent à des territoires définis ; elles n'ont entre elles aucune anastomose et elles irriguent seules ce territoire sans recevoir de suppléance des régions adjacentes ; or, il est très commun que l'artère rénale soit suppléée par une ou plusieurs artères anormales, venant directement de l'aorte et allant se répartir dans l'un ou l'autre des pôles du rein, en général dans le pôle supérieur. Ces artères supplémentaires n'ont pas l'élasticité que présente l'artère rénale elle-même ; elles se déchirent donc tout de suite quand on extrait le rein de sa loge pour le sortir à l'extérieur; si elles sont volumineuses, il se produit immédiatement une hémorrhagie dans la plaie, on recherche le bout central de l'artère et on le lie; si elle est petite, on ne s'en aperçoit pas, car l'artère se rétracte et rien ne traduit à ce moment sa rupture.

Mais, dans un cas comme dans l'autre, l'artère étant terminale, le territoire correspondant, qu'elle est chargée d'irriguer, va se nécroser, et cette nécrose va se caractériser, dans les jours qui suivent, par des hémorrhagies vésicales considérables qui vont traduire pour l'œil exercé la lésion du parenchyme rénal et conduire à la néphrectomie secondaire.

J'ai vu, dans six cas sur douze observations, l'infarctus produit ainsi par une artère anormale. Sur ces six cas quatre fois l'infarctus par artère anormale accompagnait une pyélotomie. Deux fois il était la conséquence d'une

(1) Comme sur la pièce représentée à la page 1001, fig. 364, de mon *Traité chirurgical d'Urologie*, Paris, Alcan, 1921.

néphrolithotomie ; mais, dans ces deux cas, la topographie de l'infarctus à la partie supérieure du rein en un point éloigné de l'incision du rein établissait l'indépendance entre le foyer traumatique et l'infarctus. Par ailleurs, l'examen de la région opérée ne montrait pas d'infarctus.

Il y a donc là un facteur nouveau et important sur lequel l'attention des auteurs n'avait pas encore été attirée.

4° Messieurs, une dernière question se pose et particulièrement intéressante. Comment la nécrose d'une partie trés limitée du rein peut-elle produire des hémorrhagies aussi graves ? Toutes nos pièces ont été minutieusement observées et étudiées par Verliac, et voici ce qu'on voit : tous les vaisseaux qui entourent l'infarctus sont congestionnés, dilatés et probablement rompus, mais l'examen ne montre aucune brèche d'un vaisseau important, c'est donc en quelque sorte une hémorrhagie de petits vaisseaux, et ce n'est pas là un des côtés les moins curieux de ces hémorrhagies secondaires, si graves et si abondantes qu'elles peuvent compromettre l'existence alors qu'elles ne relèvent presque jamais de l'ouverture d'un vaisseau important.

Une de nos douze observations se distingue même des autres ; elle ne présentait aucun infarctus : le rein est atteint de lésions anciennes de sclérose insulaire ; c'est au pourtour de ces foyers que se localisent la congestion et la rupture des petits vaisseaux.

5° L'infarctus, quand il existe, donne-t-il toujours lieu à une hémorrhagie secondaire conduisant à la néphrectomie ?

Je suis convaincu du contraire. Je crois qu'à la suite de la néphrolithotomie l'infarctus est à peu près fatal, et cependant l'hémorrhagie grave ne se produit pas dans tous les cas. D'autres fois des infarctus par artère anormale se produisent sans déterminer une hémorrhagie secondaire. Dans un cas où j'opérai pour exploration rénale et où j'avais rompu une petite artère anormale, je vis sous mes yeux — je l'ai d'ailleurs montré à mes assistants — le pôle supérieur du rein se décolorer par ischémie et prendre la coloration blanche de la nécrose, et cependant, dans les jours suivants, il ne se produisit aucun incident, aucune réaction, aucune hémorrhagie. Il m'est arrivé à moi-même de sectionner une artère anormale, causant ou aggravant une hydronéphrose, et de déterminer ainsi de l'ischémie du pôle inférieur du rein, alors que la guérison, sans hémorrhagie, du malade m'a montré la réalité de l'évolution spontanée et silencieuse de quelques-uns de ces infarctus après l'extériorisation rénale.

Alors on arrive à se demander pourquoi et comment, dans certains cas, l'infarctus s'atrophie sans hémorrhagie et comment, dans d'autres cas, il fait des hémorrhagies si dramatiques : et c'est ici, vraisemblablement, que la question d'infection reprend sa place et joue son rôle. Il est vraisemblable que, sous l'influence de la néphrotomie d'un rein qui contient un calcul et est nécessairement infecté, même dans les cas où les choses se présentent le plus favorablement, l'infection sera le facteur qui va s'ajouter pour aggraver les conséquences d'un infarctus et fait que l'un va causer une hémorrhagie et mettre le malade en danger si nous n'intervenons pas, alors que, dans d'autres cas, l'absence de toute infection doit permettre au malade de rentrer dans l'ordre et en silence.

XXV

DE L'AVENIR DES RÉPARATIONS URÉTÉRALES

Messieurs,

Je veux aujourd'hui vous parler de l'avenir des réparations urétérales. Le terme est très vague ; la question reste très ample, et c'est intentionnellement que j'ai choisi un sujet très vaste pour l'envisager de très haut et le dégager du point de vue technique sous lequel jusqu'ici on l'a presque toujours envisagé. En fait, c'est surtout une question de résultats éloignés, et c'est ce que je vais essayer de démontrer.

Une discussion vient de renaître à la *Société de Chirurgie* (janvier 1920) à propos d'un rapport de Marion sur une observation de Chifoliau. La question revient, en effet, sur le tapis tous les 7 ou 8 ans, et les considérations qui s'en dégagent actuellement sont les mêmes qu'en 1907.

Je voudrais essayer de vous démontrer que, derrière les procédés multiples de l'anastomose, il y a presque toujours une atrophie du rein en voie de réalisation et que cette atrophie est moins la conséquence de la technique suivie que des *lésions antérieures dont le rein était le siège.*

I

Les occasions de pratiquer ces réparations urétérales sont nombreuses et variées.

Une première occasion se présente avec les *résections partielles de la vessie.* Voici, par exemple, une tumeur implantée sur le méat urétéral ; vous pouvez le libérer par l'intérieur de la vessie à l'aide d'une incision circulaire, enlever la tumeur et réimplanter l'uretère soit à la même place, soit à la partie supérieure de la vessie.

De même, au cours de l'hystérectomie vaginale, l'uretère a pu être sectionné partiellement, ou plutôt pincé ; il en résulte une fistule urétéro-vaginale : celle-ci va nécessiter au bout d'un certain temps une réparation urétérale, si on préfère ne pas recourir d'emblée à la néphrectomie.

Au cours de l'hystérectomie abdominale, l'uretère dévié par le fibrome, peut encore être pris pour une adhérence et sectionné, et c'est lorsqu'il a été sectionné qu'on reconnaît sa faute : là encore le problème de la réparation se pose.

Enfin, les plaies de guerre, elles-mêmes, nous ont encore donné quelques occasions de faire la suture de l'uretère. Ainsi, mon ami Noguès a eu une fois l'occasion de faire cette suture sans succès sur un grand blessé : sur ce même blessé, j'ai dû moi-même tenter à nouveau cette suture qui n'a pas réussi davantage, et je fus obligé, en fin de compte, de faire une néphrectomie. Les plaies de guerre sont trop mutilantes, quand elles atteignent l'uretère, pour que la suture soit possible, ou du moins pour que celle-ci réussisse, et ainsi, pendant la guerre, la question des réparations urétérales s'est très peu posée : c'est surtout une chirurgie de paix.

En somme, opération vésicale, opération vaginale, opération abdominale : voilà les trois cas pour lesquels on est exposé à sectionner l'uretère, et, par conséquent, à faire la réparation du conduit lésé.

II

Mais, comment procéder à cette réparation ?

Il y a trois manières, suivant qu'on fait l'implantation de l'uretère *dans l'intestin, dans la vessie,* ou qu'on établit un *abouchement urétéro-urétéral.*

Par ailleurs, quel que soit l'organe choisi pour l'implantation, il y a plusieurs manières de faire les sutures.

Pour *l'intestin*, pour la *vessie*, il y a la suture termino-terminale, la suture par retournement à la manière de Pozzi, la suture par étalement à la manière de Payne.

Je donne la préférence à la suture la plus simple : c'est la suture terminale par adaptation circulaire à deux plans.

Pour la vessie, la suture directe est également très bonne : j'y recours volontiers.

Pour l'uretère lui-même, nous n'avons que la suture termino-terminale. Mais, pour cette suture, plusieurs procédés sont utilisés.

Nous avons d'abord la suture directe, bout à bout, toujours assez difficile sur un uretère qui n'est pas augmenté de volume, ni dilaté.

Aussi bien a-t-on proposé de faire la suture sur une sonde urétérale, introduite dans les deux bouts de l'uretère. Sa présence va faciliter singulièremnt la suture et, au-delà, on la fera ressortir par une fente longitudinale faite à l'uretère. Gouverneur a eu recours à cette technique dans un cas que j'ai rapporté à la *Société de Chirurgie* en 1918.

D'autres, pour éviter les rétrécissements au niveau de l'abouchement, font l'invagination du bout supérieur dans l'inférieur. Pozzi et Proust ont décrit des procédés de ce genre, assez compliqués, mais très ingénieux. Ils sont d'une application délicate sur le vivant, et j'aime mieux ne pas insister, outre mesure, sur cette question de pure technique chirurgicale.

III

Voici, Messieurs, les différents procédés employés jusqu'ici pour les réparations de l'uretère. J'ai passé un peu rapidement sur chacun d'eux, sans grands détails, car je ne crois pas qu'ils aient une grande influence sur les résultats opératoires. Le procédé le meilleur sera pour moi le plus simple.

Voyons, maintenant, le bilan de ces opérations.

Je prends d'abord les *sutures de l'uretère à l'uretère*. Vous croyez que ces procédés si séduisants que l'on voit décrits dans la littérature sont consacrés par des faits bien établis : il n'en est rien. On trouve, partout, des opérations : on ne trouve presque jamais de résultats éloignés. La discussion de 1920 de la *Société de Chirurgie* en a fait sortir quelques-uns ; ils restent très rares. Ainsi, je ne trouve que *cinq résultats éloignés de sutures de l'uretère à l'uretère.*

Voici une malade à qui Chiffoliau a fait il y a longtemps une suture de l'uretère. Sept ans après, la malade a été revue en bon état, mais son uretère n'a pas été cathétérisé ; son rein peut donc être complètement perdu et atrophié, et cette observation n'a pas de valeur.

Une deuxième opération du même auteur concerne une suture bout à bout d'un uretère dilaté, du volume du pouce ; elle est relatée dans le rapport de Marion à la *Société de Chirurgie*, (janvier 1920). Or, remarquez que la suture d'un uretère dilaté est plus facile, elle peut être plus correctement exécutée. Je serais cependant bien étonné si elle donnait dans ce cas des résultats éloignés favorables : actuellement, il ne peut en être question puisque l'opération est toute récente et que, d'ailleurs, il y a eu déjà un rétrécissement urétéral que M. Chevassu est en train de dilater difficilement. Or, nous savons tous ce que valent, à date éloignée, ces dilatations pour rétrécissement ; elles n'empêchent jamais la dilatation de l'uretère au-dessus, ni l'hydronéphrose, ni l'atrophie.

Voici une troisième observation ; elle est de mon collègue Michon ; il s'agit encore d'une suture bout à bout d'un uretère sectionné au cours d'une laparotomie. Quelques jours après il se produit une fistule urétéro-vaginale. Le résultat est donc nul, et la néphrectomie est immédiatement nécessaire.

Mon interne, M. Gouverneur, mobilisé à une certaine période de la guerre à l'hôpital de Nancy, fit un jour l'ablation d'une grosse tumeur abdominale. Au cours de l'opération, l'uretère droit est sectionné. Gouverneur fit une suture bout à bout sur un conducteur et m'envoya cette observation. Je la rapportais moi-même à la *Société de Chirurgie* quelque temps après. Tout s'annonçait dans des conditions favorables ; mais la malade est perdue de vue. A distance, des accidents se produisent; un nouveau chirurgien est appelé, c'est mon collègue, le professeur Duval.

Voici la note qu'il nous remet : « La malade a été revue par moi en 1918, et l'observation de M. Gouverneur datait de 1917. On lui trouve un rétrécissement infranchissable de l'uretère, avec une dilatation considérable au-dessus. Je fis un abouchement de l'uretère à la vessie, mais je reconnais que la néphrectomie seule mettra fin à ces accidents. »

Ainsi donc, je n'ai pas, je ne trouve pas une seule observation de suture de l'uretère à l'uretère qui me donne complète satisfaction. Quand on cherche des faits précis et nets, quand on ne se contente pas d'à peu près, c'est-à-dire de résultats cliniques, on ne trouve pas un seul fait de suture urétéro-urétérale qui donne un résultat vérifié par le cathétérisme.

Voyons maintenant les *urétéro-néostomies*. De ce côté les résultats sont peut-être moins mauvais.

Voilà, par exemple, un très bon résultat : c'est une malade dont mon ami Brin (d'Angers) donnait récemment l'histoire à la *Société de Chirurgie* (janvier 1920). Il s'agit d'une urétérocystonéostomie faite il y a 17 ans. M. Brin vient de revoir sa malade ; il a fait le cathétérisme double : un côté donne 15 gr. de concentration, alors que l'autre donne 12 gr. C'est un très beau résultat : le rein opéré fonctionne très bien, presqu'aussi bien que celui du côté opposé.

Voici un autre fait, également assez favorable. Il est de M. Lenormant : cinq mois après l'opération, le cathétérisme est fait, et le rein opéré a une concentration qui n'est que de un tiers inférieur au rein opposé ; la constante est de 0,098, l'atrophie commence donc déjà ; elle n'est pas encore très accentuée.

Voici une autre observation : elle appartient à Ricard et a trait à une malade opérée en 1904. En 1905, le rein ne donnait déjà rien à la séparation ; mais en 1907 on essaye de faire le cathétérisme : on ne peut pas y arriver ; on ne sent pas le rein augmenté de volume ; on pense qu'il fonctionne bien. Cela ne veut rien dire, et, très probablement, ce rein est en voie de perdition.

Une autre observation de Ricard n'est pas plus heureuse : implantation de l'uretère dans la vessie. Six mois après, le rein ne donne que 6 gr. d'urée comme concentration contre 16 de l'autre côté. Ce rein est encore à peu près perdu : il est en voie d'atrophie.

Voici encore une observation de mon ami Routier ; elle est particulièrement intéressante. Il s'agit d'une femme à laquelle Routier fit, pour une fistule urétéro-vaginale, une implantation de l'uretère dans la vessie. La malade se remet et présente ultérieurement les apparences de la plus brillante santé. Sur ces entrefaites elle devient enceinte et on doit lui faire l'opération césarienne ; mais elle meurt de cette opération. On fait l'autopsie : le rein du côté opposé est complètement atrophié, il est réduit à la grosseur d'une noix. Le rein était donc, encore une fois, mort en silence ; il ne fonctionne plus, alors que tout le monde croyait que la fonction était parfaite.

Voici une observation personnelle et qui n'est pas plus heureuse.

Au mois de juillet 1913, je faisais à un vieillard de 70 ans une taille pour un cancer vésical.

La tumeur était implantée sur l'orifice urétéral droit ; j'excisai la tumeur, avec toute la zone urétérale correspondante; et fus obligé de réimplanter l'uretère dans la partie supérieure de la vessie. L'opération fut un peu longue, mais correcte ; le malade se remit. Je n'avais aucune confiance sur le résultat fonctionnel de la néostomie urétérale ; cependant, à ma grande surprise, je ne vis pas persister de fistule urinaire. Je ne trouvais pas le rein augmenté de volume, ni douloureux. Dans la semaine suivante, le malade partit et je ne le revis qu'un an après :

le rein droit était augmenté de volume ; le malade souffrait de crises douloureuses de ce côté ; son entourage entrevoyait la perspective d'une opération. Le malade revient à ma maison de santé, avec un rein gros et douloureux, un peu de fièvre, bref tous les signes d'une distension rénale uro-purulente. Mais, bientôt, la température s'abaisse, une détente se produisit, et le malade, pressé par les événements de la guerre, quittait Paris. Je ne le revis que six mois après ; il me dit qu'il allait très bien et ne souffrait plus. Je n'ai pu l'examiner, mais croyez-vous vraiment que ce rein a repris un fonctionnement suffisant ? Non, ce rein est mort à peu près comme les autres ; il est mort en silence après une crise violente, et voilà encore un résultat défavorable, au point de vue fonctionnel, d'une néocystostomie.

Voici encore un autre résultat plus complet et qui est encore plus intéressant.

Chez une malade qui présentait un cancer de la vessie, je dus encore réséquer toute la zone urétérale et implanter l'uretère à la partie supérieure de la vessie ; cette malade vécut quatre ans en très bon état et vint, au-delà, mourir dans mon service, de généralisation. Nous avons fait l'autopsie : en voici le résultat.

A la partie supérieure de la vessie et à droite, nous retrouvons la trace de l'implantation que je lui ai faite. L'orifice urétéral est parfaitement perméable, mais le rein est complètement atrophié et réduit à une coque sans valeur fonctionnelle.

Ainsi, voilà, Messieurs, un certain nombre de cas qui montrent les inconvénients de l'urétérocystonéostomie. Pour quelques résultats qui sont bons, il y en a un bien plus grand nombre qui sont mauvais.

Passons maintenant aux *implantations de l'uretère dans le rectum.* A priori on serait tenté de croire que c'est là qu'on trouvera les résultats les plus mauvais, Tout au contraire, les résultats ne sont pas plus défectueux que ceux de l'implantation dans la vessie.

Voici, par exemple, une observation de Guinard. La malade n'avait qu'un seul rein qui était implanté dans le rectum et, sept ans après, elle vivait encore en bon état. De mon côté j'ai fait il y a quelques années l'exclusion de la vessie à une malade atteinte de tuberculose du rein restant : j'ai implanté dans l'S iliaque l'uretère unique. Pendant trois ans le résultat a été favorable : la malade a vécu avec son seul rein abouché dans le rectum et dont le méat urétéral fonctionnait très bien.

Mercredi dernier, j'ai fait venir ici une femme qui se présente dans les mêmes conditions ; elle a subi il y a dix mois l'implantation de son uretère unique dans l'S iliaque : il s'agissait de remédier par l'exclusion à une cystite tuberculeuse terrible, après néphrectomie. L'opération a réussi et la malade s'est présentée en bon état. Depuis quelque temps, cependant, elle commence à maigrir et l'azotémie s'élève à 0,95 : le rein s'altère rapidement, mais le fonctionnement de son méat urétéral s'est montré, jusqu'ici, assez favorable.

Voici, maintenant, des résultats plutôt mauvais : M. Delbet fait, dans le gros intestin, une double implantation des uretères pour une fistule vésico-vaginale : la malade survit un an. A l'autopsie un rein est perdu, mais l'autre semble s'être amélioré.

Auvray, en 1917, fait, au cours d'une laparotomie, l'implantation d'un uretère dans le rectum ; il y a désunion partielle, et la sécrétion du rein diminue ultérieurement, progressivement, à tel point que l'on peut penser que là aussi l'atrophie va venir.

Voilà, Messieurs, tout ce qu'on trouve dans la littérature, comme résultats éloignés des réparations urétérales, et ces résultats sont, à de rares exceptions près, vous le voyez, incontestablement mauvais : il faut avoir le courage de le dire. Sont-ils mauvais du fait du milieu dans lequel est faite l'implantation ? Pour l'intestin, vous pouvez le dire, mais, pour l'implantation dans la vessie, il n'y a pas à parler du milieu.

Doit-on alors incriminer la technique opératoire ? Cela est incontestable. Toutes ces sutures peuvent donner le rétrécissement et, en fait, il se produit très souvent et de la façon suivante : opération urétérale ; fistule au bout de quelques jours, inquiétude du chirurgien ; puis, tout semble s'arranger, on est content. En réalité, c'est une faillite. Il n'y a pas eu de réunion intégrale ; la désunion partielle entraîne le rétrécissement et celui-ci l'atrophie. Quand il y a une désunion, fût-elle partielle, le résultat sera toujours mauvais, ce sera, dans tous les cas, le rétrécissement.

Quant à la dilatation du rétrécissement, elle est impossible, ou du moins très difficilement réalisable : il n'y faut pas compter.

Et, ainsi, le rétrécissement s'accentuera jusqu'à l'atrophie rénale.

Mais il n'y a pas que le rétrécissement pour causer l'atrophie du rein ; j'ai, à plusieurs reprises, exprimé et défendu cette idée, c'est que l'atrophie du rein pouvait se produire, alors même que l'orifice de la néostomie restait perméable ; elle se produit sous l'influence des lésions antérieures dont le rein était porteur.

Ce sont, à mon avis, ces altérations antérieures du rein qui commandent en grande partie les résultats éloignés. Ce sont elles qui vont continuer après l'opération et, en trois ou quatre ans, amener l'atrophie complète du rein, alors même que l'uretère est resté perméable.

L'autre jour, à la *Société de Chirurgie,* M. Bazy disait à propos de l'observation de Brin que, peut-être, dans cette observation, l'opération avait amélioré les lésions rénales. C'est possible : je crois que les lésions légères peuvent subir une amélioration momentanée, mais, quand le rein a atteint un certain degré d'altération difficile à préciser, sa mort est fatale.

Et, par conséquent, nous ne pouvons compter sur ces

procédés de réparation, ni en attendre un bénéfice appréciable. Pour ma part, si j'avais aujourd'hui une suture de l'uretère à faire, voici ce que je dirais :

Si le rein est sain, (section de l'uretère au cours d'une hystérectomie), essayez, si possible, une implantation de l'uretère dans la vessie. Ainsi le rein sera conservé, et si l'abouchement est correct, le rein pourra encore vivre deux ou trois ans. Mais, si le rein est déjà altéré, comme par exemple il arrive toujours quand il s'agit d'une fistule urétéro-vaginale, ici la néphrectomie est bien préférable. Il n'y a pas, dans ce cas, à faire la cystonéostomie.

C'est encore le néphrectomie que je ferais si, au cours d'une laparotomie, la section de l'uretère était assez haute pour que le bout supérieur soit abouché à la vessie. Ici, sans doute, on peut faire la suture de l'uretère. Pour ma part, je ne la ferais pas : je mettrais tout simplement une ligature sur le bout supérieur de l'uretère et, dans trois ou quatre jours, je ferais la néphrectomie : c'est plus sage.

Ainsi, la néphrectomie reste donc, non seulement le moyen définitif de guérir les malades, mais c'est encore le plus immédiat à utiliser. Car, de tout ce que j'ai dit, il ressort cette notion capitale : la mort silencieuse du rein prouvée par des quantités d'observations, la mort du rein se réalisant derrière des sutures qui ont donné immédiatement toute satisfaction, et ne provenant pas seulement du fait de la néocystostomie, mais du fait des altérations antérieures du rein qui continuent à le détruire peu à peu.

TABLE DES MATIÈRES

LA MALADIE PROSTATIQUE

TECHNIQUE OPÉRATOIRE

SUITES OPÉRATOIRES

Paris-Lille. — Imp. A. TAFFIN-LEFORT. — 2C8-11-21.

www.ingramcontent.com/pod-product-compliance
Ingram Content Group UK Ltd.
Pitfield, Milton Keynes, MK11 3LW, UK
UKHW021100220726
13924UKWH00005B/2173

9 782019 285296